口腔解剖生理学

（供口腔医学、口腔医学技术专业使用）

主　编　梁　源

副主编　张　坤　张　梅　朱淑倩

编　委　（以姓氏笔画为序）

王　广（四川中医药高等专科学校）

王　琳（甘肃卫生职业学院）

王　晶（北京卫生职业学院）

孔丽娟（河南省濮阳市人民医院）

朱淑倩（福建卫生职业技术学院）

杨中锐（河南大学第一附属医院）

吴章阳（商城县人民医院）

张　坤（山东力明科技职业学院）

张　梅（山东医学高等专科学校）

林利荣（石家庄医学高等专科学校）

孟庆梅（菏泽医学专科学校）

赵相婷（济南护理职业学院）

康春勤（漯河医学高等专科学校）

梁　源（漯河医学高等专科学校）

董　瑞（山东大学口腔医院）

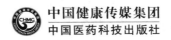

中国健康传媒集团

中国医药科技出版社

内 容 提 要

　　本教材是"全国高等职业教育口腔医学/口腔医学技术专业'十三五'规划教材"之一，共设6章及实训指导，教学内容包括牙体解剖生理、口腔颌面颈部局部解剖及口腔生理等。通过与临床联系的方式融会贯通，以此加深学生对口腔解剖生理学知识的掌握，提高学习兴趣。本教材为书网融合教材，即纸质教材有机融合电子教材、教学配套资源（PPT、微课、视频、图片等）、题库系统、数字化教学服务（在线教学、在线作业、在线考试），使教学资源更加多样化、立体化。

　　本教材主要供口腔医学、口腔医学技术专业使用。

图书在版编目（CIP）数据

口腔解剖生理学/梁源主编.—北京：中国医药科技出版社，2019.12
全国高等职业教育口腔医学/口腔医学技术专业"十三五"规划教材
ISBN 978-7-5214-1443-1

Ⅰ.①口… Ⅱ.①梁… Ⅲ.①口腔科学—人体解剖学—人体生理学—高等职业教育—教材
Ⅳ.① R322.4

中国版本图书馆 CIP 数据核字（2019）第 266860 号

美术编辑　陈君杞
版式设计　古今方圆
出版　**中国健康传媒集团** | 中国医药科技出版社
地址　北京市海淀区文慧园北路甲 22 号
邮编　100082
电话　发行：010-62227427　邮购：010-62236938
网址　www.cmstp.com
规格　889×1194 mm $^{1}/_{16}$
印张　14 $^{1}/_{4}$
字数　362 千字
版次　2019 年 12 月第 1 版
印次　2023 年 8 月第 4 次印刷
印刷　北京市密东印刷有限公司
经销　全国各地新华书店
书号　ISBN 978-7-5214-1443-1
定价　**42.00 元**

获取新书信息、投稿、为图书纠错，请扫码联系我们。

数字化教材编委会

全国高等职业教育口腔医学/口腔医学技术专业"十三五"规划教材

出版说明

为深入贯彻《现代职业教育体系建设规划（2014 — 2020 年）》以及《医药卫生中长期人才发展规划（2011 — 2020 年）》文件的精神，满足高等职业教育口腔医学/口腔医学技术专业培养目标和其主要职业能力的要求，不断提升人才培养水平和教育教学质量，在教育部及国家药品监督管理局的领导和指导下，在本套教材建设指导委员会主任委员王斌教授等专家的指导和顶层设计下，中国医药科技出版社组织全国 60 余所高职高专院校及附属医疗机构近 130 余名专家、教师历时 1 年多精心编撰了"全国高等职业教育口腔医学/口腔医学技术专业'十三五'规划教材"。本套教材包括高等职业教育口腔医学/口腔医学技术专业理论课程主干教材共计 10 门，主要供全国高等职业教育口腔医学/口腔医学技术专业教学使用。

本套教材定位清晰、特色鲜明，主要体现在以下方面。

一、紧扣培养目标，满足职业标准和岗位要求

口腔医学专业高等职业教育的培养目标是培养能够面向口腔医疗机构的助理医师或医师助手等高素质、实用型医学专门人才，即掌握口腔医学、基础医学和临床医学的基本理论知识，具备口腔临床工作的主要技术技能，能够从事口腔常见病、多发病的基本诊疗和预防工作；口腔医学技术专业高等职业教育的培养目标是培养能适应口腔修复制作行业需要的高素质、技能型专门人才，即具有与专业相适应的基础理论与专业技能，能运用现代技术和手段进行各种口腔修复体制作。本套教材的编写以高等职业教育口腔医学/口腔医学技术专业培养目标为导向，对接职业标准和岗位要求，为培养口腔医学/口腔医学技术专业高素质、技能型专门人才提供教学蓝本。

二、体现口腔医学/口腔医学技术专业特色

本套教材在专业思想、专业知识、专业工作方法和技能上体现口腔医学/口腔医学技术专业特色。基础课、专业基础课教材的内容注重与专业课教材内容对接；口腔医学专业课教材内容与口腔临床岗位对接，着重强调符合基层口腔临床岗位需求及全科医生口腔助理医师培养需求；口腔医学技术专业课教材内容与行业及企业标准、职业资格标准衔接，着重强调符合行业需要及职业能力培养需要。

三、对接口腔执业助理医师和口腔医学技术初级（士）卫生专业技术资格考试

本套教材中，涉及口腔执业助理医师和口腔医学技术初级（士）卫生专业技术资格考试的课程内容紧密对接《口腔执业助理医师资格考试大纲》《口腔医学技术初级（士）考试大纲》，并在教材中插入相关"考点提示"，有助于学生复习考试，提升考试通过率。

四、书网融合，使教与学更便捷更轻松

全套教材为书网融合教材，即纸质教材与数字教材、配套教学资源、题库系统、数字化教学服务有机融合。通过"一书一码"的强关联，为读者提供全免费增值服务。按教材封底的提示激活教材后，读者可通过 PC、手机阅读电子教材和配套课程资源（PPT、微课、视频等），并可在线进行同步练习，实时反馈答案和解析。同时，读者也可以直接扫描书中二维码，阅读与教材内容关联的课程资源，从而丰富学习体验，使学习更便捷。教师可通过 PC 在线创建课程，与学生互动，开展在线课程内容定制、布置和批改作业、在线组织考试、讨论与答疑等教学活动，学生通过 PC、手机均可实现在线作业、在线考试，提升学习效率，使教与学更轻松。此外，平台尚有数据分析、教学诊断等功能，可为教学研究与管理提供技术和数据支撑。

编写出版本套高质量教材，得到了全国知名专家的精心指导和各有关院校领导与编者的大力支持，在此一并表示衷心感谢。出版发行本套教材，希望受到广大师生欢迎，并在教学中积极使用本套教材和提出宝贵意见，以便修订完善，共同打造精品教材，为促进我国高等职业教育口腔医学／口腔医学技术专业教育教学改革和人才培养做出积极贡献。

中国医药科技出版社

2019 年 11 月

全国高等职业教育口腔医学/口腔医学技术专业"十三五"规划教材

建设指导委员会

前 言
Foreword

近年来，随着人民生活水平的日益提高，人们对口腔健康及面部美观的需求日益迫切，国内一些高职高专院校也随之陆续开设了口腔医学专业，口腔解剖生理学作为口腔医学的基础学科，是口腔医学专业的必修课程。

为了全面贯彻落实《国家中长期教育改革和发展规划纲要（2010—2020年）》精神，进一步深化医学教育改革，全面提升高职高专教育教材质量，本教材结合高职高专学生的实际学习情况编写而成。本教材以培养高职高专医学生这一特定学制对象和对高职高专学生的特殊要求为基础，紧扣高职高专学历教育培养目标，遵循高职高专学历教育的教学规律，展现高职高专学历教育的特点，反映新时期高职高专学历教育教学内容和学科发展的新成果。

本教材在编写内容上坚持内容少而精的原则，重点突出，提纲挈领，以达到教师好教、学生好学、学时适宜、保证质量、与临床应用和国际先进水平接轨的目的。作者在编写过程中坚持"三基"（基本理论、基本知识、基本技能）、"五性"（思想性、科学性、先进性、启发性、适用性）、"三特定"（特定对象、特定要求、特定限制）的原则要求，力求达到理论与实践相结合、解剖生理与临床应用相结合、应试教育与素质教育相结合、基本解剖生理知识与学科进展相结合，以适应高职高专学历教育教学的要求。

本教材理论部分共6章，教学内容包括牙体解剖生理、口腔生理、口腔颌面部局部解剖、口腔生理功能、颈部局部解剖等。在每章起始设"学习目标"，正文中设"知识拓展""考点提示"模块，章末设"习题"，以此加深学生对口腔解剖生理学知识的掌握。教材后有14个实训指导，便于学生巩固所学，提升实际操作技能。本教材为书网融合教材，即纸质教材有机融合电子教材、教学配套资源（PPT、微课、视频、图片等）、题库系统、数字化教学服务（在线教学、在线作业、在线考试），使教学资源更加多样化、立体化。主要供口腔医学、口腔医学技术专业使用。

本教材由全国14所本科和专科院校长期从事口腔解剖生理学教学工作的15位老师编写而成，编者们以认真负责的态度，查阅了大量国内外文献资料，对稿件进行了严格把关，竭尽全力为培养高职高专医学生服务，力求使本教材成为口腔解剖生理学精品教材。在本教材编写过程中得到了各编者所在单位的大力支持，在此表示衷心的感谢。

限于编者水平，教材中难免存在疏漏与不足，敬请读者批评指正。

编 者
2019年7月

目　录
Contents

第一章

绪　论

一、口腔解剖生理学的定义、任务及特点

口腔解剖生理学（oral anatomy and physiology）是研究人体口腔颌面颈部的器官结构的形态、功能、活动规律及其临床应用的科学，是口腔医学的一门重要基础学科，包括牙体解剖学、口腔颌面颈部解剖学和口腔生理学 3 部分内容。其任务是阐明口腔颌面颈部的层次关系和各器官结构的形态及其毗邻、口腔功能的活动原理和发生条件及其影响因素，密切结合临床应用，为后续口腔临床医学课程奠定必要的形态学基础。口腔解剖生理学涉及的内容与多个临床学科密切相关，如临床口腔医学及口腔颌面外科学、头颈部外科学、耳鼻喉科学、整形外科学和神经外科学等，是促进医学不断发展、创新而不可缺少的桥梁课程。

二、口腔解剖生理学的发展及地位

口腔解剖生理学是随着口腔医学的发展而逐渐发展成熟的。口腔医学的发展可大致分为 4 个时期。①第一个时期：是自远古以来的很长一个时期，人们对于牙病无可奈何、放任不治。②第二个时期：是拔除疾牙并以义齿修复的时期，此期的治疗为破坏天然器官的治疗。③第三个时期：是尽力保存天然器官，对龋病、牙髓病和牙周病等进行保留牙治疗的时期。④第四个时期：是预防牙病，充分认识牙和颌面器官的重要性，真正做到"预防为主"的时期。

现代口腔解剖生理学是由古老的牙医学逐渐发展而来的，早在 15 世纪文艺复兴时期，法国人 Pierre Fauchard 根据 20 多年的牙科治疗经验，编著了外科牙医学巨著 *Le Chirurgien Dentists*，内容包括牙体解剖生理及胚胎、口腔病理和临床病例，是口腔医学史上的里程碑，其被欧洲人称为"牙科医学之父"。此后，John Hunter 编著的《人类牙的自然史》、Bradley 编著的《基础口腔生理学》、Wheeler 编著的《牙体解剖生理与咬合》和 Sicher 编著的《口腔解剖学》相继问世，为口腔解剖生理学的发展起到了积极的推动作用。

我国商朝武丁时代（公元前 1324 至前 1266 年）的殷墟甲骨文中和我国最早的医书《黄帝内经素问》（简称《素问》）中，均有口腔、牙和牙病与全身疾病关系的记载，如《素问》中记载了口腔解剖生理知识，说："女子七岁，肾气盛，齿更发长……三七，肾气平均，故真牙生而长极。丈夫八岁，肾气实，发长齿更……三八，肾气平均，筋骨强劲，故真牙生而长极。"阐明女子 7 岁开始换牙，21 岁第三磨牙萌出；男子 8 岁开始换牙，24 岁第三磨牙萌出，与现代情况基本相符。又说："唇至齿长九分，口广二寸半。齿以后至会厌，深而寸半，大容五合。舌重十两，长七寸，广二寸半。"由此可见，医学专家早已对口腔的有关器官进行了研究。新中国成立后，随着人民生活水平不断提高和对口腔医学的需要，许

多高等院校陆续开设了口腔医学专业，成立了口腔医学系、院，出版了《牙体解剖生理学》等著作，为口腔解剖生理学的发展及临床应用定了基础。

口腔解剖生理学是人体解剖学及生理学的组成部分。在口腔医学及口腔医学技术专业中，作为一门专业基础课，为其他专业课特别是口腔工艺技术相关课程奠定了必要的形态学基础。同时，口腔解剖生理学的每一进展，都直接或间接地促进口腔专业各学科的发展，而口腔医学及口腔医学技术的实践和科研成果又可充实口腔解剖生理学的内容，因此口腔解剖生理学在口腔医学中属于一门重要的桥梁学科。

三、学习口腔解剖生理学的基本观点及方法

人体是一个具有复杂结构和多种功能的有机整体，结构与功能之间、器官与系统之间以及所处的自然环境与社会环境之间都密切联系且相互影响，因此学习口腔解剖生理学应将形态与功能相互影响的观点、进化及动态发展的观点、局部与整体统一的观点和理论联系实际的学习方法贯穿于整个学习过程中。

1. **形态与功能相互影响的观点**　人体是一个完整的有机体，形态结构与功能是密切相关的。形态结构是功能的物质基础，一定的形态结构具有特定的功能，如鱼类的牙为同形牙、多列牙和端生牙，牙数目较多，均无牙根，主要功能是捕捉食物而无咀嚼功能。反过来，功能的改变又可引起形态结构的变化，如人类的牙主要用于咀嚼食物，于是演化为异形牙，分别完成切割、撕裂、捣碎和研磨食物的功能，为确保这些功能的实现，牙根发达并深埋于上、下颌骨的牙槽内。

2. **进化及动态发展的观点**　人类是亿万年来由低等动物进化而来的，人体的形态结构经历了由简单到复杂、由低级到高级的演化过程，至今人类仍然保留着许多与其他哺乳动物相似的特征，如牙均为异形牙，可分为切牙、尖牙、前磨牙和磨牙，而且一生中仅更换一次牙；在个体的生长发育过程中，自婴幼儿到老年期各器官的形态结构也不断发生变化，如婴儿的牙随着年龄增长从无到有、从乳牙更换为恒牙等，到老年时牙脱落、后牙槽突逐渐被吸收，上、下颌骨的变化使面部呈现衰老面容等。

3. **局部与整体统一的观点**　口腔解剖生理学主要研究人体口腔、颌面和颈部，这些部位又是人体有机整体的一部分。学习时应从各个器官入手，但必须注意器官的毗邻关系和器官在整体中的作用，从而养成"从整体观点理解局部，由局部更深入地理解整体"的习惯，树立人体是一个完整统一体的观点。如升、降颌肌群收缩时的升、降颌运动和建𬌗的动力平衡等，均是在神经系统统一协调下机体适应内、外环境的变化，以保证生命活动的动态平衡。

4. **理论联系实际的学习方法**　口腔解剖生理学是口腔医学的基础课程，学习时必须做到理论联系实际、基础结合临床，将学与用统一起来。如学习牙体解剖学和口腔颌面颈部解剖学时，应通过雕牙、解剖尸体、观察标本和不断实践，由局部联系整体，从而建立"立体感"；由浅入深逐层剖析，从而建立"层次感"；由表面观察联系到内部结构，从而建立"透视感"；由标本、模型联系到活体，从而建立"活体感"。在学习口腔生理学时，除应对口腔颌面颈部的功能活动做表面观察外，还可使用仪器如X线电影、肌电仪、传感器和力测定仪等对咬合进行学习，通过下颌运动和髁突轨迹描记仪，研究下颌及髁突在三维空间的运动规律；还可应用X线电影或透视录像来观察吞咽运动等。通过上述途径逐渐培养分

析问题和解决问题的能力。

    口腔解剖生理学从培养口腔医学生的教学目标出发，要求学生牢固地掌握基本理论、基本知识和基本技能及其临床应用，为后期的临床课程打下坚实基础，也为今后专业诊治水平的提高奠定基础。

（梁 源）

第二章

牙体解剖生理

学习目标

1. **掌握** 牙的组成、分类和功能；牙列的分区和部位记录法；牙萌出的顺序和特点；牙体解剖应用名称、牙冠表面的突起和凹陷标志；各类恒牙的解剖特点；各类乳牙的解剖特点；乳牙与恒牙的区别；牙冠形态和牙根形态的生理意义；髓腔的形态。

2. **熟悉** 国际牙科联合会系统；各类乳、恒牙的髓腔特点。

3. **了解** 各类动物牙的演化特点；palmer 记录法和通用编号系统。

4. 学会根据各类恒牙的解剖特点进行牙体雕刻。

5. 具备良好的职业素养与有效沟通的能力。

牙体解剖生理是口腔解剖生理学的重要组成部分，是研究牙的演化、牙体形态、生理功能、牙的萌出及牙体与牙周组织关系的一门学科，学好牙体解剖生理可为后续口腔临床课程如口腔内科学、口腔修复学、口腔颌面外科学、口腔正畸学等奠定形态学基础。

第一节　牙的演化

在长期演化过程中，各类生物为了适应生活环境的不断变化和生存发展的需要，身体的各部分器官都发生了相应的变化，尤其是咀嚼器官。由于获取食物的种类、性质及来源的改变，牙的形态结构和功能也经历了一个复杂的演化过程，从而使生物的生存发展得到延续。各类生物在由低等向高等演化的过程中，牙因功能不同，形态也各异。

鱼类的牙主要用于捕捉食物，没有咀嚼功能。全口牙的形态多为等长的三角片或单锥体形，故称为同形牙（图 2-1）。此类牙无牙根，借助纤维膜附着于上、下颌骨的边缘，因此又称端生牙（acrodont）（图 2-2）。在每一牙的舌侧，有若干后备牙，牙脱落后由新牙补充，去旧更新，终生不止，故称为多牙列。鱼类的牙齿数量极多，约 200 个，分布于上下颌骨、腭骨、蝶骨、犁骨等骨，甚至分布于舌、咽、腮、食管的表面。

两栖类的牙为单锥体、同形牙、

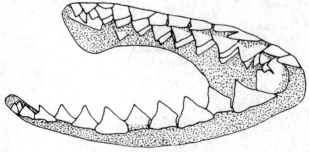

图 2-1　鱼类的同形牙

扫码"学一学"

多列牙、端生牙，牙数虽然比鱼类有所减少，但仍分布于颌骨、腭骨、蝶骨、犁骨等骨的表面。

爬行类的牙仍为单锥体、同形牙、多列牙，但是牙已逐渐集中分布于上、下颌骨，其附着于上、下颌骨的方式有两类：一类无完善的牙根，不仅牙的基部与上、下颌骨相连，其一侧也附着于上、下颌骨的内缘，称为侧生牙（pleurodont）；另一类则有较完善的牙根，位于牙槽窝内，称为槽生牙（thecodont）（图2-2）。

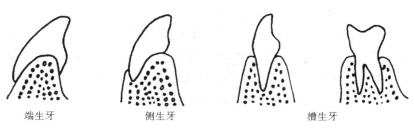

端生牙　　　　侧生牙　　　　　槽生牙

图2-2　牙附着于颌骨的方式

所有的现代鸟类均无牙，但化石鸟有牙，在其上、下颌各有一排单锥体牙，与鳄鱼相似。

哺乳类的牙已经发展为异形牙，可分为切牙、尖牙、前磨牙、磨牙4类。一生中只换一次牙，故称为双牙列。牙数显著减少，牙根发达，深埋于上、下颌骨的牙槽窝内，主要功能是咀嚼，故能承受较大的咬合力。例如，约2000万年前的森林古猿牙体粗大，其尖牙更为突出，伸出咬合面，并插入对殆牙间隙，以限制和锁住下颌，使磨牙区仅能做很小的旋转磨动，促使远中磨牙增大，即第三磨牙＞第二磨牙＞第一磨牙，与人类正好相反。

人类牙与其他哺乳类动物的牙相比较，不仅外形有所改变，在功能方面也有很大的发展。人类牙除咀嚼食物外，在维持人的面形和语音方面均具有重要作用。由于食物由粗变细，人类咀嚼器官及咬合力变小，导致咀嚼肌、颌骨和牙退化缩小。在演化过程中，牙不仅要适应上、下颌骨的退化，也要适应咬合力的减弱，因此牙的形态随之缩小（图2-3）。

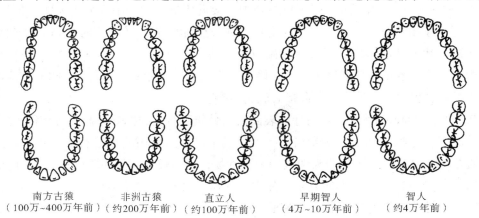

　　南方古猿　　　非洲古猿　　　直立人　　　　早期智人　　　　智人
（100万~400万年前）（约200万年前）（约100万年前）（4万~10万年前）（约4万年前）

图2-3　人类牙的演化

综上所述，动物在由低等向高等发展演变的过程中，由于生活条件和功能需要，牙的演化具有以下特点。①牙形由单一的同形牙向异形牙演化。②牙数由多变少。③牙替换由多牙列向双牙列演化。④牙根从无到有。⑤牙的分布由广泛至集中于上、下颌骨。⑥牙附着于上、下颌骨的方式由端生牙到侧生牙，最后向槽生牙演化。

知识拓展

鸟类的牙齿

鸟类为什么没有牙？今天的鸟类都没有牙，是因为它们各自进化出适应自己取食需求的喙部构造，承担起原有牙担负的责任。不过，鸟类和现代爬行类动物拥有共同的祖先，曾经有一段时间它们都有牙，在化石记录中发现的证据表明，现在已知的大部分中生代鸟类的上、下颌都有牙。但与爬行动物、哺乳动物不同的是，鸟类在进化过程中丧失了制造牙釉质（就是牙外层的坚硬白色外套，是生产坚硬牙的必备材料）的能力。因此，牙在鸟类的进化过程中逐渐丧失。

第二节　牙的组成、分类及功能

扫码"学一学"

一、牙的组成

（一）外形观察

由外形观察，牙可分为牙冠、牙根、牙颈 3 部分（图 2-4）。

1. **牙冠**（dental crown）　是指牙体表面被牙釉质所覆盖的部分，是行使咀嚼功能的主要部位。牙冠可分为解剖牙冠和临床牙冠两种。以牙颈为界，解剖牙冠是指被牙釉质所覆盖的部分；临床牙冠是指暴露于口腔当中，未被牙龈所覆盖的部分。正常情况下，健康人尤其是年轻人的牙冠，大部分显露于口腔当中，接近牙颈部的一小部分为牙龈所覆盖，因此，临床牙冠小于解剖牙冠；由于增龄性变化，或发生牙龈萎缩性疾病时，临床牙冠则会大于解剖牙冠。牙的功能不同，其形态差别较大。前牙的主要功能为切割食物，并且与发音和美观相关，受力较小，功能较为简单，因此形态也比较简单；后牙为行使咀嚼功能的主要部位，在咀嚼过程中受力较大，因此形态较为复杂。

2. **牙根**（dental root）　是指牙体表面被牙骨质所覆盖的部分，起支持和稳固牙的作用。正常情况下，牙根包埋于牙槽骨当中，不显露于口腔。牙根的数目和形态随牙功能的不同而有所差别。前牙的主要功能为切割和撕裂食物，受力较小，故为单根；后牙为咀嚼发生的主要部位，受力较大，且方向复杂，故多为多根。牙根的尖端称根尖，上有小孔，称根尖孔，为牙髓神经血管通过的地方。多根牙牙根未分叉的部分称为根干，分叉处称为根分叉，牙颈至根分叉之间的距离称为根干长度。对于牙根，临床上亦有解剖牙根和临床牙根之分。以牙颈为界，解剖牙根是指被牙骨质所覆盖的部分；临床牙根是指未暴露于口腔的部分。

3. **牙颈**（dental cervix）　是指牙冠与牙根交界处呈弧形的曲线，又称牙颈线或颈缘。正常情况下，牙体各面的牙颈线彼此相连，呈波浪状。

考点提示　解剖牙冠和临床牙冠的区别。

（二）剖面观察

由牙体纵剖面观察，牙可分为牙釉质、牙本质、牙骨质3层硬组织和一层软组织，即牙髓（图2-4）。

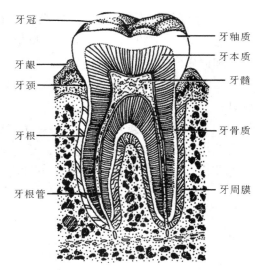

图2-4　牙的组成

1. 牙釉质（enamel） 是位于牙冠表层呈半透明的高度钙化的硬组织，是牙体组织中最坚硬的部分，也是人体中最坚硬的组织，能够在咀嚼过程中耐受较大的压力和摩擦力，保护牙内部的牙本质和牙髓组织。牙釉质中无机盐含量为95%~97%，主要为磷酸钙和碳酸钙，水含量为2%~4%，有机物含量约为1%。

牙釉质的透明度与其矿化程度相关，矿化程度越高，透明度越高。故矿化程度较好的牙，牙本质的黄色透出，呈淡黄色；矿化程度较差的牙，牙本质的黄色透出较少，故呈乳白色。

牙釉质的厚度因其在牙的位置不同而有所不同。前牙切缘和后牙牙尖处厚，用以承受较大的咀嚼力，最厚可达2.5mm；牙颈部受咀嚼力较小，故较薄，为0.5~1.0mm。

2. 牙骨质（cementum） 是位于牙根表层的淡黄色钙化组织，其颜色较牙本质略深，硬度较牙本质低。牙骨质的成分和硬度与机体其他骨组织相似。牙骨质中无机物含量为45%~50%，有机物和水含量为50%~55%。

牙骨质的厚度因其在牙的位置不同而有所差异，牙颈部的牙骨质较薄，根尖和根分叉处的牙骨质较厚。牙釉质与牙骨质在牙颈部相交，称釉牙骨质界，为解剖牙冠与解剖牙根分界处。

3. 牙本质（dentin） 是构成牙主体部分的硬组织，呈淡黄色，其表面为牙釉质和牙骨质所覆盖，硬度低于牙釉质而高于牙骨质。牙本质中无机物含量约为70%，有机物和水含量约为30%。牙本质的内围成一空腔，称为髓腔，容纳牙髓。牙本质的主要功能为支持其表面的牙釉质和牙骨质，同时保护其内部的牙髓。

4. 牙髓（dental pulp） 是一种疏松结缔组织，也是牙体组织中唯一的软组织，充满在被牙本质包绕的髓腔中，内含神经、血管、淋巴管。正常情况下牙髓呈粉红色，具有形成牙本质、营养、感觉、防御和修复功能。牙髓通过根尖孔与根尖部的牙周组织相通。

 知识拓展

当牙冠某一部位有龋或其他病损时，可在相应的髓腔内壁形成一层修复性牙本质，以补偿该部出现的牙冠厚度，即牙髓的保护性反应。此外，牙髓内的无髓鞘神经纤维对外界的刺激特别敏感，一旦受到激惹，可产生难以忍受的剧烈疼痛。由于牙髓组织是处于四壁坚硬缺乏弹性的髓腔中，其血液循环只能通过细小的根尖孔，缺乏侧支循环，故牙髓发生炎症时，炎症渗出物不易引流，容易造成血液循环障碍，导致牙髓组织坏死。

二、牙的分类

（一）按牙在口腔中存在时间分类

按照牙在口腔中存在的久暂，将牙分为乳牙和恒牙两类。

1. 乳牙（deciduous teeth） 人生的第一副牙，上、下颌各 10 颗，共 20 颗，分为乳切牙、乳尖牙和乳磨牙 3 类（图 2-5）。乳牙在婴儿出生后半岁左右开始萌出，至 2 岁半全部萌出。从 2 岁半至 6 岁左右，口腔内只有乳牙行使功能，这段时期称为乳牙殆时期。

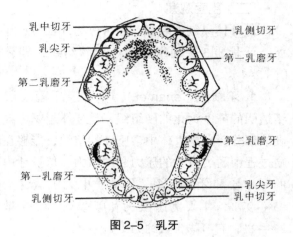

图 2-5 乳牙

 知识拓展

乳牙的作用

乳牙在口腔内存在时间较短，最长 10 年左右，最短 5~6 年。但是，这段时间正值儿童生长发育的高峰时期，故治疗和保留乳牙非常必要。一方面，完整的乳牙列能够保证儿童正常行使咀嚼功能，从而保证营养的摄入；另一方面，咀嚼力的传导能够刺激颌骨正常生长发育，从而为颌面部的正常发育提供保障；再者，乳牙的保留和位置正常，能够引导继承恒牙胚的正常萌出，从而预防错殆畸形的发生。

2. 恒牙（permanent teeth） 人生的第二副牙，正常情况下不会脱落，若疾病或外伤等导致脱落，则无牙可替代。恒牙分为切牙、尖牙、前磨牙和磨牙 4 类（图 2-6）。随着人类的进化，第三磨牙有退化的趋势，故恒牙数量在 28~32 颗之间。恒牙自 6~7 岁开始萌出，依次替换乳牙，至 12~13 岁替换完成。12~13 岁以后，口腔内只有恒牙行使功能，这段时期称为恒牙殆时期。

（二）按牙的形态和功能分类

1. 乳牙 根据牙的形态和功能，乳牙可分为乳切牙、乳尖牙和乳磨牙 3 类。乳切牙又分乳中切牙和乳侧切牙，全口上、下、左、右共 8 颗；乳尖牙全口上、下、左、右共 4 颗；乳磨牙又分第一乳磨牙和第二乳磨牙，全口上、下、左、右共 8 颗。

2. 恒牙 食物在口腔中需经过切

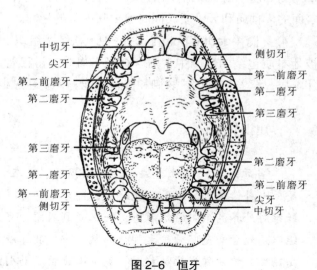

图 2-6 恒牙

割、撕裂、捣碎、磨细等一系列的咀嚼活动，方能形成利于消化的食团，这一过程依靠完整的咀嚼功能。根据咀嚼过程中牙的相关功能特点，恒牙分为切牙、尖牙、前磨牙和磨牙。

（1）切牙（incisor）　位于口腔的前部、中线两侧，全口上、下、左、右共 8 颗，分中切牙和侧切牙两类。切牙牙冠形态简单，唇舌面呈梯形，邻面呈楔形，颈缘厚而切缘薄，能够行使切割食物的功能。切牙在咀嚼过程中受力较小，故牙根简单，为单根。

（2）尖牙（canine）　位于口角处、切牙后方，全口上、下、左、右共 4 颗。牙冠唇舌面观较切牙切缘处多一个牙尖，呈五边形，具有穿刺和撕裂食物的功能；邻面观似切牙但较厚。尖牙在咀嚼过程中受力较切牙大，故虽为单根，但牙根非常粗壮而且长直，常为全口牙中牙根最长者，能够起到支撑口角的作用。

（3）前磨牙（premolar）　又称双尖牙，位于尖牙的后方、磨牙的前方，分第一前磨牙和第二前磨牙，全口上、下、左、右共 8 颗。前磨牙牙冠呈立方形，颊舌面呈五边形，似尖牙；邻面呈四边形，咬合面有 2~3 个牙尖，能够协助尖牙撕裂食物，协助磨牙磨碎食物。前磨牙在咀嚼过程中受力较大，故牙根可有分叉，利于牙的稳固。

（4）磨牙（molar）　位于前磨牙的后方，分第一磨牙、第二磨牙、第三磨牙，全口上、下、左、右共 12 颗。磨牙体积较前磨牙大，颊舌面呈梯形，邻面呈四边形，咬合面结构复杂，有 4~5 个牙尖，能够起到磨碎食物的作用。磨牙在咀嚼过程中受力较大，故牙根多为 2~3 根。

因为切牙和尖牙位于口角的前方，前磨牙和磨牙位于口角的后方，故临床上常以口角为界，将切牙和尖牙称为前牙，前磨牙和磨牙称为后牙。

三、牙的功能

人类的牙除了能够行使咀嚼功能以外，在发音、言语和保持面部协调美观方面均起重要作用。

（一）咀嚼

牙是咀嚼系统的重要组成部分，是咀嚼发生的直接部位。食物进入口腔后，经过切割、撕裂、捣碎、磨细等一系列咀嚼活动，与唾液充分混合，形成便于吞咽的食团。在咀嚼过程中，咀嚼力通过牙齿传导到颌骨，一方面能够刺激颌骨正常发育，另一方面能够刺激牙周组织，增进牙周组织健康。此外，咀嚼运动还能反射性地刺激消化器官分泌消化液，从而促进下一步的消化。

（二）发音和言语

牙、舌和唇等均参与发音和言语功能，三者的位置正常对发音的准确度和言语的清晰度均有重要影响。牙缺失，尤其是前牙缺失，会影响发齿音、舌齿音及唇齿音，进而影响言语的清晰度。

（三）保持面部协调美观

上下颌牙按照一定的顺序生长于牙槽骨中，形成一个弓形的整体，将唇颊部的软组织支撑起来，从而保持唇颊部丰满，使颌面部表情自然正常。牙缺失后，牙槽骨吸收，则会失去这个支撑作用。当牙缺失较多时，唇颊部会向内塌陷，使皱纹增多而显面容苍老。此外，牙排列异常或上下颌牙咬合异常，对面部美观也会产生影响。

扫码"学一学"

第三节　牙位记录

在临床工作中，医师为了记录或表述牙的全称，将各个牙采用一定的符号表示，并结合文字记录下来，称为牙位记录。

一、牙列分区

上下颌牙按一定顺序紧密地排列在牙槽骨上，形成一个弓形整体，称为牙列或牙弓。为了简明地记录牙的名称和部位，常以"十"符号将上下牙列分为4个区。符号中的水平线用以区分上下颌；垂直线表示中线，用于区分左右。代表患者的右上颌区，称A区；代表患者的左上颌区，称B区；代表患者的右下颌区，称C区；代表患者的左下颌区，称D区（图2-7）。

右上区　A区	B区　左上区
右下区　C区	D区　左下区

图2-7　牙列分区

二、临床常用牙位记录方法

（一）部位记录法

1. 乳牙牙位记录　用罗马数字表示，见图2-8。

上颌

V	IV	III	II	I	I	II	III	IV	V
V	IV	III	II	I	I	II	III	IV	V
第二乳磨牙	第一乳磨牙	乳尖牙	乳侧切牙	乳中切牙					

下颌

图2-8　乳牙部位记录法

2. 恒牙牙位记录　用阿拉伯数字表示，见图2-9。

上颌

8	7	6	5	4	3	2	1		1	2	3	4	5	6	7	8
8	7	6	5	4	3	2	1		1	2	3	4	5	6	7	8
第三磨牙	第二磨牙	第一磨牙	第二前磨牙	第一前磨牙	尖牙	侧切牙	中切牙									

下颌

图 2-9　恒牙部位记录法

（二）palmer 记录法

恒牙记录与部位记录法相同，采用阿拉伯数字 1~8 表示牙的名称；乳牙记录则用英文字母表示，见图 2-10。

上颌

E	D	C	B	A		A	B	C	D	E
E	D	C	B	A		A	B	C	D	E
第二乳磨牙	第一乳磨牙	乳尖牙	乳侧切牙	乳中切牙						

下颌

图 2-10　乳牙 palmer 记录法

（三）国际牙科联合会系统

国际牙科联合会系统（FDI）也用"十"符号将牙弓分为 4 区。第一位数表示象限和恒牙或乳牙，即恒牙 4 个牙弓分区的位置用 1、2、3、4 表示，乳牙 4 个牙弓分区的位置用 5、6、7、8 表示；第二位数表示具体的牙位（图 2-11、图 2-12）。

上颌

18	17	16	15	14	13	12	11		21	22	23	24	25	26	27	28
48	47	46	45	44	43	42	41		31	32	33	34	35	36	37	38

下颌

图 2-11　恒牙 FDI 记录法

上颌

55	54	53	52	51		61	62	63	64	65
85	84	83	82	81		71	72	73	74	75

下颌

图 2-12　乳牙 FDI 记录法

11

（四）通用编号系统

通用编号系统记录牙位，每一颗牙均有其独立的编号。恒牙采用阿拉伯数字 1~32 记录（图 2-13）；乳牙采用英文字母 A~T 记录（图 2-14）。

上颌

1	2	3	4	5	6	7	8	9	10	11	12	13	14	15	16
32	31	30	29	28	27	26	25	24	23	22	21	20	19	18	17

下颌

图 2-13 恒牙通用编号系统记录法

上颌

A	B	C	D	E	F	G	H	I	J
T	S	R	Q	P	O	N	M	L	K

下颌

图 2-14 乳牙通用编号系统记录法

第四节　牙的萌出及乳、恒牙更替

扫码"学一学"

牙的发育是一个连续过程，包括发育、钙化和萌出 3 个阶段。牙胚是由来自外胚叶的成釉器和来自中胚叶的牙乳头、牙囊共同构成，形成牙滤泡，包埋于上、下颌骨内。随着上、下颌骨的生长发育，牙胚也钙化发育，逐渐穿破牙囊，突破牙龈而显露于口腔。牙胚破龈而出的现象称为出龈，从牙冠出龈至上、下颌牙达到咬合接触的全过程称为萌出（eruption）（图 2-15）。牙萌出的时间是指牙出龈的时间。

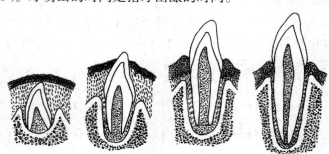

图 2-15 牙的萌出过程

牙的萌出具有以下生理特点。①在一定的时间内，按照一定的先后顺序萌出。②左、右侧对称同期萌出。③一般情况下，下颌牙的萌出略早于上颌同名牙。④女性同名牙的萌出略早于男性。

一、乳牙的萌出

胚胎 2 个月时，乳牙胚即已发生，5~6 个月时开始钙化，至出生时新生儿的上、下颌骨内已有 20 个乳牙胚。乳牙在出生后 6 个月左右开始萌出，至 2 岁半左右全部出齐。一般情况下，乳牙的萌出顺序为：乳中切牙（Ⅰ）→乳侧切牙（Ⅱ）→第一乳磨牙（Ⅳ）→乳尖牙（Ⅲ）→第二乳磨牙（Ⅴ）。乳牙的正常萌出过程受多种因素影响，如牙胚发育情况、牙根及牙槽骨的生长情况、口周围肌的作用和全身内分泌因素等，可使上述萌出顺序有所差异。但从乳牙萌出至替牙开始尚有一段较长的时间，因此乳牙的萌出顺序异常通常不会产生不良影响。各乳牙萌出的平均年龄见表2-1。

表 2-1 乳牙萌出的平均年龄（单位：月）

	I	II	III	IV	V
上颌乳牙	8	9	18	14	28
下颌乳牙	6	7	16	12	22

二、恒牙的萌出和乳、恒牙更替

第一磨牙的牙胚形成于胚胎第4个月，是恒牙中最早发生的牙胚。切牙和尖牙的牙胚在胚胎第5~6个月时发生，前磨牙的牙胚在胚胎第10个月时发生，第二磨牙的牙胚在出生后1岁左右形成，而第三磨牙的牙胚形成于出生后4~5岁。刚出生的新生儿的第一磨牙牙胚已开始钙化，出生后3~4个月时切牙牙胚钙化，第16~18个月时第一前磨牙牙胚钙化，第20~24个月时第二前磨牙牙胚钙化；在5岁以前，尖牙牙胚和第二磨牙牙胚均已钙化；第9~10岁时，第三磨牙的牙胚开始钙化。

儿童6岁左右，在第二乳磨牙的远中部位，第一磨牙开始萌出，是口腔内最先萌出的恒牙，又称六龄牙，不替换任何乳牙。6~7岁至12~13岁期间，乳牙逐渐被恒牙所替换，此段时间内的口腔内既有乳牙，也有恒牙，这段时期称为替牙殆期或混合牙列期。13岁以后，口腔内全部为恒牙，称为恒牙殆期。乳、恒牙替换的关系见图2-16。

乳牙　I　II　III　IV　V

↑　↑　↑　↑　↑

恒牙　1　2　3　4　5　6　7　8

图 2-16 乳、恒牙替换的关系

恒牙萌出的顺序较乳牙略有不同，也有一定的规律。上颌牙常为6→1→2→4→3→5→7或6→1→2→4→5→3→7；下颌牙常为6→1→2→3→4→5→7或6→1→2→4→3→5→7。第三磨牙又称智齿，萌出的时间较晚，一般在20岁左右。第三磨牙常因上、下颌骨发育不足或遗传因素发生萌出变异或终生不萌出，因此成人恒牙有28~32颗均属于正常。各恒牙萌出的平均年龄见表2-2。

表 2-2 恒牙萌出的平均年龄（单位：岁）

	1	2	3	4	5	6	7	8
上颌牙	8	9	12	10	12	6	12	18以后
下颌牙	6	7	9	10	12	6	12	18以后

考点提示 ▶ 恒牙中最先萌出的是第一磨牙，第一磨牙大约在6岁时萌出，且萌出不替换任何乳牙。

13

知识拓展

牙的发育异常

牙与身体的其他器官结构一样，在生长发育过程中也会出现异常变化，即牙的发育异常，包括数目、形态、结构和萌出异常，其原因多与牙胚发育期间的遗传因素、内分泌及各种外来有害因素等有关。牙的数目异常包括多牙或少牙；牙的形态异常有畸形中央尖、牙内陷、融合牙、结合牙、双生牙、过大牙、过小牙、锥形牙、釉珠；牙的结构异常分为牙釉质发育不全和牙本质发育不全；牙的萌出异常包括牙早萌、迟萌和错位萌出。

第五节 牙体应用名词和表面解剖标志

扫码"学一学"

一、牙体应用名词

（一）常用术语

1. **中线** 是将面部左右两等分的一条假想线。中线将牙列分为左、右侧对称的两部分。
2. **牙体长轴** 是通过牙冠与牙根中心的一条假想直线（图 2-17）。
3. **接触区** 是相邻两牙邻面接触的部位，又称邻接处（图 2-18）。

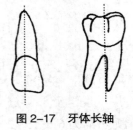

图 2-17 牙体长轴

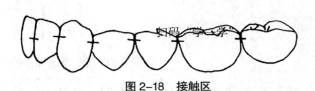

图 2-18 接触区

4. **线角与点角** 牙冠上相邻两面相交处所成的角称线角（图 2-19），如近中面与唇面相交处称为近唇线角。牙冠上相邻三面相交所成的角称点角（图 2-20），如磨牙的近中面、颊面与𬌗面相交处称为近颊𬌗点角。

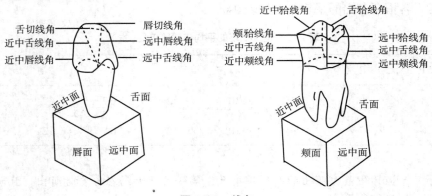

图 2-19 线角

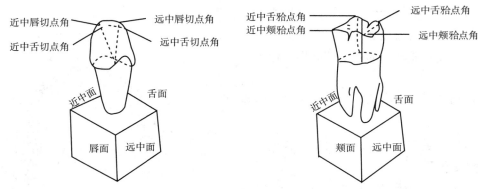

图 2-20　点角

5. 外形高点　是牙体各轴面上最突出的部分。所有外形高点的连线称为外形高点线（图 2-21）。

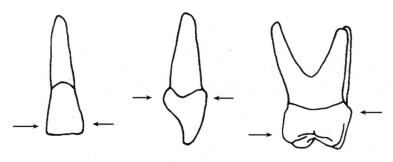

图 2-21　外形高点

6. 牙体三等分　为了便于描述，常将牙体的轴面在一个方向分为三等份，其中之一份称为 1/3。如在垂直方向牙冠可分为切（殆）1/3、中 1/3 和颈 1/3，牙根可分为根颈 1/3、根中 1/3 和根尖 1/3；在近远中方向牙冠可分为近中 1/3、中 1/3 和远中 1/3；在唇（颊）舌方向牙冠邻面则分为唇（颊）1/3、中 1/3 和舌 1/3（图 2-22）。

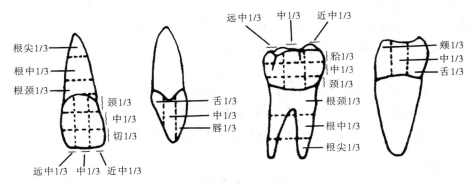

图 2-22　牙体三等分

（二）牙冠各面的名称

每颗牙都有与牙体长轴大致平行的 4 个面，称为轴面，分别是唇（颊）面、舌（腭）面、近中面和远中面；与牙体长轴垂直的是切缘或殆面（图 2-23）。

1. 唇面　是前牙牙冠接近唇黏膜的面。

2. 颊面　是后牙牙冠接近颊黏膜的面。

3. 舌面　是前、后牙的牙冠靠近舌侧的面。

4. **腭面** 是上颌牙的舌面，因接近腭部，故名。

5. **邻面** 是两牙相邻接的两个面。

6. **近中面** 是牙冠的两个邻面中，距中线近的面。

7. **远中面** 是牙冠的两个邻面中，距中线远的面。

8. **𬌗面** 是上、下颌后牙发生咬合接触的面，又称咬合面。

9. **切嵴** 是前牙切端舌侧有切咬功能的嵴。

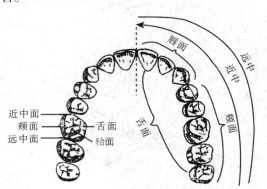

图 2-23 牙冠各面的名称

二、牙冠的表面解剖标志

（一）突起部分

1. **牙尖** 是牙冠上近似锥体形隆起的部分。一般情况下尖牙的切端有 1 个牙尖；前磨牙的咬合面有 2 个牙尖；磨牙的咬合面有 4~5 个牙尖（图 2-24）。尖的命名依据牙尖所分布的位置而定。

2. **切缘结节** 是在初萌切牙的切缘上所见的小突起，为牙釉质过度钙化形成，随牙的磨耗逐渐消失。

3. **舌隆突** 为前牙舌面颈 1/3 处的半月形突起，系前牙的解剖特征之一。

4. **嵴** 为牙釉质的细长形隆起。不同部位的嵴有不同的名称（图 2-26）。

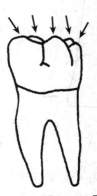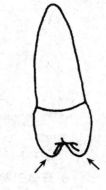

图 2-24 牙尖

（1）**切嵴** 是切牙切缘舌侧长条形的牙釉质隆起。

（2）**边缘嵴** 是前牙舌面近、远中边缘和后牙𬌗面边缘呈细长形的牙釉质隆起。

（3）**轴嵴** 是轴面上从牙尖顶伸向牙颈的纵形隆起。位于尖牙唇面者，称为唇轴嵴；位于后牙颊面者，称为颊轴嵴；位于尖牙、后牙舌面者，称为舌轴嵴。

（4）**颈嵴** 是牙冠唇、颊面沿颈缘部位呈微突起的牙釉质隆起。在唇面者称为唇颈嵴；在颊面者称为颊颈嵴。

（5）**牙尖嵴** 是从牙尖顶分别斜向近、远中的嵴。尖牙的近、远中牙尖嵴组成切嵴；后牙的颊尖和舌尖的近、远中牙尖嵴，分别组成颊𬌗边缘嵴和舌𬌗边缘嵴。

（6）**三角嵴** 是从后牙的牙尖顶伸向𬌗面中央的嵴。每条三角嵴均由近中和远中两个斜面汇合而成。

（7）**横嵴** 是𬌗面两个相对牙尖的三角嵴相连且横过𬌗面的细长牙釉质隆起，为下颌第一前磨牙𬌗面的重要解剖特征。

（8）**斜嵴** 是𬌗面上两个斜行相对牙尖的三角嵴相连，为上颌磨牙𬌗面的重要解剖标志。

（二）凹陷部分

1. **窝** 是牙冠上不规则的凹陷（图 2-25、图 2-26），如前牙舌面的舌窝，后牙𬌗面的𬌗面窝等。

2. **沟** 位于牙冠的轴面和𬌗面，介于牙尖和嵴之间，或窝的底部的细长凹陷部分，略似山间的溪流。

（1）发育沟　是为牙生长发育时，两生长叶相融合所形成的明显且有规则的浅沟（图2-26）。

（2）副沟　是除发育沟以外的任何沟，其形态不规则。

（3）裂　是钙化不全的沟，常为龋病的好发部位。

3. 点隙　为3条或3条以上发育沟的汇合处所成的点状凹陷，是龋病的好发部位。

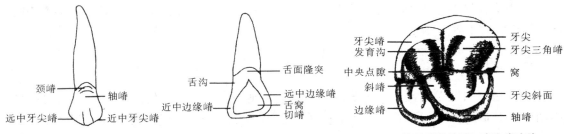

图2-25　位于前牙的嵴和窝　　　　图2-26　位于后牙的嵴、窝和发育沟

（三）斜面

组成牙尖的各面称为斜面。两斜面相交成嵴，4个斜面相交成牙尖顶。各斜面依其在牙尖的位置而命名，如上颌尖牙唇面有近中唇斜面、远中唇斜面；舌面有近中舌斜面、远中舌斜面。

（四）生长叶

牙发育的钙化中心称为生长叶，相邻两生长叶交界处为发育沟。多数牙由4个生长叶发育而成，部分牙由5个生长叶发育而成（图2-27）。

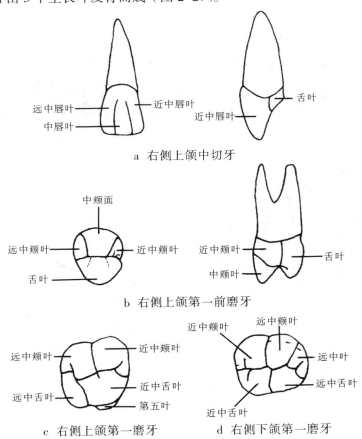

a　右侧上颌中切牙

b　右侧上颌第一前磨牙

c　右侧上颌第一磨牙　　　d　右侧下颌第一磨牙

图2-27　生长叶

第六节 恒牙的解剖形态

人类恒牙最多有32颗，上、下颌各16颗。左、右侧成对的同名牙，其解剖形态相同，因此恒牙共有16种不同形态。

一、切牙

切牙位于口腔的前部，在中线两侧，呈弧形排列，上、下、左、右共8颗，包括上颌中切牙、上颌侧切牙、下颌中切牙和下颌侧切牙。切牙牙冠的形态简单，呈铲形，由唇面、舌面、近中面和远中面4个轴面及1个切嵴组成，其中唇、舌面呈梯形，邻面呈三角形，颈部厚，切端薄，牙根为单根。其主要功能是切割食物。

（一）上颌中切牙

上颌中切牙（maxillary central incisor）是切牙中体积最大、近远中径最宽的牙（图2-28），位于中线的两侧。

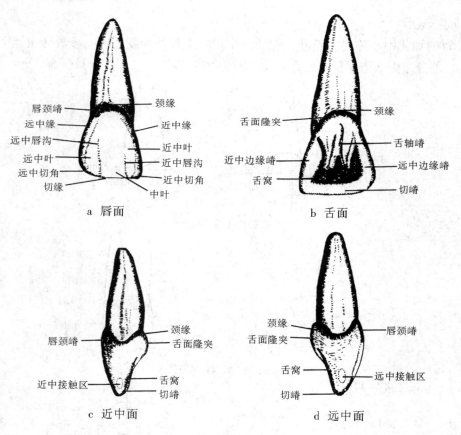

图2-28 右上颌中切牙

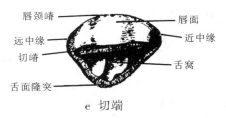

图 2-28　右上颌中切牙

1. 牙冠

（1）唇面　较平坦，近似梯形，切颈径大于近远中径，近中缘和切缘较直，远中缘略突，颈缘呈弧形，切 1/3 可见两条纵形发育沟，颈 1/3 处略突出形成唇面的外形高点。切缘与近中缘相交形成的近中切角近似直角，与远中缘相交形成的远中切角略圆钝，借此可区分左、右侧牙。该牙初萌出时，其切缘可见 3 个切缘结节，随着功能性磨耗而逐渐变平直。

知识拓展

上颌中切牙的牙冠唇面的形态常见卵圆形、尖圆形、方圆形 3 种。卵圆形为牙冠唇面的颈部和切端均较窄，约占 72%；尖圆形为牙冠唇面的颈部显著缩小，约占 26%；方圆形为牙冠唇面的颈部宽度略窄于切端，约占 2%。牙冠唇面的形态常与人的面型相协调。

（2）舌面　与唇面的形态相似，但体积略小。中央凹陷形成舌窝，四周为突起的嵴，牙颈部有舌面隆突，近中有近中边缘嵴，远中有远中边缘嵴，切端有切嵴。

（3）邻面　近中面似三角形，顶为切端，底为颈缘，呈"V"形，称为颈曲线。该曲线的底部至颈缘最低点处连线的距离称为颈曲度，近中接触区在切 1/3 靠近切角。远中面与近中面相似，但稍短而圆突，远中接触区在切 1/3 距切角稍远，近中颈曲度要大于远中颈曲度。

（4）切嵴　唇侧较平，形成切缘；舌侧圆突，形成切嵴。上、下颌切牙的切嵴接触时，即能发挥切制功能。从邻面观察，切嵴位于牙体长轴的唇侧。

2. 牙根　为粗壮较直的单根，唇侧宽于舌侧，牙根颈部横切面呈圆三角形，牙根向根尖逐渐缩小，根尖较直或略偏远中。根长稍大于冠长，或冠根长度相等，也有根长短于冠长者。

（二）上颌侧切牙

上颌侧切牙（maxillary lateral incisor）位于上颌中切牙的远中，其形态与上颌中切牙基本相似，但较上颌中切牙的体积稍小，形态窄长（图 2-29）。上颌侧切牙的形态变异较多，常见为锥形或先天缺失。

1. 牙冠

（1）唇面　与上颌中切牙相似，呈梯形，但牙冠较窄小、圆突，发育沟不如上颌中切牙明显，近中缘稍长，近中切角似锐角，远中缘较短，与切缘弧形相连，远中切角呈圆弧形，因此切缘明显斜向远中。

（2）舌面 边缘嵴较上颌中切牙明显，舌窝深而窄，偶有沟越过舌面隆突的远中，延伸至根颈部成为裂沟，为龋病的好发部位。

（3）邻面 略呈三角形，近、远中接触区均在切 1/3，距切角的距离较上颌中切牙稍远，其中近中接触区距切角近，远中接触区距切角稍远。

（4）切嵴 向远中舌侧的倾斜度较上颌中切牙大，似与远中面连续。

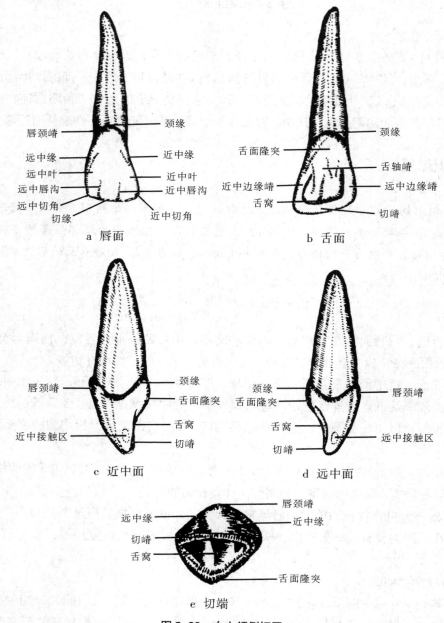

a 唇面

颈缘
唇颈嵴
远中缘
远中叶
远中唇沟
远中切角
切缘
近中缘
近中叶
近中唇沟
近中切角

b 舌面

颈缘
舌面隆突
舌轴嵴
近中边缘嵴
远中边缘嵴
舌窝
切嵴

c 近中面

唇颈嵴
颈缘
舌面隆突
舌窝
近中接触区
切嵴

d 远中面

颈缘
舌面隆突
唇颈嵴
舌窝
远中接触区
切嵴

e 切端

远中缘
唇颈嵴
近中缘
切嵴
舌窝
舌面隆突

图2-29 右上颌侧切牙

2. 牙根 也为单根，根长大于冠长，较上颌中切牙的牙根细且稍长，颈横切面呈卵圆形。

（三）下颌中切牙

下颌中切牙（mandibular central incisor）是全口恒牙中体积最小的牙（图2-30），形态较为对称。

1. 牙冠 宽度约为上颌中切牙宽度的 2/3。

（1）唇面 光滑平坦似梯形，切颈径明显大于近远中径，近中缘与远中缘对称，近中切角与远中切角约相等，切缘平直，离体后很难区分左、右侧。

（2）舌面 舌窝较浅，切嵴和近、远中边缘嵴不明显，舌隆突较小。

（3）邻面 似三角形，近、远中接触区均在切 1/3 靠近切角。

（4）切嵴 从邻面观察，切嵴位于牙体长轴上或略偏舌侧。

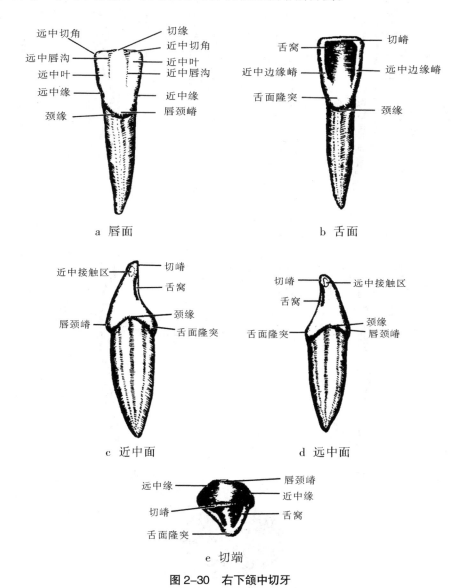

a 唇面　　　　　　　　　　　b 舌面

c 近中面　　　　　　　　　　d 远中面

e 切端

图 2-30　右下颌中切牙

2. 牙根 为窄而扁的单根，较直，根中 1/3 横切面呈葫芦形。其牙根的远中面上有呈长形的凹陷，较近中面略深，可作为鉴别左、右的参考。

（四）下颌侧切牙

下颌侧切牙（mandibular lateral incisor）与下颌中切牙相似，但其体积较下颌中切牙大（图 2-31）。

1. 牙冠 较下颌中切牙稍宽。

（1）唇面　切缘略向远中倾斜，近中缘直，远中缘稍突，远中切角较近中切角圆钝。

（2）舌面　与下颌中切牙相似。

（3）邻面　似三角形，近中接触区位于切 1/3 近切角处；远中接触区在切 1/3 距切角稍远处。

　　2. 牙根　为扁圆形单根，较下颌中切牙稍长，根尖略偏远中。

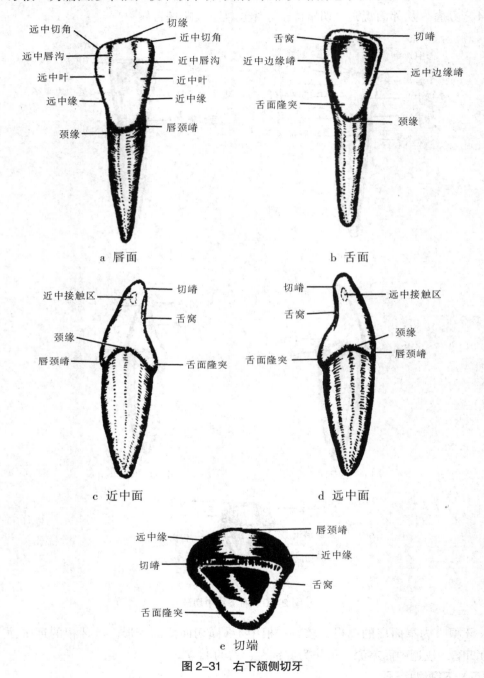

图 2-31　右下颌侧切牙

（五）上颌切牙与下颌切牙的区别

1.上颌切牙的牙冠宽大，发育沟明显；下颌切牙的牙冠窄小，唇面光滑，发育沟不明显。

2.上颌切牙的舌窝较深，舌面边缘嵴明显；下颌切牙的舌窝较窄浅，舌面边缘嵴不明显。

3.从邻面观察，上颌切牙的切嵴位于牙体长轴的唇侧；下颌切牙的切嵴靠近牙体长轴或略偏舌侧。

4.上颌切牙的牙根直而粗壮；下颌切牙的牙根扁而窄，近、远中面凹陷成沟状，牙根中部的横切面呈葫芦形。

（六）切牙的应用解剖

1.上颌中切牙位于牙弓的前部，易因外伤而折断或脱落，缺损后对发音和面容美观有直接影响。修复治疗时的人工牙形态、色泽应与面型及邻牙相协调。

2.切牙的邻面接触区和上颌侧切牙的舌窝顶端，因自洁作用差，常为龋病的好发部位；而下颌切牙舌侧接近下颌下腺导管开口处，发生龋病的机会少，但舌侧牙颈部常有牙结石沉积。

3.两侧上颌中切牙之间偶有额外牙，应及时拔除，以免造成牙列拥挤及咬合关系紊乱；上颌侧切牙常发生变异如形成锥形侧切牙，也偶有上颌侧切牙先天缺失者。

4.上颌中切牙的牙根直且圆，牙拔除时可使用旋转力；上颌侧切牙的牙根可有弯曲，牙拔除时应仔细；下颌切牙的牙根扁而窄长，牙拔除时不宜使用旋转力。

二、尖牙

尖牙位于侧切牙的远中，上、下、左、右共4颗，包括上颌尖牙和下颌尖牙。牙冠较厚，由唇面、舌面、近中面和远中面4个轴面及1个牙尖组成，其中唇、舌面呈五边形，邻面呈三角形，颈部厚，切端有一个较大的牙尖，牙根为单根。其功能是穿刺和撕裂食物。

（一）上颌尖牙

上颌尖牙（maxillary canine）是全口牙中牙体和牙根最长的牙（图2-32）。

1. 牙冠

（1）唇面　似五边形，五条边分别为颈缘、近中缘、远中缘、近中斜缘和远中斜缘。颈缘呈弧形，近中缘长，远中缘短，近中斜缘短，远中斜缘长。近中斜缘与近中缘相连形成近中切角；远中斜缘与远中缘相连形成远中切角。尖牙初萌出时，近、远中斜缘在牙尖顶端相交成的角约为90°。唇面中部由牙尖顶伸至颈1/3的突起形成唇轴嵴，唇轴嵴两侧各有一条发育沟，该嵴将唇面分为近中唇斜面和远中唇斜面。唇面的外形高点位于中1/3与颈1/3交界处的唇轴嵴上。

（2）舌面　与唇面的外形相似，但略小。近中边缘嵴较远中边缘嵴长而直，近中牙尖嵴短，远中牙尖嵴长，舌隆突显著。自牙尖伸向舌隆突有一纵嵴称为舌轴嵴，舌窝被舌轴嵴分为较小的近中舌窝和较大的远中舌窝。

（3）邻面　似三角形，较切牙的邻面突出。远中面较近中面更突且短小。近中接触区距近中切角较近，远中接触区则距远中切角稍远。

（4）牙尖　牙尖由4条嵴和4个斜面组成。4条嵴分别为近中牙尖嵴、远中牙尖嵴、唇

23

轴嵴和舌轴嵴，其中远中牙尖嵴大于近中牙尖嵴，牙尖顶偏近中，位于牙体长轴唇侧。4个斜面分别为近中唇斜面、远中唇斜面、近中舌斜面和远中舌斜面。

2. 牙根　为直且粗壮的单根，唇舌径大于近远中径，根颈的横切面呈卵圆三角形。牙根长约为牙冠长的 2 倍，根尖略偏远中。

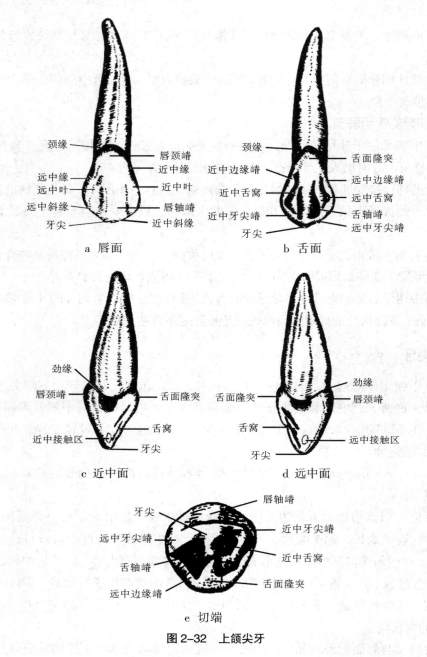

图 2-32　上颌尖牙

知识拓展

尖牙是全口牙中最长的牙。文献资料显示，切牙中最长的上颌中切牙全长 23.5mm，尖牙中最长的上颌尖牙全长 27mm，前磨牙全长 22.3mm，磨牙全长 22.2mm。

（二）下颌尖牙

下颌尖牙（mandibular canine）与上颌尖牙的形态相似，较上颌尖牙窄而薄，故牙体显得细长（图 2-33）。

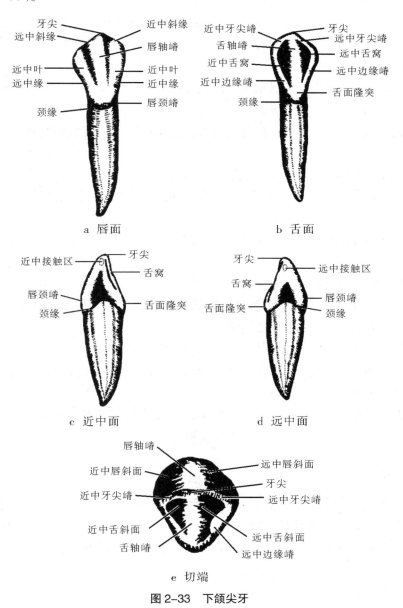

a 唇面　　　　　　　　　　b 舌面

c 近中面　　　　　　　　　　d 远中面

e 切端

图 2-33　下颌尖牙

1. 牙冠

（1）唇面 为窄长的五边形，切颈径明显大于近远中径，较平坦，颈嵴、唇轴嵴和发育沟不如上颌尖牙明显。近中缘最长，与牙体长轴接近平行，远中缘较短，近中斜缘短，远中斜缘长，两者长度之比约为1：2，近、远中斜缘的交角大于90°。从唇面观察，下颌尖牙的牙冠与牙根的近中缘相连约成直线。

（2）舌面 小于唇面，略凹，舌轴嵴不如上颌尖牙明显，外形高点位于舌面隆突。

（3）邻面 似三角形，从邻面观察，牙冠与牙根的唇缘相连约成弧线。

（4）牙尖 不如上颌尖牙明显，牙尖顶偏近中更明显。

2. 牙根 为扁圆细长的单根，根颈1/3处横切面为扁圆形。近、远中根面有浅的长形凹陷。根尖略偏远中。

（三）上颌尖牙与下颌尖牙的区别

1. 上颌尖牙的体积较大，牙冠宽大；下颌尖牙的体积较小，牙冠窄长。

2. 上颌尖牙的颈嵴、轴嵴和舌隆突较明显，舌窝较深；下颌尖牙的颈嵴、轴嵴和舌隆突不明显，舌窝较浅。

3. 从唇面观察，上颌尖牙的牙冠近中缘与牙根近中缘连线呈一定角度；下颌尖牙的牙冠近中缘与牙根近中缘相连近似直线。

4. 上颌尖牙的近中斜缘与远中斜缘相交近似直角；下颌尖牙的近中斜缘与远中斜缘相交成钝角。

5. 下颌尖牙较上颌尖牙的牙尖更偏近中。

6. 从邻面观察，上颌尖牙的牙冠、根的唇缘相连不呈弧线；下颌尖牙的牙冠、根的唇缘相连近似弧线。

7. 上颌尖牙的牙根粗壮，颈部的横切面呈卵圆三角形；下颌尖牙的牙根细长，颈部的横切面呈扁圆形。

（四）尖牙的应用解剖

1. 尖牙位于口角处，牙根长而粗壮，能承受较大力，并具有支撑口角的作用。若上颌尖牙缺失，口角上部塌陷，影响面部美观。

2. 尖牙的牙冠各面光滑，自洁作用较好，较少发生龋病。

3. 尖牙的牙根较长，在牙槽窝内稳固，通常为口腔内保留时间最长久的牙，修复相关牙缺失时，多选该牙作为基牙。

4. 上颌尖牙的牙根为圆锥形、较直的单根，牙拔除时可使用旋转力；下颌尖牙的牙根稍扁圆，牙拔除时在松动后可适当配合较小的旋转力。

三、前磨牙

前磨牙位于尖牙与磨牙之间，又称双尖牙，上、下、左、右共8颗，包括上颌第一前磨牙、上颌第二前磨牙、下颌第一前磨牙和下颌第二前磨牙。牙冠约呈立方体形，由颊面、舌面、近中面、远中面4个轴面和1个𬌗面组成，其中颊、舌面呈五边形，邻面呈四边形，殆面有 2~3 个牙尖（下颌第二前磨牙有三尖型者，因此将前磨牙称为"双尖牙"不准确），牙根为单根或双根。主要功能为协助撕裂和捣碎食物。

（一）上颌第一前磨牙

上颌第一前磨牙（maxillary first premolar）为前磨牙中体积最大的牙（图 2-34）。

1. 牙冠

（1）颊面　与尖牙唇面相似，但牙冠较短小，近中缘颈部稍凹，远中缘稍突，近中斜缘长于远中斜缘，因此颊尖偏远中，是前磨牙中唯一的颊尖偏向远中者。颊面中部有纵行的颊轴嵴，嵴的两侧可见 2 条发育沟，外形高点位于颈 1/3 的颈嵴上。

（2）舌面　较颊面小，光滑而圆突，似五边形。舌尖短小、圆钝，偏向近中，外形高点位于舌面中 1/3 处。

（3）邻面　略似四边形，颊尖明显高于舌尖，颈部较宽，近中面近颈部凹陷，有沟从殆面跨过近中边缘嵴至近中面的 1/3 处，称为近中沟，远中面较圆突、光滑。近、远中接触区均靠殆缘偏颊侧。

（4）殆面　外形为轮廓明显的六边形，颊侧宽于舌侧，颊舌径大于近远中径。

1）边缘嵴　由近中边缘嵴、远中边缘嵴、颊殆边缘嵴（由颊尖近、远中牙尖嵴组成）和舌殆边缘嵴（由舌尖近、远中牙尖嵴组成）组成。其中，近中边缘嵴短于远中边缘嵴，颊殆边缘嵴长于舌殆边缘嵴。

2）三角嵴　从颊尖顶伸向殆面中央的三角嵴，称为颊尖三角嵴；从舌尖顶伸向殆面中央的三角嵴，称为舌尖三角嵴。

3）牙尖　殆面有颊尖和舌尖，颊尖长大、锐利，舌尖较短小、圆钝，颊尖偏远中，舌尖偏近中。

4）窝、沟和点隙　殆面中央凹陷形成中央窝，窝周围由边缘嵴围成，窝底部有近远中方向的中央沟，其两端形成的点状凹陷为近、远中点隙。由近中点隙发出的沟越过近中边缘嵴至近中面，称为近中沟，是上颌第一前磨牙的解剖标志。

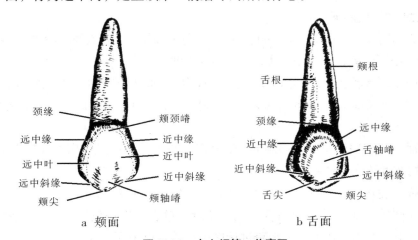

a 颊面　　　　　　　　　b 舌面

图 2-34　右上颌第一前磨牙

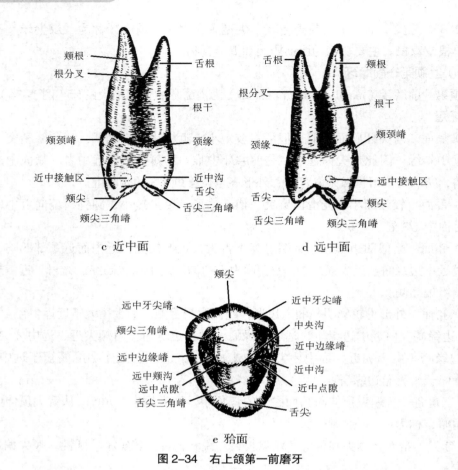

c 近中面　　　　　　　　　　　　　d 远中面

e 𬌗面

图2-34　右上颌第一前磨牙

2.牙根　较扁，颊舌径大于近远中径。根干较长，多数在牙根中部或牙根尖 1/3 处分叉为颊根和舌根。颊根较舌根长，牙根自颈缘以下至根分叉处有沟状凹陷，远中面的沟较近中面深。若为单根，其近中面的沟长约占牙根长的大部分。根尖略偏远中。

（二）上颌第二前磨牙

上颌第二前磨牙（maxillary second premolar）与上颌第一前磨牙的形态相似（图2-35）。

1.牙冠　小而圆突，轮廓不如上颌第一前磨牙明显。

（1）颊面　颈部较上颌第一前磨牙宽，发育沟和轴嵴均不明显，颊尖圆钝，偏近中。

（2）舌面　与颊面的大小相似或略小，差异不如上颌第一前磨牙明显，舌尖圆钝，偏近中。

（3）邻面　似四边形，近中面颈部少有凹陷，少见有沟越过近中边缘嵴至近中面。近、远中接触区均在近𬌗缘偏颊侧。

（4）𬌗面　轮廓不如上颌第一前磨牙明显，各角较圆钝，颊侧边缘与舌侧边缘的长度相近，牙尖较圆钝。颊、舌尖的高度、大小相近，颊、舌尖均偏近中。中央窝较浅，中央沟短，近、远中点隙相距较近，无沟跨过近中边缘嵴至近中面。

2.牙根　多不分叉，为扁形单根。

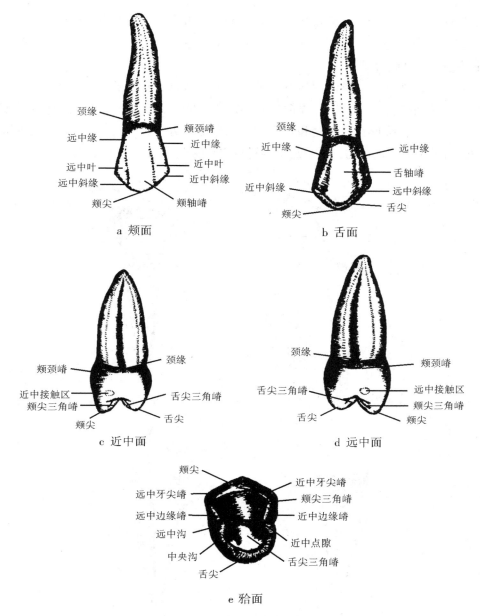

图 2-35 右上颌第二前磨牙

（三）下颌第一前磨牙

下颌第一前磨牙（mandibular first premolar）是前磨牙中体积最小的牙，其颊舌径与近远中径相近，因此牙冠较方圆（图 2-36）。

1. 牙冠

（1）颊面 似下颌尖牙，颊尖长大而尖锐，偏近中。颊轴嵴在颈 1/3 处明显，颊颈嵴似新月形，外形高点位于颈 1/3 处。

29

（2）舌面　较短小，约为颊面的1/2。舌尖明显较颊尖小，外形高点位于中1/3处。

（3）邻面　似四边形，从邻面观察，牙冠明显向舌侧倾斜，颊尖顶位于牙体长轴上。近、远中接触区均靠𬌗缘偏颊侧。

（4）𬌗面　似卵圆形，颊侧明显宽于舌侧。最大特点是颊尖长大而舌尖小，二尖均偏近中。颊尖三角嵴和舌尖三角嵴相连横过𬌗面形成横嵴，是该牙的重要解剖标志。横嵴将𬌗面分为较大的呈长圆形的远中窝和较小的呈三角形的近中窝。近、远中点隙之间的中央沟被横嵴分为近中沟和远中沟，其中近中沟跨过边缘嵴至舌面，称为近中舌沟。

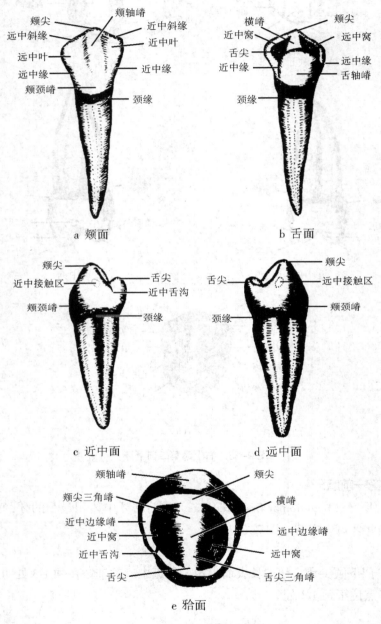

图 2-36　右下颌第一前磨牙

2. **牙根**　为扁而细长的单根，颊侧较舌侧宽。近中面的根尖部常有分叉痕迹，根尖略偏远中。

（四）下颌第二前磨牙

下颌第二前磨牙（mandibular second premolar）较下颌第一前磨牙的体积大（图 2-37）。

1. **牙冠**　外形方圆，牙冠的厚度、宽度和高度相近，牙冠最为方圆。

（1）颊面　颈部较下颌第一前磨牙稍宽，颊轴嵴圆突。颊尖圆钝，略偏近中。

（2）舌面　如有 2 个舌尖，则舌面宽于颊面，2 个舌尖之间有舌沟通过，近中舌尖大于远中舌尖；如为 1 个舌尖，则较颊尖小，舌尖偏近中。

（3）邻面　近、远中接触区均靠近𬌗缘偏颊侧。

（4）𬌗面　有两种类型。①两尖型：𬌗面呈椭圆形，颊、舌尖各 1 个，两尖均偏近中，发育沟多为"H"形或"U"形。②三尖型：𬌗面呈方圆形，有 1 个颊尖和 2 个舌尖，近中舌尖大于远中舌尖，发育沟多为"Y"形。

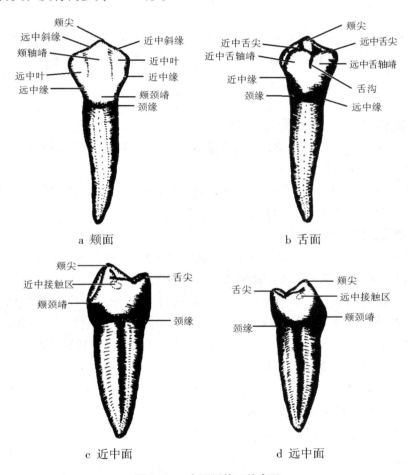

图 2-37　右下颌第二前磨牙

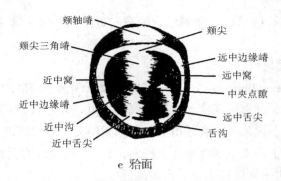

图 2-37　右下颌第二前磨牙

2. 牙根　为扁圆单根，近中面无分叉痕迹，根尖略偏远中。

 知识拓展

前磨牙的𬌗面中央窝内有时可见一小牙尖，称中央尖或畸形中央尖，常因磨损使髓腔暴露，引起牙髓炎或根尖周炎。畸形中央尖多见于下颌第二前磨牙。

（五）上颌前磨牙与下颌前磨牙的区别

1. 上颌前磨牙的牙冠，颊舌径大于近远中径，牙冠扁且窄长；下颌前磨牙的牙冠，颊舌径与近远中径相近，牙冠方圆。

2. 上颌前磨牙的牙冠较直，颊舌尖位于牙体长轴的两侧；下颌前磨牙的牙冠明显向舌侧倾斜，颊尖接近牙体长轴或位于牙体长轴上。

（六）前磨牙的应用解剖

1. 前磨牙𬌗面的窝、沟、点隙和邻面均是龋病的好发部位，充填或修复时应注意恢复其正常解剖形态和邻面接触区的形态及位置，以免造成食物嵌塞。

2. 由于第一磨牙的缺失机会较多，第二前磨牙常作为修复第一磨牙的基牙。

3. 由于上颌前磨牙的牙根较扁或为双根，牙拔除时不可使用旋转力；下颌前磨牙多为单根，但因牙根较扁，根尖常有弯曲，牙拔除时主要使用摇力，仅可稍加旋转力。

4. 上颌前磨牙与上颌窦接近，根尖感染可能波及上颌窦；在取断根时应避免使用推力，以免断根进入上颌窦内。

5. 下颌前磨牙常作为寻找颏孔的标志。

6. 前磨牙可发生错位、易位或额外牙。

四、磨牙

磨牙位于前磨牙的远中，上、下、左、右共12颗，包括上颌第一磨牙、上颌第二磨牙、上颌第三磨牙和下颌第一磨牙、下颌第二磨牙、下颌第三磨牙。磨牙的牙冠体积大，第一磨牙至第三磨牙的体积逐渐减少。牙冠呈立方形或长方形，由颊面、舌（腭）面、近中面和远中面4个轴面和1个𬌗面组成。其中颊、舌面呈梯形，邻面呈四边形，𬌗面有4~5个牙尖，牙根一般为2~3个根。磨牙具有磨细食物的作用。

（一）上颌第一磨牙

上颌第一磨牙（maxillary first molar）约在 6 岁萌出，故称六龄牙，是上颌牙弓中体积最大的牙（图 2-38）。

1. 牙冠

（1）颊面 略似梯形，近远中宽度大于𬌗颈高度，近中缘长而直，远中缘稍短而突，近中颊尖和远中颊尖的近中斜缘、远中斜缘构成𬌗缘，𬌗缘宽度大于颈缘宽度。近中颊尖略宽于远中颊尖，两尖之间有颊沟通过，约与颊轴嵴平行，近中颊尖的颊轴嵴较远中颊尖明显。外形高点位于颈 1/3 处。

（2）舌面 与颊面大小相近或稍小，近中舌尖、远中舌尖的近中斜缘、远中斜缘构成𬌗缘。近中舌尖宽于远中舌尖，远中舌沟自近、远中舌尖之间通过并延伸至舌面 1/2 处。舌轴嵴不明显，外形高点位于舌中 1/3 处。近中舌尖的舌侧偶有第五牙尖，称为卡氏尖。

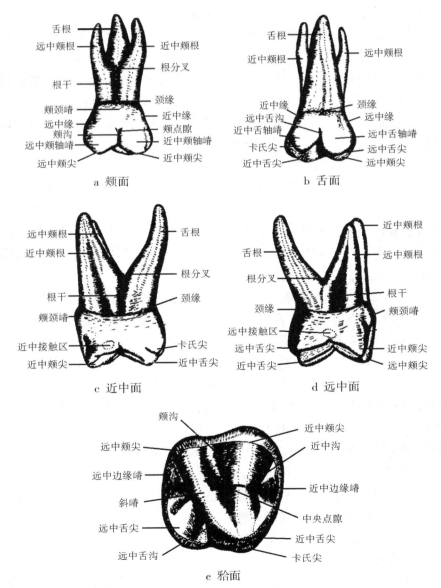

图 2-38 右上颌第一磨牙

知识拓展

第五牙尖是维也纳牙科医师 Carabelli 于 1842 年首先发现，故又称卡氏尖。第五牙尖与近中舌尖之间有呈新月形的沟分隔，牙尖顶既不到达𬌗面，也无髓角，称为卡氏结节。

（3）邻面　似四边形，近中面大于远中面，颊舌厚度大于𬌗颈高度，颈部平坦，外形高点位于𬌗 1/3 处。近中接触区在𬌗 1/3 与颊 1/3、中 1/3 交界处；远中接触区在𬌗 1/3 与中 1/3、舌 1/3 交界处。

（4）𬌗面　结构复杂，尖、窝起伏，沟、嵴交错，外形轮廓呈斜方形。

1）边缘嵴　𬌗面的四周由颊𬌗边缘嵴、舌𬌗边缘嵴、近中边缘嵴和远中边缘嵴组成。颊𬌗边缘嵴由近中颊尖的近、远中牙尖嵴和远中颊尖的近、远中牙尖嵴构成；舌𬌗边缘嵴由近中舌尖的近、远中牙尖嵴和远中舌尖的近、远中牙尖嵴构成。近中边缘嵴短而直，远中边缘嵴稍长。近颊𬌗角和远舌𬌗角为锐角；远颊𬌗角和近舌𬌗角为钝角。

2）牙尖　𬌗面有近中颊尖、远中颊尖、近中舌尖和远中舌尖 4 个牙尖，其中近中舌尖最大，其次是近中颊尖、远中颊尖，远中舌尖最小。颊尖较尖锐，为非功能尖；舌尖较圆钝，为功能尖，近中舌尖是上颌第一磨牙的主要功能尖。

3）三角嵴　4 个牙尖各有 1 个三角嵴。近中颊尖三角嵴由其牙尖顶端斜向远中舌侧至中央窝，近中舌尖三角嵴由其牙尖顶端斜向远中颊侧至𬌗面中央，远中颊尖三角嵴由其尖顶端斜向舌侧略偏近中至𬌗面中央，远中舌尖三角嵴较小，自其牙尖顶端斜向颊侧略偏近中至𬌗面中央。近中舌尖三角嵴与远中颊尖三角嵴斜行相连形成斜嵴，是上颌第一磨牙的重要解剖特征。

4）窝、点隙　𬌗面的中部凹陷成窝，由斜嵴将𬌗面窝分为近中窝和远中窝。近中窝较大，约占𬌗面的 2/3，又称中央窝，窝内有中央点隙；远中窝较小，约占𬌗面的 1/3。

5）沟　𬌗面发育沟有 3 条。颊沟自中央点隙伸向颊侧，在近、远中颊尖之间跨过颊𬌗边缘嵴至颊面；近中沟自中央点隙伸向近中，止于近中边缘嵴内；远中舌沟的一端止于远中边缘嵴内，另一端经近、远中舌尖之间跨过舌𬌗边缘嵴至舌面。

6）斜面　每一牙尖都有 4 个斜面，其中颊尖的颊斜面与对颌牙无咬合接触，但颊尖的舌斜面、舌尖的颊斜面和舌斜面与对颌牙均有咬合接触。

2. 牙根　由 3 根组成，颊侧两根分别为近中颊根和远中颊根，舌侧根称舌根。近中颊根位于牙冠近中颊侧颈部之上，其颊面宽于舌面，近、远中面皆平；远中颊根位于牙冠远中颊侧颈部之上，较近中颊根短小；舌根位于牙冠舌侧颈部之上，是 3 根中最大者，其颊、舌面较宽且平，舌面有沟。近、远中颊根之间相距较近，颊根与舌根之间分离较远，3 根之间分叉较大，有利于牙的稳固。

（二）上颌第二磨牙

上颌第二磨牙（maxillary second molar）与上颌第一磨牙的形态相似，但较上颌第一磨牙稍小（图 2-39）。

1. 牙冠

（1）颊面　自近中向远中至舌侧的倾斜度大于上颌第一磨牙，远中颊尖明显缩小，近中颊轴嵴较远中颊轴嵴突出。

（2）舌面　远中舌尖更小，近中舌尖占舌面的大部分，极少有第五牙尖。

（3）𬌗面　斜嵴不如上颌第一磨牙明显，有远中沟横过，远中舌沟不明显。有些上颌第二磨牙的近中舌尖特大，而远中舌尖不显著，舌面明显小于颊面。

2. 牙根

数量与上颌第一磨牙相同，颊、舌根之间分叉较小，且向远中偏斜。少数牙的近中颊根或远中颊根与舌根融合，或近、远中颊根融合成2根；极少数近、远中颊根和舌根相互融合。

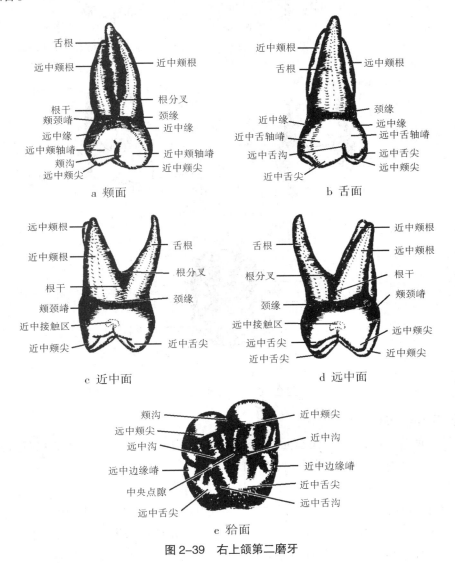

a 颊面　　　　　　b 舌面

c 近中面　　　　　　d 远中面

e 𬌗面

图 2-39　右上颌第二磨牙

（三）上颌第三磨牙

上颌第三磨牙（maxillary third molar）的形态、大小、位置变异最多（图 2-40）。

1. 标准形态与上颌第二磨牙相似，但牙冠较小，牙根较短，各轴面中 1/3 较圆突，颊、舌面的外形高点均位于中 1/3 处。

2. 牙冠颊面自近中向远中至舌侧的倾斜度更大，远中舌尖很小或缺如，颊面宽于舌面，牙合面呈圆三角形，副沟多。有时牙尖多而界限不清。

3. 牙根的数目及形态变异很大，多数合并成 1 个锥形根。

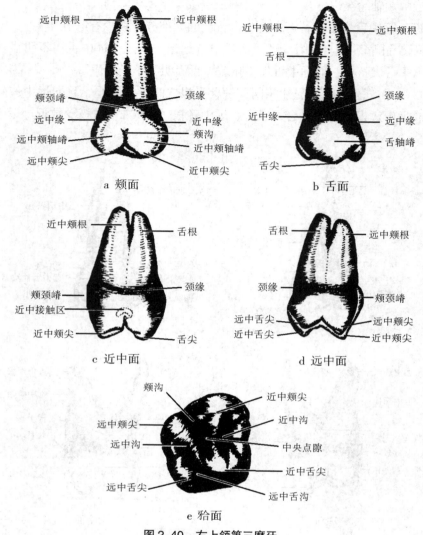

a 颊面　　　　　　　　　　b 舌面

c 近中面　　　　　　　　　d 远中面

e 牙合面

图 2-40　右上颌第三磨牙

（四）下颌第一磨牙

下颌第一磨牙（mandibular first molar）为恒牙中萌出最早的牙，约在 6 岁萌出，又称六龄牙，是下颌牙弓中体积最大的牙（图 2-41）。

1. 牙冠

（1）颊面　略似梯形，牙合缘长于颈缘，近远中径大于牙合颈径，近中缘直，远中缘突。牙合缘可见近中颊尖、远中颊尖和远中尖的半个牙尖，分别有颊沟和远中颊沟分开，颊沟末端形成点隙。近、远中颊尖的颊轴嵴与颊沟平行，远中尖的颊轴嵴不明显。颊颈嵴与颈缘平行。外形高点位于颊颈 1/3 处。

（2）舌面　似梯形，较颊面小且稍圆突。牙合缘可见近中舌尖、远中舌尖，舌沟从近、远中舌尖之间通过，舌轴嵴不明显。外形高点位于舌中 1/3 处。

（3）邻面　似四边形，牙冠向舌侧倾斜，颊尖较舌尖低。远中面小于近中面。近中颊颈角和近中舌角较锐。近、远中接触区均靠近牙合 1/3 偏颊侧。

（4）殆面　形态复杂，为全口牙中殆面尖、嵴、窝、沟、斜面最多的牙。近远中径大于颊舌径，外形轮廓略似长方形。

1）边缘嵴　殆面的四周由 4 条边缘嵴围成，颊殆边缘嵴长于舌殆边缘嵴，近中边缘嵴较长且直，远中边缘嵴较短且突。

2）牙尖　有 5 个牙尖。颊尖短而圆钝，舌尖长而尖锐，远中尖最小，位于颊面与远中面交界处。

3）三角嵴　有 5 条三角嵴伸向殆面中央，以远中颊尖三角嵴为最长，远中尖三角嵴最短。

4）窝、点隙　殆面有中央窝和近中窝，中央窝位于近中颊、舌尖三角嵴远中与远中边缘嵴内侧，窝内有中央点隙；近中窝是位于近中边缘嵴内侧与近中颊、舌尖三角嵴近中的较小的三角形窝，窝内有近中点隙。

5）沟　有 5 条发育沟。颊沟自中央点隙伸向颊侧，经近、远中颊尖之间至颊面，其末端形成点隙；舌沟自中央点隙经近、远中舌尖之间至舌面；近中沟自中央点隙伸向近中，止于近中边缘嵴内；远中沟由中央点隙伸向远中，止于远中边缘嵴内；远中颊沟自远中沟分出，自远中颊尖与远中尖之间向远中颊方向至颊面。

6）斜面　每一牙尖都有 4 个斜面，其中舌尖的舌斜面与对颌牙无咬合接触，舌尖的颊斜面和颊尖、远中尖与对颌牙均有咬合接触。

2. 牙根　为扁而厚的双根，根干较短。近中根较远中根稍大，近、远中根面有呈长形的凹陷；远中根仅在近中根面上有呈长形的凹陷。根尖偏向远中。远中根偶见分为颊、舌两根，远中舌根短小弯曲。

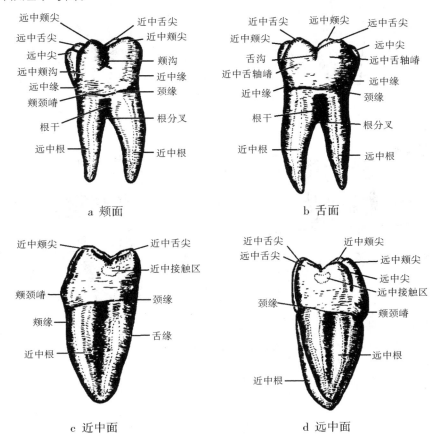

a　颊面　　　　　　　　b　舌面

c　近中面　　　　　　　d　远中面

图 2-41　右下颌第一磨牙

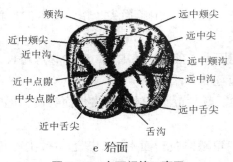

e 粭面

图2-41 右下颌第一磨牙

（五）下颌第二磨牙

下颌第二磨牙（mandibular second molar）与下颌第一磨牙的形态相似（图2-42），根据粭面形态可分为四尖型和五尖型。

1. **牙冠** 四尖型为下颌第二磨牙的主要类型，粭面呈方圆形，有4个牙尖，其中近中颊、舌尖大于远中颊、舌尖，无远中尖。粭面中央窝内有4条发育沟，呈"+"形分布，即颊沟、舌沟、近中沟和远中沟。边缘嵴和发育沟使整个粭面似"田"字形，是该牙的解剖特点。五尖型下颌第二磨牙与下颌第一磨牙相似，但稍小，粭面有5个牙尖和5条发育沟，离体后两者不易区分。

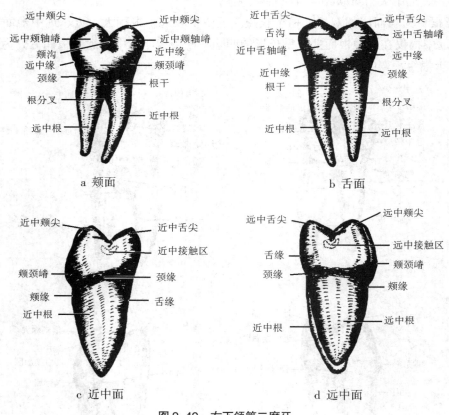

a 颊面

b 舌面

c 近中面

d 远中面

图2-42 右下颌第二磨牙

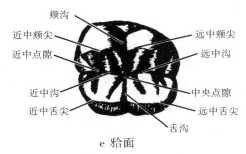

e 殆面

图 2-42　右下颌第二磨牙

2. 牙根　多为双根，较扁，根分叉度较下颌第一磨牙小，根尖皆偏远中，有时聚成锥形。少数牙的近、远中根颊侧融合，舌侧仍分开。牙根的横断面呈 "C" 形，称为 "C" 形根。极少数分叉为 3 根，即近中颊根、近中舌根和远中根。

（六）下颌第三磨牙

下颌第三磨牙（mandibular third molar）的形态、大小、位置变异最多（图 2-43）。

1. 如殆面有五尖，标准形态则与下颌第一磨牙的形态相似；有四尖则与下颌第二磨牙相似。

2. 牙冠各轴面光滑，外形高点均位于牙冠中 1/3 处。殆面缩小，牙冠似球形。殆面的尖、嵴、窝、沟不清晰，副沟多。

3. 牙根常融合成锥形，也有分叉成多根者。

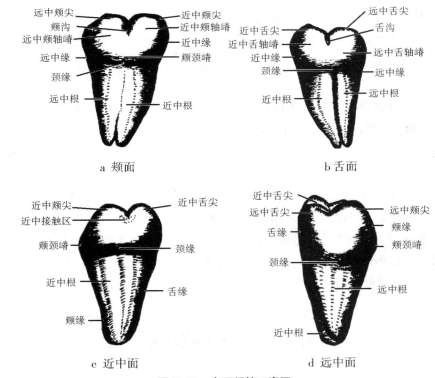

图 2-43　右下颌第三磨牙

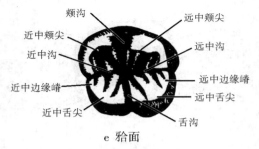

近中颊尖　颊沟　远中颊尖
近中沟　　　　　　远中沟
近中边缘嵴　　　　远中边缘嵴
近中舌尖　　　　　远中舌尖
　　　　　舌沟
e 𬌗面

图2-43　右下颌第三磨牙

（七）上颌磨牙与下颌磨牙的区别

1. 上颌磨牙的牙冠较直，而下颌磨牙的牙冠向舌侧倾斜。

2. 上颌磨牙的牙冠𬌗面呈斜方形，近远中径小于颊舌径，而下颌磨牙的牙冠𬌗面呈长方形，近远中径大于颊舌径。

3. 上颌磨牙的颊尖锐、舌尖钝，而下颌磨牙的舌尖锐、颊尖钝。

4. 上颌磨牙多为3根，而下颌磨牙常为双根。

5. 上颌磨牙有斜嵴，下颌磨牙无斜嵴。

6. 上颌磨牙偶见卡氏尖，下颌磨牙无卡氏尖。

（八）磨牙的应用解剖

1. 第一磨牙萌出早，𬌗面的窝、沟、点隙较多，易发生龋病，充填或修复时应注意恢复其正常的解剖形态。

2. 第一磨牙与第二乳磨牙的形态相似，位置邻近，替牙期同时存在于口腔中，容易误认，拔除第二乳磨牙时应注意鉴别。

3. 上颌第二磨牙牙冠颊面正对的颊黏膜有腮腺导管的开口；上颌第三磨牙可作为寻找腭大孔的标志。

4. 第三磨牙易发生先天性缺失或形态、位置异常，常因阻生发生冠周炎或第二磨牙龋病，应尽早拔除；若位置正常，且有正常的咬合关系，则应保留。

5. 拔除上、下颌磨牙时，应注意牙根的数目、分叉度和方向，以免牙根折断或牙根残留。

6. 上、下颌第一磨牙的位置关系在建立正常咬合过程中起重要作用，故应尽量保留。如拔除也应尽早修复，以免邻牙移位而影响正常的咬合关系。

7. 上颌磨牙与上颌窦的位置关系密切，根尖感染可引起牙源性上颌窦炎，断根拔除时不应使用推力，以免断根进入上颌窦。下颌磨牙根尖与下颌管接近，断根拔除时不宜使用压力，以免损伤下牙槽神经、血管。

第七节　乳牙的解剖形态

乳牙（deciduous teeth）是人的第一副牙，共20颗，上、下颌各10颗，位于中线的两侧，左、右侧成对排列。与恒牙相比，没有乳前磨牙，自中线向远中依次为乳切牙、乳尖牙和乳磨牙。所有乳牙均被恒牙所替换。除下颌第一乳磨牙的形态比较特殊外，其余各类乳牙的外部形态与相应的恒牙相似。在恒牙的基础上对乳牙加以比较区分，容易掌握其特点。

乳牙是儿童咀嚼器官的重要组成部分，具有以下功能。

（1）咀嚼　健康的乳牙对食物进行充分咀嚼，有利于营养物质的消化和吸收，保证儿童的生长发育需要。

（2）刺激发育　乳牙在咀嚼时，对颌面部的骨和骨骼肌进行功能性刺激，使颌面部发育正常。

（3）形成正常的牙列形态及建立生理性咬合关系。

（4）建立与完善发音、言语功能　乳牙开始萌出和乳牙列期是儿童开始学说话的重要时期，完整的乳牙列对儿童的正常发音非常重要，尤其是上颌前牙。

（5）引导恒牙正常萌出　乳牙对恒牙的萌出起"向导"作用，儿童到6岁左右，第一磨牙要在第二乳磨牙的远中萌出。每个乳牙的牙根下方有继承恒牙的牙胚，乳牙到了替换年龄就要脱落，继承恒牙就在乳牙原来的位置长出，如果乳牙早失或滞留，就会造成恒牙排列不齐。

（6）保持颜面部的协调美观　健康的乳牙对儿童的外貌和身心健康非常重要，尤其是上颌前牙。

与恒牙相比较，乳牙具有下列特点。

（1）乳牙呈乳白色，其体积较同名恒牙小，牙冠短而宽。

（2）乳牙的牙颈明显缩窄，颈嵴明显突出。

（3）宽冠、窄根是乳前牙的特点，但上颌乳中切牙为宽冠、宽根，根尖略向唇侧弯曲；乳磨牙殆面缩窄，冠根分明。

（4）上颌乳尖牙的近中牙尖嵴长于远中牙尖嵴，是乳尖牙和恒尖牙中牙尖唯一偏向远中者。

（5）乳磨牙的体积依次递增，即第二乳磨牙的体积大于第一乳磨牙。

（6）下颌第二乳磨牙近中颊尖、远中颊尖和远中尖3尖等大。

（7）由于乳牙下方有恒牙牙胚，乳前牙根尖段均略偏向唇侧；乳磨牙根干较短，根分叉较大。

一、乳切牙

乳切牙（deciduous incisor）包括上颌乳中切牙、上颌乳侧切牙、下颌乳中切牙、下颌乳侧切牙，上、下、左、右共8颗。

（一）上颌乳中切牙

上颌乳中切牙（maxillary deciduous central incisor）　外形与上颌恒中切牙相似，但体积较小（图2-44）。

扫码"学一学"

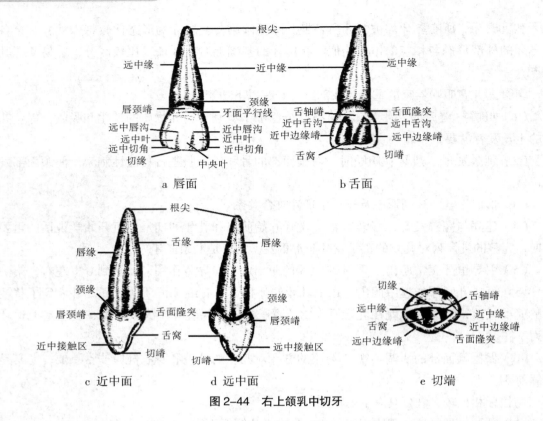

图2-44　右上颌乳中切牙

1. 牙冠　唇面略呈梯形，表面光滑，近远中径大于切颈径，故牙冠宽短为其重要标志。唇面近中缘与切缘平直，远中缘及颈缘较突。近中切角似直角，远中切角圆钝，唇颈嵴明显突起。舌面与唇面大小相似，舌面近、远中边缘嵴较突，舌面隆突显著，舌窝明显。邻面呈三角形，因唇颈嵴和舌隆突显著，故牙冠颈部很厚，冠根分明。

2. 牙根　单根、宽扁，唇面宽于舌面，根长约为冠长的2倍。根尖1/3弯向唇侧，并略偏远中。

考点提示　上颌乳中切牙是乳前牙中唯一的宽冠宽根者，宽冠宽根为其重要解剖标志。

（二）上颌乳侧切牙

上颌乳侧切牙（maxillary deciduous lateral incisor）与上颌乳中切牙形态相似（图2-45）。

1. 牙冠　外形与上颌乳中切牙相似，但较小且短窄。近远中径小于切颈径，唇面微突。近中切角圆钝，远中切角呈圆弧形，舌面窝较浅，唇颈嵴、舌面隆突较上颌乳中切牙较小。

2. 牙根　单根，较窄而略厚，根尖部偏向唇侧，略斜向远中。

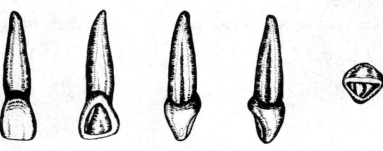

图2-45　右上颌乳侧切牙

（三）下颌乳中切牙

下颌乳中切牙（mandibular deciduous central incisor）与下颌恒中切牙的牙冠外形相似，但长度稍大于宽度，不像下颌恒中切牙牙冠呈窄长的外形（图2-46）。

1. **牙冠**　唇面光滑，切缘较直，近、远中缘对称，近中与远中切角较锐，唇颈嵴窄而突，但舌隆突小而突。邻面呈三角形，切嵴较薄，位于牙体长轴上。

2. **牙根**　单根，较细长，根长度约为冠长的2倍。牙根较直，根尖部偏向唇侧。

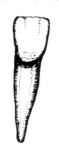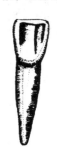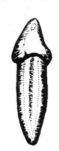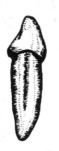

图 2-46　右下颌乳中切牙

（四）下颌乳侧切牙

下颌乳侧切牙（mandibular deciduous lateral incisor）与下颌乳中切牙形态相似，但体积略大（图2-47）。

1. **牙冠**　较下颌乳中切牙为大，唇面的近中缘长，远中缘短，切缘自近中向远中舌侧斜行。近中切角较锐，远中切角圆钝，唇面略突。舌面近、远中边缘嵴、舌隆突明显，舌窝较深。

2. **牙根**　为单根，其长度比下颌乳中切牙稍长，牙根自唇面向舌侧缩窄，根尖微向唇侧，略微斜向远中。

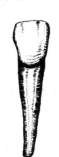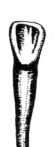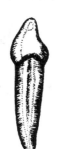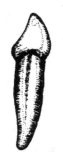

图 2-47　右下颌乳侧切牙

二、乳尖牙

乳尖牙（deciduous canine）包括上颌乳尖牙和下颌乳尖牙，上、下、左、右共4颗。

（一）上颌乳尖牙

上颌乳尖牙（maxillary deciduous canine）牙冠外形与上颌恒尖牙相似，但体积明显缩小，唇、舌轴嵴较为突出（图2-48）。

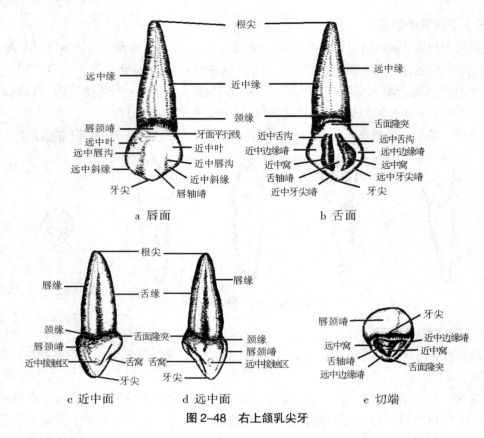

图 2-48 右上颌乳尖牙

1. 牙冠　唇面牙尖长大，约占牙冠长度的一半，牙尖偏远中，近中斜缘长于远中斜缘，此为区别左右上颌乳尖牙和上颌恒尖牙最主要的标志。唇轴嵴突，颈嵴明显，颈缘弧度很小。舌面的边缘嵴突，舌窝被舌轴嵴分隔成近中舌窝和远中舌窝。邻面呈三角形，牙尖顶位于牙体长轴唇侧。

2. 牙根　单根，细长较直，唇侧宽而舌侧缩窄，根尖偏远中并弯向唇侧。

考点提示　上颌乳尖牙牙尖偏远中，约占该牙牙冠的 1/2，为其重要解剖标志。

（二）下颌乳尖牙

下颌乳尖牙（mandibular deciduous canine）与上颌乳尖牙形态相似，但牙冠短而窄（图 2-49）。

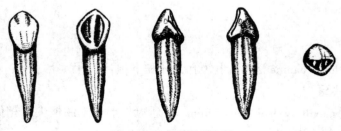

图 2-49　右下颌乳尖牙

1. 牙冠　牙尖偏近中，故近中斜缘短而远中斜缘较长。颈缘平直，近中缘较长而直，远中缘较短而突。唇颈嵴突，唇轴嵴亦突，舌面的边缘嵴及舌轴嵴略突，舌窝明显。舌轴嵴将舌窝分为两部分。

2. 牙根 单根，较上颌乳尖牙的牙根略细而短，根尖缩小并略偏向唇侧，弯向远中。

三、乳磨牙

乳磨牙位于乳尖牙的远中，包括上颌第一乳磨牙、上颌第二乳磨牙和下颌第一乳磨牙、下颌第二乳磨牙，上、下、左、右共8颗。

乳磨牙的共同特点为：牙冠的近远中径大于颊舌径和𬌗龈径，颊颈嵴的近中侧突出，𬌗缘明显缩窄，牙根分叉度大，很少有再次分根变异现象。

（一）上颌第一乳磨牙（maxillary first deciduous molar）

1. 牙冠 ①颊面的宽度大于长度，近中缘长而较直，远中缘短而较突，牙颈缩窄，故颈嵴很突，特别是颈嵴的近中部分尤为突出，颊尖微突，略偏近中（图2-50）。②舌面较颊面小而圆突，𬌗缘上舌尖亦较颊尖圆钝。③邻面可见其𬌗1/3显著缩窄，颊侧颈1/3处非常突出。④𬌗面形态似上颌前磨牙，但颊舌二牙尖的三角嵴及𬌗面沟的形态均不如上颌前磨牙清晰。

2. 牙根 3根、细长、分开较远，以保护其间的恒牙胚。根干较短，根分叉接近牙颈部。远颊根短于近颊根。

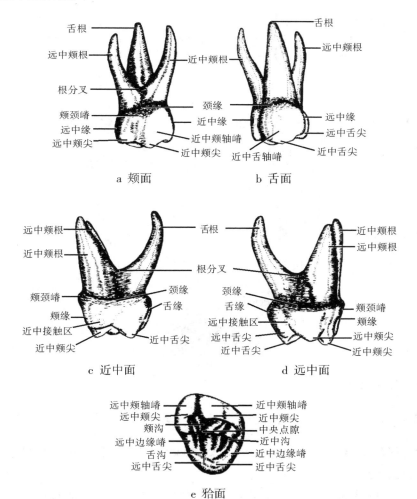

a 颊面 b 舌面

c 近中面 d 远中面

e 𬌗面

图2-50 右上颌第一乳磨牙

（二）下颌第一乳磨牙（mandibular first deciduous molar）

1. **牙冠**　形态不似任何恒牙。①颊面虽为四边形，但近中缘长且直，远中缘短且突，类似一个以近中缘为底的三角形（图2-51）。牙颈部缩窄，近中颊颈嵴明显突出。外形高点位于颈1/3处。近中颊尖大于远中颊尖，两颊尖之间有颊沟。②舌面可见长而尖的近中舌尖和短小而圆的远中舌尖，两舌尖之间有舌沟。近远中缘的长度约相等，颈缘较直，外形高点位于中1/3处。③邻面呈不规则的四边形，近中面颊、舌尖向𬌗面内聚，相距较近，颈1/3明显宽于𬌗1/3，近似一个以颈缘为底的三角形。远中面较近中面小而圆突。接触区均位于𬌗1/3的中部。④𬌗面为不规则的四边形，颊边缘嵴与舌边缘嵴近似等长，其近中边缘嵴很短。4个牙尖中，以近中颊尖最大，近中舌尖次之，远中颊、舌尖很小，近中颊、舌二尖相距较近，两牙尖的三角嵴几乎相连，将𬌗面分为较小的近中窝和较大的远中窝，两窝均较深，由中央沟相连，𬌗面的沟、窝、嵴不清晰。

2. **牙根**　分近中根及远中根，根干短、分叉度大。

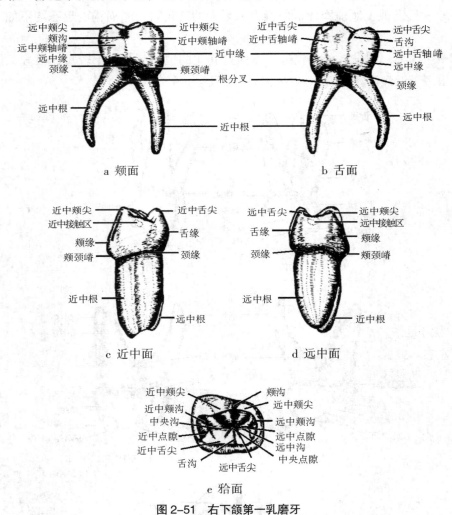

a 颊面　　　　　　　　　b 舌面

c 近中面　　　　　　　　d 远中面

e 𬌗面

图2-51　右下颌第一乳磨牙

（三）上颌第二乳磨牙（maxillary second deciduous molar）与下颌第二乳磨牙（mandibular second deciduous molar）

与同颌第一恒磨牙形态近似，位置又彼此相邻，很易混淆，鉴别如下。

1. 第二乳磨牙的牙冠较第一恒磨牙小、色乳白。

2. 第二乳磨牙的牙冠近颈缘明显缩小，颈嵴较突，牙冠向𬌗方缩窄，故近颈部大而𬌗面小（图2-52、图2-53）。

3. 下颌第二乳磨牙的近中颊尖、远中颊尖及远中尖的大小约相等，而下颌第一恒磨牙此3尖中，以远中尖最小。

4. 上颌第二乳磨牙为3根，下颌第二乳磨牙为2根，但根柱短，根分叉大，牙根向周围张开。

5. 在口腔混合牙列中，同颌同侧牙列从近中向远中若有两个相似的磨牙，位于近中较小者即为第二乳磨牙，这是因为恒磨牙的体积从近中向远中依次减小。

根据上述特点并结合年龄、咬合关系和磨耗程度等，即可与第一恒磨牙区别。

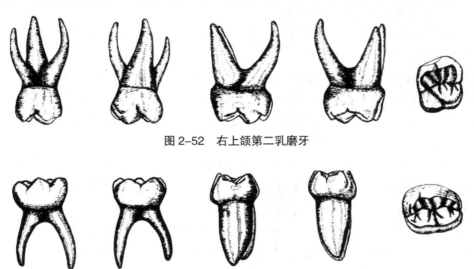

图2-52 右上颌第二乳磨牙

图2-53 右下颌第二乳磨牙

四、乳牙应用解剖

1. 婴儿出生后约半岁乳牙开始萌出，至2岁半左右一共萌出20个乳牙。6~7岁至12~13岁，乳牙逐渐脱落，为恒牙所代替。因此，乳牙在口腔内的时间，短者5~6年，长者可达10年左右。此段时间，正值儿童全身及面颌部发育的重要阶段，故应早期注意口腔预防保健，对龋病应及时治疗，不可轻易拔除。

2. 完整的乳牙列，能发挥良好的咀嚼效能，对促进儿童的健康成长具有重要意义。行使咀嚼功能时，咀嚼力通过牙根传至颌骨，能促进颌骨的生长发育，缺乏咀嚼功能的有效刺激，可使颌骨发育不足，引起牙颌畸形。

3. 乳牙位置正常，可引导恒牙正常萌出。若乳牙滞留，则恒牙将错位萌出；如乳牙早失，其前、后邻牙将向缺隙内倾斜或移位，使间隙缩小，待下方的恒牙萌出时则位置不足，造成恒牙错位萌出，两者均为错𬌗畸形的病因之一。

4. 乳前牙牙根舌侧有恒前牙牙胚，乳磨牙根分叉下方有恒前磨牙牙胚，治疗乳牙时，应考虑此种关系，以免伤及乳牙下方的恒牙牙胚。

扫码"学一学"

第八节　牙体解剖形态的生理意义

　　牙体形态和生理功能是相适应的，形态结构是功能活动的物质基础，功能活动又会促进形态结构的变化。在临床治疗和义齿修复的学习中，形态与功能之间的关系密切相关，因此在模型观察或患者检查中要关注牙的形态，了解该牙在动态磨耗过程中的功能变化。

一、牙冠形态的生理意义

（一）切端及𬌗面形态的生理意义

　　1. 有利于提高咀嚼效能　在咀嚼时，切牙的切嵴具有切割食物的功能，尖牙的牙尖具有穿透和撕裂食物的作用。前磨牙和磨牙𬌗面有凸形结构（牙尖、三角嵴、斜面和边缘嵴）和凹形结构（窝及发育沟）。咀嚼时，上下颌后牙𬌗面凸形结构与凸形结构接触可压碎食物；凸形结构与凹形结构接触可磨细食物。边缘嵴的作用是将食物局限在𬌗面窝内，以便颌牙尖进行捣碎和磨细，起到杵臼的作用。发育沟如舌沟或颊沟是磨细食物溢向固有口腔或口腔前庭的通道，从而提高了咀嚼效能。

　　2. 有利于建立正常的𬌗关系　刚建立咬合接触的牙，其位置不一定都很正常，在行使功能的过程中，凸面与凸面的接触便于牙的移动，在牙尖与斜面的相互引导下，可将牙调整到适应的位置上，以便进入牙尖交错位，利于建立正常的𬌗关系。

　　3. 有利于保持𬌗关系的稳定　早期牙的尖、窝交错还没有形成，牙的咀嚼功能较差，主要依靠锐利的牙尖或嵴达到咀嚼的功能。随着年龄的增长，切端和𬌗面发生了功能性磨耗，使点、线的接触关系转变为面与面的接触关系，有利于上、下颌关系的稳定。虽然牙经过磨耗后不如早期那么锋利，但由于咀嚼面积增大，且随着颌面部的生长发育，咀嚼肌的力量也逐渐增强，故仍能发挥较强的咀嚼效能。牙的𬌗面形态与其相应的功能具有紧密关系，对于异常磨耗造成的后牙形态变化，应多注意磨耗的原因及功能上的改变。

（二）牙冠轴面突度的生理意义

　　1. 牙冠唇（颊）、舌面突度的生理意义　前牙唇舌面及后牙颊面的突度均在颈 1/3，后牙舌面的突度则在中 1/3。咀嚼时，排溢的食物可以顺着牙的正常突度滑向口腔，擦过牙龈表面，起到生理性的按摩作用，促进牙龈组织局部的血液循环，有利于牙龈的健康。若牙冠唇（颊）、舌面突度过小或平直，食物经过该处会给牙龈过大的压力，导致牙龈创伤，引起牙龈炎，严重可导致牙周病，一般称为创伤性牙龈萎缩；反之，若牙冠唇（颊）、舌面突度过大，食物经过该处不能触及牙龈，牙龈会因为缺乏食物的生理性按摩而出现失用性萎缩，两者均不利于牙龈组织的健康（图 2-54）。另外，牙冠颈 1/3 的突度还可扩展龈缘，使其紧张有力。

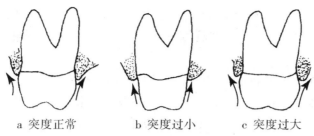

a 突度正常　　　　b 突度过小　　　　c 突度过大

图2-54　牙冠唇（颊）、舌面的突度

2. 牙冠邻面突度的生理意义　前牙及后牙邻面突度分别在切1/3和𬌗1/3处，相邻两牙接触的部位称为接触点。在咀嚼运动中，接触点的点接触因磨耗呈现面的接触关系，称为接触区。前牙接触区呈椭圆形，切颈径大于唇舌径，近中面者靠近切角，远中面者距切角稍远；后牙接触区亦呈椭圆形，颊舌径大于𬌗颈径。第一、二前磨牙近远中面接触区及第一磨牙近中面接触区均在近𬌗缘偏颊侧，第一磨牙远中面接触区、第二磨牙近远中面接触区及第三磨牙近中面接触区多在𬌗缘中1/3处。

3. 楔状隙的生理意义　在正常接触区的周围均有呈"V"形的空隙，称为楔状隙或外展隙（图2-55）。在唇（颊）、舌侧者分别称为唇（颊）楔状隙和舌楔状隙；在切方或𬌗方者，分别称为切楔状隙或𬌗楔状隙；在龈方者称为邻间隙。邻间隙类似一等腰三角形空隙，其以牙槽嵴为底，两牙邻面为腰，有龈乳头充满，可保护牙槽骨和牙的邻面，避免食物残渣存积。

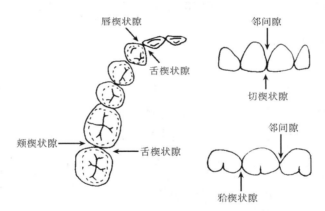

图2-55　楔状隙

正常接触区的位置及形态具有非常重要的意义，具体如下。①使牙与牙之间互相支持、互相依靠，便于分散力；天然牙在功能运动中具有近远中向移动的趋势，因此有利于牙的稳固。②防止食物嵌塞，避免龈乳头受压萎缩及牙槽突降低；食物通过楔状隙时，可摩擦牙面，有利于保持牙面清洁，防止牙龈炎和龋病的发生。③在咀嚼食物时有部分食物通过楔状隙排溢，也可减轻牙的负担，同时增大了咀嚼面积，提高咀嚼效能。④有利于发音和美观。在制作修复体时，应特别注意恢复接触区的正常位置及形态，若修复不当，则可造成食物嵌塞，降低咀嚼效能，进而影响牙周组织、咀嚼肌和颞下颌关节的健康。

二、牙根形态的生理意义

牙根在牙槽窝的稳固是保证牙冠行使其生理功能的前提，稳固的牙根又与其形态密切相关，如多根牙较单根牙稳固，长根牙较短根牙稳固，粗根牙较细根牙稳固，扁根牙较圆根牙稳固，根尖所占面积大于殆面者稳固等。如上颌第一磨牙，牙根多、根形扁、根尖所占面积大于殆面，因而是全口牙中最稳固的牙。又如上颌尖牙，牙根粗长，故较其他单根牙稳固。

牙根的数目与牙所承受的咀嚼力的大小及复杂程度有关，作用力较小且简单的牙，一般为单根牙，如前牙；作用力较大且复杂的牙，一般为多根牙，牙根数目越多，其支持作用越大，牙也越稳固，如上颌磨牙为3根，下颌磨牙为2根。

牙根的形态及位置与牙所承受咀嚼力的大小、方向有密切关系。上颌切牙受到向前上方的力，故上颌切牙的牙根唇侧宽于舌侧，以抵抗向前的力量。下颌切牙位于牙弓的前部，承受向下、内侧的力量，牙根的唇侧和舌侧宽度近似相等，且近、远中面均有纵形的凹陷，以抵抗向内的力量。尖牙因位于牙弓的转弯处，撕裂食物所需要的力量较大，其牙根虽为单根却粗壮而长。磨牙所承受的力更大，方向更为复杂，故牙根形态也最为复杂，上颌磨牙的舌尖受力最大，故其舌根较颊根粗而长。下颌磨牙的牙根扁而宽，且牙根的近、远中面均有纵形的凹陷，牙槽骨嵌入凹陷中，有利于增强其稳固性。

第九节　髓腔应用解剖和临床意义

扫码"学一学"

牙髓腔是位于牙体内部的一个与牙体外形相似，又显著缩小的空腔，简称为髓腔（pulp cavity）。髓腔的周围除根尖孔外均被坚硬的牙本质包围，腔内充满了牙髓组织。

一、髓腔各部分名称

（一）髓室

髓腔朝向牙冠的一端扩大成室，即为髓室（pulp chamber），其位于牙冠的牙根颈部，形状与牙冠的外形相似。前牙的髓室与根管无明显界限；后牙的髓室呈立方形，由6个髓室壁构成，包括髓室顶、髓室底和4个侧壁（图2-56）。

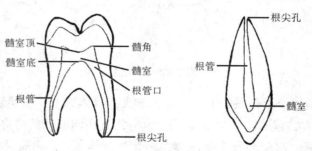

图2-56　前后牙的髓腔形态

1. **髓室顶（roof of pulp chamber）和髓室底（floor of pulp chamber）** 与牙冠殆面或切端相应的髓室壁称为髓室顶，与髓室顶相对的髓室壁称为髓室底。髓室顶与髓室底之间的距离为髓室高度。

2. **髓室侧壁（wall of pulp chamber）** 与牙冠的4个轴面相应的髓室壁，分别称为近中髓壁、远中髓壁、唇（颊）侧髓壁和舌侧髓壁。

3. **髓角（pulp horn）** 是指髓室顶与牙尖相对应的突起呈角状的部分。一般髓角的数目与牙尖的数目一致。

4. 根管口（root canal orifice） 位于髓室底上，是髓室与根管的移行处。

（二）根管系统

根管系统（root canal system）是髓腔除髓室以外的所有管道部分，由根管、管间吻合、根管侧支、根尖分歧、根尖分叉和副根管构成（图2-57）。

1. 根管（root canal） 是髓室位于牙根的部分。任何一个牙根内都有根管，但根管的形状及数目常与牙根的形状及数目不一样。通常较圆的牙根内多有一个与牙根外形相似的根管；但一个较扁的牙根内，则可能有1个、2个根管或者1个、2个根管的混合形式，偶见3个根管。根管与牙周组织相通的孔称为根尖孔。根尖孔多位于根尖，占56%；位于根尖旁侧者占43%。其中位于舌侧者最多，其余依次为远中、近中和唇（颊）侧。根据根管的形态，可将其分为4型（图2-58）。

（1）单管型 从髓室延伸至根尖孔为单一根管。此型最多见，多为1个根尖孔。其中上颌中切牙、尖牙、第一磨牙的舌根和第二磨牙的舌根及远中颊根均属于单管型。

（2）双管型 从髓室延伸至根尖孔为2个分开的根管，有2个根尖孔或合并成1个根尖孔。该型的分布占第二位，其中上颌第一前磨牙、上颌第一磨牙的近中颊根和下颌第一磨牙的近中根较为多见。

（3）单双管型 根管离开髓腔后可分而复合，合而复分，形成复杂的根管类型，有1个或2个根尖孔通向牙周。可见于上、下颌的第一、二前磨牙和上颌第一、二磨牙的近中颊根及下颌第一、二磨牙的近、远中根。

（4）三管型 1~3个根管离开髓室，形成3个根管，有3个根尖孔；或其中2个根管合成一管，再以2个根管分别开口于根尖，或3个根管至根尖合成一孔。此型较罕见，可视为变异型。罕见于上颌第一磨牙的近中颊根和下颌第一磨牙的近、远中根。

考点提示 根尖孔最常出现的位置是根尖顶，其次为根尖舌侧＞远中侧＞近中侧＞唇（颊）侧。

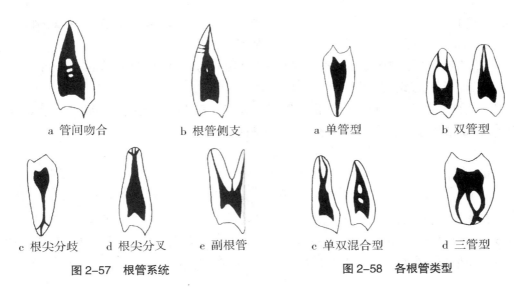

a 管间吻合　　b 根管侧支　　　　　a 单管型　　b 双管型

c 根尖分歧　d 根尖分叉　e 副根管　　　c 单双混合型　d 三管型

图2-57　根管系统　　　　　图2-58　各根管类型

2. 管间吻合（intercanal anastomoses） 多见于双根管型，为发自相邻根管间的交通支。常为 1~2 支，呈水平、弧形甚至网状。位于根中 1/3 的管间侧支多见于根尖 1/3，根颈 1/3 者最少。

3. 根管侧支（lateral branch of root canal） 为发自根管的细小分支，常与根管呈接近垂直角度，贯穿牙本质和牙骨质，通向牙周膜，其开口称为侧孔。根管侧支位于根尖 1/3 者多于根中 1/3，根颈 1/3 者最少。

4. 根尖分歧（apical ramification）**和根尖分叉**（apical furcation） 为根管在根尖分出的细小分支，此时若根管仍存在，则称为根尖分歧（多见于前磨牙和磨牙）；若根管不存在，则称为根尖分叉。两者通向牙周膜的孔均称为侧孔。

5. 副根管（accessory root canal） 为发自髓室底至根分叉的通道，多见于磨牙。副根管通向牙周膜的孔称为副孔。

根管系统是指全口牙而言，在根管系统的几个部分中，只有根管是恒定存在的，其余部分变化较大，不同的牙可以具有不同的形式。由于根管系统的存在，通过根尖孔、侧孔和副孔，密切了牙髓和牙周组织的关系；另一方面，根管系统也成为牙髓病和牙周病互相传播的途径，两者互为因果，相互影响。

其中，以副根管和根管侧支，特别是根颈 1/3 处的根管侧支，在临床上更为重要。复杂的根管系统尚可影响根管治疗的效果，因此熟悉根管系统的解剖形态，具有非常重要的临床意义。

二、髓腔的增龄性变化、病理性变化的临床意义

髓腔增龄性变化是指髓腔的形态随着年龄的增长而逐渐发生变化。由于继发性牙本质不断沉积，髓腔的容积逐渐减小，髓角变低，根管变细，根尖孔变小，有的髓腔部分或全部钙化阻塞。因此，青少年的恒牙髓腔较老年者大，表现为髓室大、髓角高、根管粗、根尖孔大（图 2-59）。

髓室增龄变化的继发性牙本质沉积方式因牙位而不同。上颌前牙继发性牙本质主要沉积在髓室舌

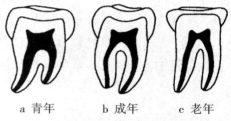

a 青年　　b 成年　　c 老年

图 2-59　髓腔形态的增龄性变化

侧壁，其次为髓室顶；磨牙主要沉积在髓室底，其次为髓室顶和侧壁。因此，老年人髓室底常呈凸起，而年轻人多为扁平。

此外，髓腔病理性变化，如外伤、酸腐、龋病或非功能性磨损等导致牙本质暴露，在受伤处相对的髓腔壁上形成修复性牙本质，使髓腔缩小。

 知识拓展

髓腔的形态随着年龄不断变化。乳牙的髓腔从相对比例看较恒牙大，青少年恒牙的髓腔又比老年人大。因此，在进行牙髓治疗时，需拍摄 X 线片以了解髓腔的位置、大小以及根管的粗细和走向以利操作，避免髓室底或髓腔侧壁穿孔。

三、恒牙髓腔形态及临床意义

（一）切牙的髓腔形态

切牙的髓腔形态与相应的牙体外形相似，髓腔与根管无明显界限，且多为单根管。

1. 上颌中切牙的髓腔形态　上颌中切牙的髓腔较大，为粗而直的单根管（图 2-60）。

（1）近远中剖面　髓腔呈三角形，髓室顶最宽，相当于牙冠中 1/3 处，髓腔向根尖逐渐缩小变细。

（2）唇舌剖面　髓腔略呈梭形，平颈缘处最厚，向切端方向逐渐变细，至切端处成尖形，向根尖方向也逐渐缩小。

（3）横剖面　牙颈部横剖面的根管呈圆三角形，与牙体外形相似，唇侧宽于舌侧；牙根中部横剖面的根管约为颈部的 50%，多呈圆形，位置居中略偏唇侧。

2. 上颌侧切牙的髓腔形态　上颌侧切牙的形态与上颌中切牙相似，但略小（图 2-61）。由于此牙的外形变异较多，髓腔形态也有相应的变异。

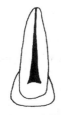 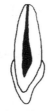 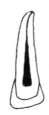 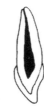

　　a 近远中剖面　b 唇舌剖面　c 牙颈部横剖面　　　　a 近远中剖面　b 唇舌剖面　c 牙颈部横剖面

　　图 2-60　右上颌中切牙的髓腔形态　　　　　　**图 2-61　右上颌侧切牙的髓腔形态**

3. 下颌中切牙的髓腔形态　下颌中切牙髓腔的体积最小，根管外形与牙根外形一致，唇舌径明显大于近远中径，多为扁而窄的单根管，约有 4% 分为唇舌向双根管（图 2-62）。

（1）近远中剖面　呈狭长三角形，髓室顶最宽，相当于牙冠中 1/3 处，向根尖方向逐渐变细。

（2）唇舌剖面　颈缘处最厚，两端较小。髓室顶呈尖形，相当于牙冠中 1/3 处。根管自根中 1/3 开始向根尖方向逐渐变细。

（3）横剖面　牙颈部横剖面的髓腔呈椭圆形，唇舌径大于近远中径，位置居中；牙根中部横剖面的根管呈椭圆形或圆形，有时可见唇舌向双根管。

4. 下颌侧切牙的髓腔形态　下颌侧切牙的髓腔形态与下颌中切牙相似，但较下颌中切牙大（图 2-63）。

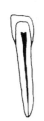 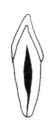 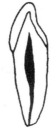

　　a 近远中剖面　b 唇舌剖面　c 牙颈部横剖面　　　　a 近远中剖面　b 唇舌剖面　c 牙颈部横剖面

　　图 2-62　右下颌中切牙的髓腔形态　　　　　　**图 2-63　右下颌侧切牙的髓腔形态**

（二）尖牙髓腔的形态

尖牙的髓腔形态与相应的牙体外形相似，髓室与根管无明显界限，多为单根管。

1. 上颌尖牙的髓腔形态　上颌尖牙髓腔最大处的唇舌径明显大于近远中径，为单根管（图 2-64）。

（1）近远中剖面　髓腔较窄，两端均呈尖形，髓角相当于牙冠中 1/3 处，与牙尖相对应。

（2）唇舌剖面　髓角窄而尖，根管外形与牙根外形相一致，最厚处在颈缘，至根尖 1/3 处明显缩小变细。

（3）横剖面　牙颈部横剖面的髓腔呈卵圆形，较宽大，位于牙根的中央，唇舌径大于近远中径；牙根中部横剖面的根管较小，呈圆形。

2. 下颌尖牙的髓腔形态　下颌尖牙髓腔形态与上颌尖牙相似，但较上颌牙窄、髓角较圆，约 4% 的根管分为唇舌向双根管（图 2-65）。

（1）近远中剖面　髓腔较窄，髓角圆钝。

（2）唇舌剖面　髓腔的唇舌径较大，最宽处位于牙冠颈 1/3 和根颈 1/3 处。髓角呈尖形，接近牙冠中 1/3 处。

（3）横剖面　牙颈部的髓腔呈椭圆形，唇舌径较大；牙根中部横剖面的根管呈圆形或椭圆形。

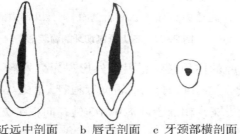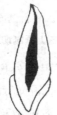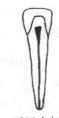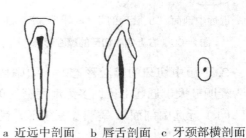

　a 近远中剖面　　b 唇舌剖面　　c 牙颈部横剖面　　　　　a 近远中剖面　　b 唇舌剖面　　c 牙颈部横剖面

　　　图 2-64　右上颌尖牙的髓腔形态　　　　　　　　**图 2-65　右下颌尖牙的髓腔形态**

（三）前磨牙髓腔的形态

1. 上颌第一前磨牙的髓腔形态（图 2-66）

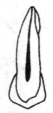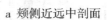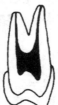

　　　a 颊侧近远中剖面　　　b 颊舌剖面　　　c 牙颈部横剖面

　　　　　图 2-66　右上颌第一前磨牙的髓腔形态

（1）近远中剖面　与尖牙的髓腔形态相似，但髓室和根管均较窄。

（2）颊舌剖面　髓室顶上有颊、舌髓角分别伸入颊尖和舌尖中，颊侧髓角较高，接近牙冠中 1/3 处；舌侧髓角较低，接近牙冠颈 1/3 处。单根者根管可分为单根单管型（7%）、单根单双管型（28%）和单根双管型（65%）3 种形态；双根者多为双根双管型（图 2-67），偶尔可见 3 个牙根、3 个根管、3 个根尖孔者。

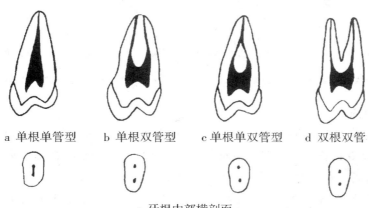

a 单根单管型　　b 单根双管型　　c 单根单双管型　　d 双根双管

e 牙根中部横剖面

图 2-67　前磨牙的根管类型

（3）横剖面　牙颈部横剖面髓腔呈椭圆形，颊舌径大于近远中径。颊舌向中份缩小呈肾形；牙根中部横剖面若为单根管，根管呈椭圆形；若为双根管，颊舌向双根管均呈圆形。

2. 上颌第二前磨牙的髓腔形态　上颌第二前磨牙的髓腔形态（图 2-68）与上颌第一前磨牙相似，约有 48% 为单根单管，11% 为单根双管或 41% 单根单双根管。

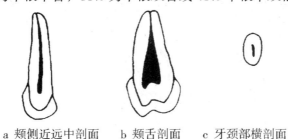

a 颊侧近远中剖面　　b 颊舌剖面　　c 牙颈部横剖面

图 2-68　上颌第二前磨牙的髓腔形态

3. 下颌第一前磨牙的髓腔形态　下颌第一前磨牙的髓室顶有颊、舌两个髓角，髓室向下方与单根管相通（图 2-69）。

（1）近远中剖面　髓腔形态与尖牙相似，但较窄。

（2）颊舌剖面　髓腔的颊舌径大于近远中径，其颊侧髓角特别高，位于牙冠中 1/3；舌侧髓角短圆而不明显，接近牙冠颈 1/3；髓室顶自颊侧明显向舌侧。约有 83% 为单根管，17% 在根中 1/3 以下分为颊、舌向 2 个根管。根管在根中 1/3 处开始明显缩小。

（3）横剖面　牙颈部横剖面的髓室较圆，牙根中部横剖面仍呈圆形，但明显缩小。

4. 下颌第二前磨牙的髓腔形态　下颌第二前磨牙的髓腔形态（图 2-70）与下颌第一前磨牙相似，不同之处为颊、舌侧髓角均较明显，颊侧髓角稍长于舌侧髓角，两者均位于牙冠 1/3 处。髓腔多在根颈 1/3 处以下明显缩小成管。

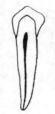 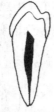 　　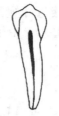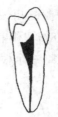

　a 颊侧近远中剖面　b 颊舌剖面　c 牙颈部横剖面　　　a 颊侧近远中剖面　b 颊舌剖面　c 牙颈部横剖面

图 2-69　右下颌第一前磨牙的髓腔形态　　　　**图 2-70　右下颌第二前磨牙的髓腔形态**

（四）磨牙的髓腔形态

1. 上颌第一磨牙的髓腔形态　髓室较大呈矮立方形，颊舌径＞近远中径＞髓室高度（约 2mm），根管多而复杂。髓室顶凹向髓腔，最凹处与颈缘平齐，其上常有 4 个髓角，近中颊、舌侧髓角高于远中颊、舌侧髓角，前者接近牙冠中 1/3，后者接近牙冠颈 1/3。髓室底约相当于牙颈龈方 2mm 处，其上可见 3~4 个根管口，排列呈颊舌径大于近远中径的四边形或三角形。其中舌侧根管口较宽大；远中颊侧根管口较小，位于近中颊侧根管的远中舌侧；近中颊侧根管口较扁，若分为颊舌向双根管口时，两根管口均较小而圆（图 2-71）。近中颊侧根管为双管型或单双管型者共占 63%，远中颊侧根管为双管型或单双管型占 9%，舌侧根管为单根管。

2. 上颌第二磨牙的髓腔形态　上颌第二磨牙髓腔的形态与上颌第一磨牙髓腔的形态相似，但较窄小，近中颊侧根管有 30% 的概率分为双管型或单双管型，远中颊侧根管和舌侧根管均为单根管（图 2-72）。

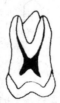 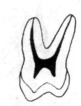

　a 颊侧近远中剖面　　b 近中颊舌剖面　　c 牙颈部横剖面

图 2-71　右上颌第一磨牙的髓腔形态

　a 颊侧近远中剖面　　b 近中颊舌剖面　　c 牙颈部横剖面

图 2-72　右上颌第二磨牙的髓腔形态

3. 上颌第三磨牙的髓腔形态　由于上颌第三磨牙的牙体外形变异较多，其髓室及根管的外形及数目变化也较大。但一般表现为髓室较大，根管短小，大部分融合成单根管，髓角较低（图 2-73）。

4. 下颌第一磨牙的髓腔形态　与上颌第一磨牙相似，髓室较大，呈矮立方形，近远中径＞颊舌径＞髓室高度（约 1mm），根管也多（图 2-74）。髓室顶凹向髓腔，最凹处与颈缘平齐，其上常有 5 个髓角，舌侧髓角高于颊侧髓角。前者接近牙冠中 1/3，后者接近牙冠颈

1/3 或颈缘附近。在髓室底上可见 2~4 个根管口，排列呈近远中径大于颊舌径的四边形或五边形，根管口较大，有时也有 2 个根管口。近中根管为双管型或单双管型者占 87%，远中根管为双管型或单双管型者占 40%。

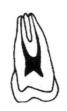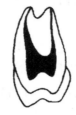

a 颊侧近远中剖面　　b 近中颊舌剖面　　c 牙颈部横剖面

图 2-73　右上颌第三磨牙的髓腔形态

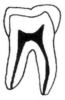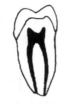

a 颊侧近远中剖面　　b 近中颊舌剖面　　c 牙颈部横剖面

图 2-74　右下颌第一磨牙的髓腔形态

5. 下颌第二磨牙的髓腔形态　与下颌第一磨牙的髓腔形态相似，其近中根管约 64% 为双根管或单双管，远中根管约 18% 为双根管或单双管。有时近、远中根在颊侧融合，根管也在颊侧相通，根管横剖面呈"C"形，约占 31%（图 2-75）。

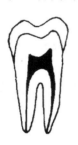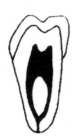

a 颊侧近远中剖面　　b 近中颊舌剖面　　c 牙颈部横剖面　　d "C"形根管

图 2-75　右下颌第二磨牙的髓腔形态

6. 下颌第三磨牙的髓腔形态　髓室和根管依据其牙体外形而变化，一般变化较大（图 2-76）。

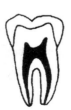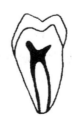

a 颊侧近远中剖面　　b 近中颊舌剖面　　c 牙颈部横剖面

图 2-76　右下颌第三磨牙髓腔的形态

（五）恒牙髓腔的临床意义

1. 前牙髓腔的应用解剖

（1）上颌前牙髓腔的唇舌径在牙颈部最大，开髓时应从舌窝中央牙颈方向钻入。

（2）上颌前牙根管多为粗而直的单根管，根管治疗操作容易，疗效确切，易做桩冠修复。

（3）上颌前牙的活髓牙预备嵌体的针道时，应注意避开髓角。

（4）下颌前牙的根管细，管壁薄，根管治疗时应防止侧穿或器械折断。

（5）下颌前牙双根管多呈唇舌向分布，治疗时仔细查明根管数目，一般可通过改变X线投照角度来显示双根管。

2. 前磨牙髓腔的应用解剖

（1）上颌前磨牙多为颊舌向双根管，且根管的分叉部接近根尖部，做根管治疗时应注意，勿将双根管误认为单根管。

（2）上颌前磨牙颊侧髓角较高，备洞时应避免穿通颊侧髓角；其髓室底较深，开髓时避免将暴露的髓角误认为是根管口。

（3）下颌第一前磨牙因牙冠明显向舌侧倾斜，故其颊尖位于牙冠中份，髓角又高，牙体预备时应避免穿髓；做根管治疗时，器械应与牙体长轴方向一致，以免根管侧穿。

3. 磨牙髓腔的应用解剖

（1）上颌第一、二磨牙的近中颊侧髓角和近中舌侧髓角较高，备洞时应避免穿髓。

（2）上颌第一、二磨牙的颊侧2个根管口相距较近，且近中颊侧根管较窄，有时出现2个根管，故在根管治疗前最好拍摄X线片，以了解根管形态及变异，操作时应注意根管走行方向。

（3）上颌第二磨牙有时颊侧2个根融合为单根，有较大的单根管，治疗时应加以注意。

（4）下颌第一、二磨牙的髓室顶与髓室底相距较近，髓室底与根分叉也接近，开髓时应避免髓室底穿通。

（5）下颌第一、二磨牙的舌侧髓角高于颊侧髓角，近中髓角高于远中髓角，备洞时应加以注意。

（6）下颌第一磨牙远中舌侧根管呈细小弯曲，治疗时应注意。

（7）下颌第二磨牙有时出现"C"形根管，开髓时勿将根管的颊侧的连通误认为是被穿通的髓室底。

（8）下颌磨牙牙冠向舌侧倾斜，即牙冠颊面近颈部突出，牙冠舌面近𬌗缘较突，其髓室也偏向颊侧，故开髓部位应在𬌗面偏向颊尖处；若在𬌗面正中央处开髓，尤其是偏向舌侧，常导致舌侧薄弱而折断。

（六）乳牙的髓腔形态及临床意义

1. 乳牙的髓腔形态　与乳牙的外形基本相一致，若按髓腔的大小与牙体的大小比例而言，则乳牙的髓腔较恒牙大，表现为髓室大、髓角高、髓室壁薄、根管粗、根尖孔大、根管方向斜度也大（图2-77）。

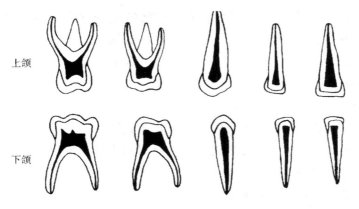

图 2-77 乳牙的髓腔形态（近远中剖面）

上颌

下颌

乳前牙的髓腔与其牙冠外形相似，根管多为单根管，偶见下颌乳切牙的根管分为唇舌向双根管。

乳磨牙的髓室较大，通常有 3 个根管。上颌乳磨牙有 2 个颊侧根管、1 个舌侧根管；下颌乳磨牙有 2 个近中根管、1 个远中根管。下颌第二乳磨牙有时可出现 4 个根管，2 个近中根管和 2 个远中根管。

2. 乳牙髓腔的临床意义 乳牙髓腔较恒牙大，因此在备洞时应注意保护牙髓，防止穿髓。

本 章 小 结

牙体解剖生理是口腔解剖生理学的重要组成部分，本章内容包括牙的演化，牙的组成、分类及功能，临床牙位记录，牙的萌出及乳恒牙更替，恒牙及乳牙的解剖形态、临床意义和生理功能，髓腔应用解剖和临床意义，学好牙体解剖生理可为后续口腔临床课程奠定形态学基础。

习 题

一、单项选择题

1. 下列牙齿演化的论述中错误的是

A. 牙根从无到有　　　　　　　B. 从多列牙到双列牙

C. 牙数从少到多　　　　　　　D. 从同形牙到异形牙

E. 从分散到集中

2. 上颌第一磨牙的斜嵴是由

A. 近中颊尖三角嵴和远中舌尖三角嵴相连形成

B. 近中舌尖三角嵴和远中颊尖三角嵴相连形成

C. 近远中舌尖三角嵴相连形成

D. 近远中颊尖三角嵴相连形成

E. 近中舌尖和近中颊尖三角嵴相连形成

扫码"练一练"

3. 颊面近中缘长而直，远中缘特短且突，牙冠不似任何恒牙的乳牙是

A. 上颌第一乳磨牙　　　　　　　　　B. 下颌第一乳磨牙

C. 上颌第二乳磨牙　　　　　　　　　D. 下颌第二乳磨牙

E. 上、下颌第一乳磨牙

4. 所谓"中线"是

A. 通过上切牙中间缝隙的一条直线　　B. 通过下切牙中间缝隙的一条直线

C. 将颅面部左右等分的一条假想线　　D. 通过上唇系带的一条直线

E. 通过下唇系带的一条直线

5. 与下颌管关系密切的牙齿是

A. 下颌第一前磨牙　　　　　　　　　B. 下颌第二前磨牙

C. 下颌第一磨牙　　　　　　　　　　D. 下颌第二磨牙

E. 下颌第三磨牙

6. 下列关于牙冠各面的论述哪一个是错误的

A. 牙冠接触唇黏膜的一面称为唇面　　B. 牙冠接触颊黏膜的一面称为颊面

C. 牙冠接近舌的一面称为舌面　　　　D. 牙冠发生咬殆接触的一面称为殆面

E. 两个邻面中，接近中线的一面称为近中面，远离中线的一面称为远中面

7. 上颌中切牙冠唇舌面的外形高点位于

A. 唇面切 1/3 与舌面颈 1/3　　　　　B. 唇面颈 1/3 与舌面切 1/3

C. 唇面颈 1/3 与舌面颈 1/3　　　　　D. 唇面中 1/3 与舌面中 1/3

E. 唇面切 1/3 与舌面切 1/3

8. 下列关于上颌中切牙的论述哪一个是错误的

A. 近中缘较直，远中缘略突　　　　　B. 近中切角近似直角

C. 从侧面看切嵴在牙体长轴的舌侧　　D. 牙根为粗壮的单根

E. 根尖较直或略偏远中

9. 上颌尖牙的外形描述正确的是

A. 唇面似圆四边形

B. 未磨耗的尖牙两条牙尖嵴的交角为 60°

C. 唇面外形高点在颈 1/3

D. 舌轴嵴明显，将舌窝分成近中和远中两个舌窝

E. 根尖略向近中弯曲

10. 上颌切牙唇舌剖面髓腔最厚处为

A. 牙冠切 1/3　　　　　　　　　　　B. 牙冠中部

C. 牙冠中部　　　　　　　　　　　　D. 颈缘附近

E. 牙根颈 1/3

11. 颊尖偏向远中的牙是

A. 下 4　　　　　　　　　　　　　　B. 上 4

C. 下 5　　　　　　　　　　　　　　D. 上 5

E. 全部都是

12.上颌第一前磨牙分叉成颊、舌两根者约占

A. 10%   B. 30%

C. 50%   D. 80%

E. 100%

13.上颌磨牙的主要功能尖是

A. 近中颊尖   B. 近中舌尖

C. 远中颊尖   D. 远中舌尖

E. 第五牙尖

14.上颌第一磨牙髓角中

A. 近中舌侧髓角最高   B. 近中颊侧髓角最高

C. 远中舌侧髓角最高   D. 远中颊侧髓角最高

E. 4个髓角高度相同

二、思考题

1.在生物演化过程中，牙的演化特点有哪些？

2.乳牙与恒牙有何区别？

（孟庆梅 董 瑞 王 晶）

第三章

口腔生理

学习目标

1.**掌握** 牙列的分型及𬌗面形态特点；牙尖交错𬌗的接触特点以及各个阶段𬌗的特点；3 种基本颌位的概念及特点。

2.**熟悉** 3 种颌位的基本关系；面部结构关系；义齿制作时需要的信息。

3.**了解** 尖牙保护𬌗和组牙功能𬌗的特点及意义。

4.学会根据牙列的特点进行全口义齿排牙。

5.具备良好的职业素养与有效沟通的能力。

案例分析

【案例】

女，60 岁，因"全口牙缺失，要求修复"来就诊，患者端坐在治疗椅上，在检查中发现患者在不说话、不咀嚼、不吞咽时，口腔上下颌牙列脱离接触。

【讨论】

1.患者此时下颌相对于上颌的位置如何？

2.义齿修复过程中如何确定患者的𬌗平面？

3.义齿修复过程中如何确定患者的垂直距离？

上、下颌牙在牙槽骨上按照一定的顺序、方向及位置彼此紧密邻接排列呈弓形的整体，称为牙列（dentition）或牙弓（dental arch）。在上颌者称为上颌牙列（弓），在下颌者称为下颌牙列（弓）。本章重点介绍牙列、咬合的形态学特点以及与之密切相关的下颌骨相对于上颌骨的位置。

第一节　牙列

一、牙列的分类、大小及意义

（一）牙列分类

1.按照构成牙列的牙类别分型 可分为恒牙列、乳牙列和混合牙列。

（1）恒牙列 全部由恒牙组成（图3-1）。完整的上、下颌恒牙列各含有16颗恒牙。由于上颌切牙较宽，下切牙略窄，且下颌前磨牙向舌侧倾斜程度大于上颌前磨牙，故上颌牙列较下颌牙列略宽、略长。

（2）乳牙列 全部由乳牙组成（图3-2）。完整的上、下颌乳牙列各含有10颗乳牙。乳牙列的外形短而宽，近似呈半圆形。

（3）混合牙列 由若干乳牙和若干恒牙组成（图3-3）。在不同发育阶段牙数略有差异。

扫码"学一学"

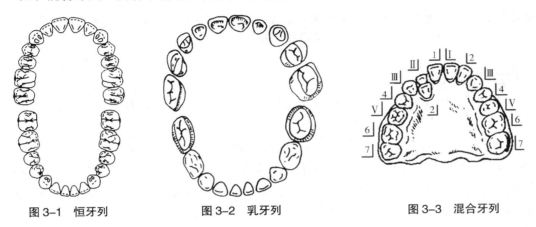

图3-1 恒牙列　　　　图3-2 乳牙列　　　　图3-3 混合牙列

2. 按照牙列的形态特征分型 从𬌗面对牙列形态进行观察发现，牙列的形态尽管有一定规律，但个体之间并不完全相同。根据6颗前牙的排列情况，可概括分为方圆型、尖圆型和椭圆型3种基本类型（图3-4）。

（1）方圆型 上、下颌牙列中4个切牙的切缘唇侧连线略直，牙列从尖牙的远中才开始弯曲向后。

（2）尖圆型 上颌牙列自侧切牙起就向后弯曲，呈弓形牙列的前牙段向前突出非常明显。

（3）椭圆型 介于方圆型与尖圆型之间，呈弓形牙列，自上颌侧切牙的远中开始向后逐渐弯曲，使得前牙段较圆突。

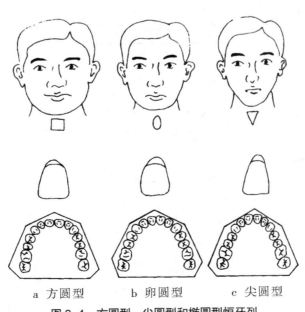

a 方圆型　　　　b 卵圆型　　　　c 尖圆型

图3-4 方圆型、尖圆型和椭圆型恒牙列

3.按照牙列中牙的排列情况分型 可分为正常牙列和异常牙列。

（1）正常牙列 牙数正常，牙列整齐无间隙。

（2）异常牙列 包括牙数异常和牙排列异常。牙数异常有牙数过多（多生牙）或过少（缺失牙）等；牙排列异常有牙列拥挤、牙列稀疏、弓外牙、高位牙、低位牙、扭转牙、易位牙等。

考点提示 ▶ ①牙列的不同分类方法。②尖圆形、椭圆形和方圆形牙列分别从侧切牙的近中、侧切牙的远中、尖牙的远中开始向后弯曲的。

（二）牙列大小

用数值来表示牙列的形态，对指导义齿修复、制作成品牙列和成品总义齿都有重要意义。

1. 牙列长度与宽度 牙列长度（length of dentition）指左、右侧中切牙唇侧最突点的连线与牙列中左、右侧最后一颗牙远中最突点连线之间的垂直距离；牙列宽度（width of dentition）指左、右侧磨牙颊侧最突点的矢状线之间的垂直距离（图3-5）。根据对我国国民资料的研究结果显示，上下颌恒牙列长度或宽度呈正相关的关系，上颌牙列宽55mm左右，长50mm左右；下颌牙列宽52mm左右，长41mm左右。

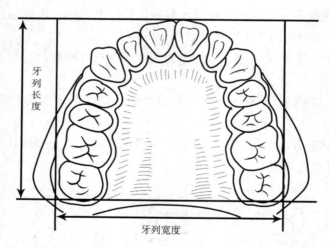

图3-5 牙列长度与宽度

2. Terra 牙列指数 是采用牙列宽度与牙列长度的比值来描述上下颌牙列大小关系的一种方法，计算公式如下：牙列指数 = 牙列宽度 / 牙列长度 × 100%。

（三）牙列的生理意义

正常牙的牙根位于牙槽骨中，牙冠与牙冠紧密相邻排列呈弓形的整体，牙与牙之间可以相互支持、相互依靠，分散咀嚼压力，提高咀嚼效能，而且可以避免食物嵌塞，防止对牙周组织造成损伤，有利于牙的稳固。同时，牙排列呈弓形，舌侧便于舌的运动，唇、颊侧可以衬托唇、颊外形，使面形丰满美观。牙列缺损会使面部凹陷，面容衰老。正常牙列还有助于颞下颌关节和面部肌肉正常功能的发挥，从而保证运动过程中咀嚼系统各部分的健康。

二、牙的排列规律

牙在牙槽骨中的位置并不都是垂直的，而是具有一定的倾斜方向与倾斜角度（图3-6~图3-9）。在正常情况下，牙的倾斜方向与咀嚼运动所产生力的方向相适应，从而使咀嚼力得以沿牙体长轴的方向传导，有利于发挥咀嚼能力和维护牙周组织健康。同时，牙的倾斜使牙列间牙的接触广泛而紧密，增大上、下颌牙的接触面积，并避免咬伤唇、颊黏膜。此外，牙的倾斜还有利于衬托唇、颊，对保持面下1/3的形态起着重要作用，并使固有口腔增大，舌的活动自如。

（一）近远中向倾斜

从牙弓的唇侧或颊侧方向观察，前、后牙具有不同的倾斜表现，这种倾斜称为近远中向倾斜。一般以牙冠的倾斜方向表示牙体长轴的倾斜情况，以牙体长轴与牙列中线的夹角表示倾斜度的大小。各牙近远中向的倾斜角度大致如下：上颌中切牙较正或稍向近中倾斜（其长轴与中线的交角为5°~10°），上颌侧切牙是上颌前牙中向近中倾斜程度最大者，上颌尖牙略向近中倾斜（倾斜角度较上颌中切牙稍大，但略小于上颌侧切牙）。下颌切牙和尖牙的近远中倾斜度均较上颌前牙小。上、下颌前磨牙与第一磨牙在近远中方向上的倾斜度相对较小，牙体长轴近似与中线平行。上、下颌第二、三磨牙向近中倾斜的程度依次加大。牙体向近中倾斜，使牙列向前突出，是支撑面部丰满的支柱。

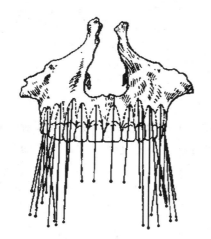

图3-6　上颌牙列中牙的倾斜情况（正面观）

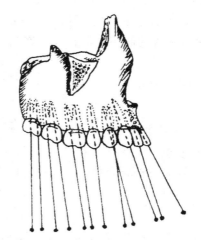

图3-7　上颌牙列中牙的倾斜情况（侧面观）

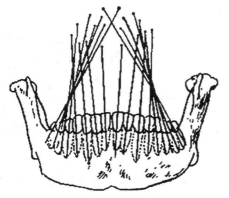

图3-8　下颌牙列中牙的倾斜情况（正面观）

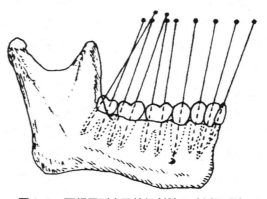

图3-9　下颌牙列中牙的倾斜情况（侧面观）

（二）唇（颊）舌向倾斜

从牙弓的近中或远中方向观察，前、后牙也有不同的倾斜情况，这种倾斜称为唇（颊）舌向倾斜。唇（颊）舌向倾斜度是指以牙冠方向表示的牙体长轴相对于水平面的倾斜角度。一般来说，上、下颌切牙均向唇侧倾斜，与上、下颌骨前端牙槽突的倾斜方向一致，下颌切牙的倾斜度较上颌切牙小。上、下颌尖牙，上颌前磨牙和上、下颌第一磨牙相对较正，下颌前磨牙向舌侧倾斜明显，上颌第二、三磨牙向颊侧倾斜，下颌第二、三磨牙则略向舌侧倾斜。前牙唇倾有利于支撑唇、颊部，舌的活动自如，上后牙颊倾、下后牙舌倾，使得接触更密切，有利于咀嚼，并且可以避免咬伤颊黏膜。

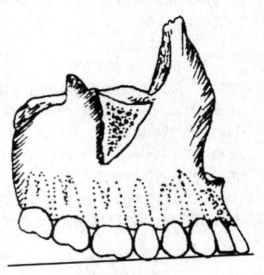

（三）垂直向关系

为了便于描述上、下颌牙在垂直方向上的排列情况，需要先设定一个参考平面，然后以此为参照来描述各牙垂直向的位置关系，该平面即为𬌗平面（occlusal plane）（图3-10），即上颌中切牙的近中切角至双侧第一磨牙的近中颊尖顶所构成的假想平面，又称修复学𬌗平面。

图3-10 𬌗平面

知识链接

由于修复学𬌗平面与鼻翼耳屏线平行，基本上平分颌间距离，并与上唇有一定的位置关系，因此在为无牙颌患者或牙列缺损患者进行义齿修复时，常以此平面作为制作全口义齿𬌗堤和排列人工牙的依据。

以上颌牙列为基准的𬌗平面为参考平面，各牙与该平面的位置关系是：上颌中切牙、尖牙、前磨牙颊尖、第一磨牙的近中颊尖与该平面接触，侧切牙与该平面不接触，磨牙的牙尖与该平面的距离从前向后依次增大；下颌牙排列的上下位置关系是根据上颌牙排列的上下位置关系而确定的。

在解剖学研究中，为了准确记录下颌运动及下颌骨或下颌牙列相对于上颌骨或上颌牙列的位置关系，常以下颌牙列为基准定义𬌗平面，

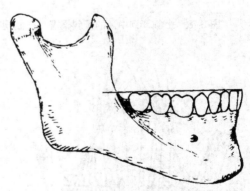

图3-11 解剖学𬌗平面

称为解剖学𬌗平面，即连接下颌中切牙的近中邻接点至双侧的最后一个磨牙的远中颊尖顶所构成的假想平面（图3-11）。

三、牙列的𬌗面形态特征

牙向近远中向、唇（颊）舌向倾斜，因此，可观察到每个牙的切嵴、牙尖并不在同一个平面上。牙列的形态也具有一定的曲度，𬌗曲线（curve of occlusion）就是用以描述这一牙列𬌗面形态特征的重要概念。矢状方向的𬌗曲线称为纵𬌗曲线，冠状方向的𬌗曲线称为横𬌗曲线。

（一）纵𬌗曲线

1. 下颌牙列的纵𬌗曲线 为连接下颌切牙的切缘、尖牙的牙尖、前磨牙的颊尖以及磨牙的近、远中颊尖的连线，又称 Spee 曲线（Spee curve）（图 3-12）。该连线从前向后是一条凹向上的曲线。该曲线的切牙段比较平直，从尖牙向后经前磨牙至第一磨牙的远颊尖逐渐降低，然后到第二、第三磨牙的颊尖又逐渐升高。

2. 上颌牙列的纵𬌗曲线 为连接上颌切牙的切缘、尖牙的牙尖、前磨牙的颊尖以及磨牙的近远中颊尖的连线。该连线从前向后是一条凸向下的曲线。由切牙至第一磨牙近颊尖段比较平直，从第一磨牙的近颊尖至最后磨牙的远颊尖段则逐渐向上弯曲，此段曲线又称补偿曲线（compensating curve）（图 3-13），形态与下颌的 Spee 曲线相吻合。

（二）横𬌗曲线

横𬌗曲线（图 3-14） 又称 Wilson 曲线（curve of Wilson）。在上颌，由于其磨牙向颊侧倾斜，舌尖的位置低于颊尖，因此连接双侧同名磨牙颊、舌尖，形成一条凸向下的曲线，称为上颌的横𬌗曲线。同样，连接下颌双侧同名磨牙颊、舌尖所形成的曲线，称下颌的横𬌗曲线。由于下颌磨牙向舌侧倾斜，因此颊尖比舌尖略高，下颌的横𬌗曲线凹向上，与上颌的横𬌗曲线相一致。但下颌磨牙的颊尖为功能尖，随年龄增长，当下颌磨牙颊尖被磨耗后，舌尖变得高而陡，下颌的横𬌗曲线常不再表现为凹向上，而呈凸向上的曲线，为反横𬌗曲线。

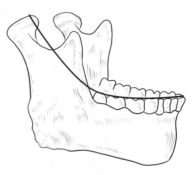

图 3-12 纵𬌗曲线

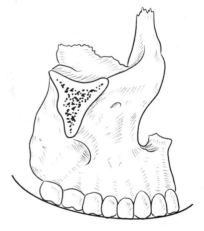

图 3-13 补偿曲线

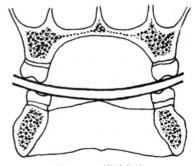

图 3-14 横𬌗曲线

第二节 殆

殆，也称咬合，是指下颌的各种功能运动中，上、下牙列间的接触关系。包括静态殆和动态殆。但是严格来说，殆是指下颌在静止状态时上、下牙的接触关系；咬合是指下颌在功能运动中上、下牙的接触关系。殆是咬合的基础，咬合是殆的应用。随着下颌位置的变换，上、下颌牙的接触关系也表现出多种多样的变化。其中，临床上最重要和最常用的咬合接触关系为牙尖交错殆，此时整个牙列及牙周组织受力均匀，便于承受和分散咬合负荷，最大限度发挥咀嚼食物的潜能，因此是一种非常重要的殆关系。

一、牙尖交错殆

牙尖交错殆（intercuspal occlusion，ICO）是指上、下颌牙的牙尖交错最广泛、最稳定、最紧密接触时的一种咬合关系（图 3-15）。过去该关系被称为正中殆（centric occlusion，CO）。但因正中是以下颌处在正中为前提，牙尖交错殆时下颌位置不一定在正中，"正中"一词不如"牙尖交错"能确切描述此咬合特征，现多用"牙尖交错"这一称谓。

正常牙尖交错殆时，上、下颌牙最广泛、最稳定、最紧密地接触，整个牙列及牙周组织受力均匀，便于承受和分散殆力，最大限度发挥咀嚼食物的潜能。这是一种非常重要的殆关系。

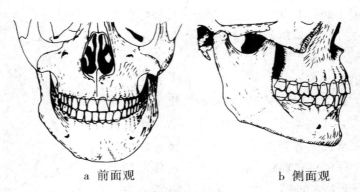

a 前面观   b 侧面观

图 3-15 牙尖交错殆

由于人群中牙尖交错殆的形态差异非常大，在描述牙尖交错殆的基本特征时，以"理想殆（或正常殆）"为标准，从近远中向、唇（颊）舌向和垂直向 3 个方向的接触关系来分别描述。

（一）近远中向关系

1. 上、下颌牙列中线对齐 牙尖交错殆时，上下颌牙列的中线对正，并与面部中线、上唇系带、人中相一致。

2. 上、下颌牙的对位关系 除下颌中切牙和上颌第三磨牙外，每个牙均与对颌的两个牙形成尖、窝相对的咬合（图 3-16）。上、下颌牙的这种对位关系的意义在于：使殆面广泛密切地咬合接触，有利于咀嚼功能；一牙对二牙的交错咬合接触，可以分散殆力，又可以避免个别牙负担过重；不会因为个别牙的缺失，而发生对颌牙无咬合接触的现象，并在短时间内不至于发生牙齿移位。

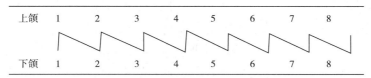

图 3-16　牙尖交错𬌗的牙对应接触关系

3. 上、下颌尖牙的对位关系　尖牙接触关系大体上反映了前牙的近远中向接触特征。正常牙尖交错𬌗时，上颌尖牙的牙尖顶对应下颌尖牙的远中唇斜面，下颌尖牙的牙尖顶对应上颌尖牙的近中舌斜面。

4. 上、下颌第一磨牙的对位关系　第一磨牙的关系被称为𬌗关键，大体上反映了后牙的近远中向接触特征。正常牙尖交错𬌗时，上颌第一磨牙的近中颊尖对着下颌第一磨牙的颊沟，下颌第一磨牙的近中颊尖对着上颌第一磨牙与第二前磨牙之间的𬌗楔状隙，上、下颌第一磨牙的这种接触关系也称为中性关系，为理想的磨牙关系。第一磨牙的对应关系见表 3-1。

表 3-1　第一磨牙的对位关系

	上颌 6	下颌 6
颊面观	近中颊尖	颊沟
	远中颊尖	远颊沟
	颊沟	远中颊尖
	5、6 楔状隙	近中颊尖
舌面观	远中舌沟	远中舌尖
	5、6 楔状隙	近中舌尖
𬌗面观	近中舌尖	中央窝
	远中舌尖	远中窝
	中央窝	远中颊尖
	远中窝	远中尖

（二）唇（颊）舌向关系

牙尖交错𬌗由于上颌牙列较下颌牙列略宽大，上颌牙列盖在下颌牙列的唇（颊）侧，下颌牙列咬在上颌牙列的舌侧，通常用覆𬌗和覆盖来描述这种咬合接触关系（图 3-17、图 3-18）。

1. 覆𬌗（overbite）　是指牙尖交错𬌗时，上颌牙盖过下颌牙唇（颊）面的垂直距离。前牙的覆𬌗是指牙尖交错𬌗时，上颌切牙切缘与下颌切牙切缘之间的垂直距离，正常为上颌切牙盖过下颌切牙唇面切 1/3 以内，超过者称为深覆𬌗。后牙的覆𬌗是指牙尖交错𬌗时，上颌后牙颊尖顶与下颌后牙颊尖顶之间的垂直距离。临床上所说的覆𬌗，未加注明时通常是指前牙的覆𬌗。

2. **覆盖（overjet）**　是指牙尖交错𬌗时，上颌牙盖过下颌牙唇（颊）面的水平距离。前牙的覆盖是指牙尖交错𬌗时，上颌切牙切缘与下颌切牙切缘之间前后向的水平距离，正常为 3mm 以内，超过者称为深覆盖。后牙的覆盖是指上颌后牙颊尖的颊侧盖过下颌后牙颊尖的颊侧，两颊尖顶之间的水平距离。临床上所说的覆盖，未加注明时指的是前牙的覆盖。

正常的覆𬌗、覆盖关系可以使上、下颌牙的接触关系密切，从而提高咀嚼效率。上颌牙列的切缘与颊尖覆盖着下颌牙列的切缘与颊尖，使唇（颊）软组织受到保护不被咬伤；同时在牙列的舌侧，由于下颌后牙的舌尖反覆盖着上颌后牙的舌尖，可保护舌的边缘，避免被咬伤。

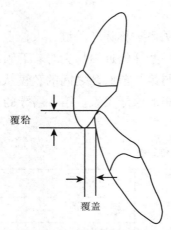

图 3-17　前牙覆𬌗、覆盖关系

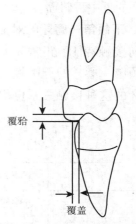

图 3-18　后牙覆𬌗、覆盖关系

3. **异常覆𬌗、覆盖关系**

（1）前牙的异常覆𬌗、覆盖关系（图 3-19）

1）对刃𬌗　指牙尖交错𬌗时，上、下颌牙的切缘相接触，覆𬌗、覆盖均为 0 的前牙咬合关系。该种𬌗型对切割功能及面型均有一定程度的影响。

2）深覆𬌗　程度取决于下颌前牙切缘咬在上颌切牙舌面的部位，在临床上深覆𬌗可分为三度。①Ⅰ度深覆𬌗：指下颌前牙咬在上颌前牙的舌面的中 1/3。②Ⅱ度深覆𬌗：指下颌前牙咬在上颌前牙舌面的颈 1/3。③Ⅲ度深覆𬌗：指下颌前牙咬在上颌前牙舌面的颈 1/3 以上，甚至咬在舌侧牙龈上。深覆𬌗为不良𬌗型，尤其是重度内倾型深覆𬌗者，下颌前伸运动受限制，容易导致咬合障碍。

3）深覆盖　程度取决于上颌前牙切缘到下颌切牙唇面水平距离的大小，临床上深覆盖也可分为三度。①Ⅰ度深覆盖：为上颌切牙切缘超过下颌切牙切缘的水平距离 3~5m 之间。②Ⅱ度深覆盖：上述距离在 5~7mm 之间。③Ⅲ度深覆盖：≥ 7mm。该𬌗型患者的上颌前牙唇向倾斜度较大，常伴有上颌前突的面型，对美观及发音等有明显影响。

4）前牙反𬌗　指牙尖交错𬌗时，下颌切牙咬在上颌切牙之前，覆盖为负值。该𬌗型基本没有切割功能，对面型、唇齿音的发音等口腔功能都有较大的影响。

5）开𬌗　指牙尖交错𬌗时，上、下颌牙列部分前牙甚至前磨牙均不接触，在垂直向上无覆𬌗。开𬌗者的切割功能完全丧失，对发音和面型的影响也较大。

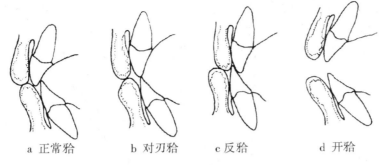

a 正常𬌗　　　b 对刃𬌗　　　c 反𬌗　　　d 开𬌗

图 3-19　前牙的异常覆𬌗、覆盖关系

（2）后牙的异常覆𬌗、覆盖关系（图 3-20）

1）后牙反𬌗　表现为下颌后牙的颊尖咬在上颌后牙颊尖的颊侧。

2）锁𬌗　表现为上颌后牙的舌尖咬在下颌后牙颊尖的颊侧，又称正锁𬌗。

3）反锁𬌗　表现为下颌后牙的舌尖咬在上颌后牙颊尖的颊侧。

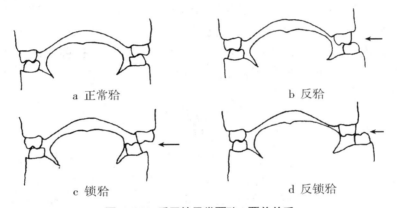

a 正常𬌗　　　　　　　　　　b 反𬌗

c 锁𬌗　　　　　　　　　　d 反锁𬌗

图 3-20　后牙的异常覆𬌗、覆盖关系

（三）垂直向关系

1. 切牙接触　下颌切牙切缘、唇侧与上颌切牙的舌面、切嵴相接触。

2. 尖牙接触　下颌尖牙远中牙尖嵴唇面和上颌尖牙近中牙尖嵴舌面相接触，下颌尖牙近中牙尖嵴唇面和上颌侧切牙舌面远中相接触，上颌尖牙远中牙尖嵴舌面与下颌第一前磨牙尖的近中斜面相接触。尖牙接触关系在下颌运动中起着重要的引导作用。

3. 后牙接触　上颌前磨牙的舌尖与下颌同名前磨牙的远中边缘嵴区域接触；下颌前磨牙的颊尖与上颌同名前磨牙的近中边缘嵴区域相接触；上颌磨牙的舌尖与下颌同名磨牙的窝及相应的边缘嵴区域相接触；下颌磨牙的颊尖与上颌同名磨牙的窝及相应的边缘嵴区域相接触（图 3-21）。

后牙𬌗面的形态复杂，并非𬌗面所有结构都与对颌牙接触。一般根据后牙牙尖的主要功能作用，可将牙尖分为支持尖和引导尖两种类型。上颌后牙舌尖和下颌后牙颊尖对于咬合高

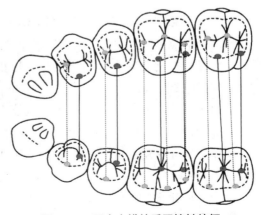

图 3-21　牙尖交错的后牙接触特征

度具有决定意义，通常被称为支持尖或功能尖；而上颌后牙颊尖和下颌后牙舌尖主要承担引导下颌运动的功能，称为引导尖或非功能尖（图3-22、图3-23）。支持尖的特点：形态圆钝，约占𬌗面宽度的2/3；引导尖的特点：形态锐、陡，约占𬌗面宽度的1/3。

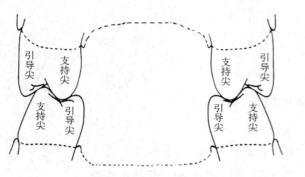

图3-22　后牙的支持尖和引导尖　　　　图3-23　下颌第一磨牙的支持尖和引导尖

上颌后牙舌尖、下颌后牙颊尖的连线分别构成一条平滑连续的假想线；上、下颌后牙的中央窝相连，也分别连成一条连续的中央窝线。上颌后牙舌尖连线与下颌的中央窝连线相吻合，下颌后牙颊尖连线与上颌的中央窝线相吻合（图3-24）。这种吻合是保证咀嚼运动平滑协调的关键之一，也能保证咀嚼效率最大化和维护牙周组织健康。

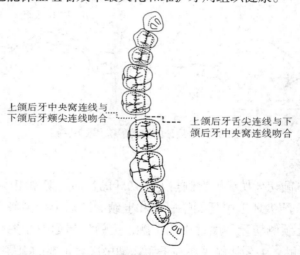

图3-24　颊𬌗线、舌𬌗线与中央窝连线之间的关系

4. 后牙咬合接触点　牙尖交错𬌗时，可以有尖对窝、沟对嵴、斜面对斜面的咬合接触形式，接触点多达138个。根据这些接触部位对下颌运动的限制作用，可将其分别命名为正中止接触、前止接触、后止接触、颊止接触、舌止接触，这些咬合接触对牙尖交错𬌗的稳定具有重要意义。

（1）正中止接触　是对于咬合高度有决定意义的接触。稳定的正中止接触为三点式接触（图3-25），图中B点接触对整个咬合关系的稳定最为重要。

（2）前止接触　位于上颌后牙牙尖的远中斜面和下颌后牙牙尖的近中斜面（图3-26），起限制前伸咬合运动的作用。

（3）后止接触　位于上颌后牙牙尖的近中斜面和下颌后牙牙尖的远中斜面（图3-27），起限制后退咬合运动的作用。

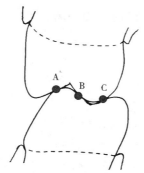

图 3-25　三点式正中止接触

注：A 点为上颌后牙颊尖的舌斜面与下颌后牙尖的颊斜面的接触点；B 点为上颌后牙舌尖的颊斜面与下颌后牙颊尖的舌斜面的接触点；C 点为上颌后牙舌尖的舌斜面与下颌后牙舌尖的倾斜面的接触点

（4）颊止接触　位于上颌后牙颊、舌尖的舌斜面和下颌后牙颊、舌尖的颊斜面（图 3-28），起限制下颌向颊侧运动的作用。

（5）舌止接触　位于上颌后牙舌尖的颊斜面和下颌后牙颊尖的舌斜面（图 3-29），起限制下颌向舌侧运动的作用。

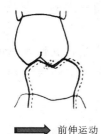

前伸运动

图 3-26　前止接触

注：实线示牙尖交错𬌗时接触部位；虚线示从牙尖交错𬌗开始向前方运动时接触位置；双虚线示前止接触

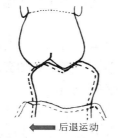

后退运动

图 3-27　后止接触

注：实线示牙尖交错𬌗时接触部位；虚线示从牙尖交错𬌗开始向后方运动时接触位置；双虚线示后止接触

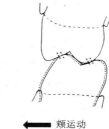

颊运动

图 3-28　颊止接触

注：实线示牙尖交错𬌗时接触部位；虚线示从牙尖交错𬌗开始向颊侧运动时接触位置；双虚线示颊止接触

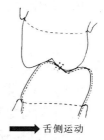

舌侧运动

图 3-29　舌止接触

注：实线示牙尖交错𬌗时接触部位；虚线示从牙尖交错𬌗开始向舌侧运动时接触位置；双虚线示舌止接触

（四）理想的牙尖交错𬌗

根据以上对正常牙尖交错𬌗基本形态特征的描述，临床上常用以下标志判定牙尖交错𬌗是否正常。

1. 上、下颌牙列中线对齐，正对上唇系带。

2. 一牙对二牙，除上颌最后一颗磨牙和下颌中切牙外，每个牙都与对颌的两牙相对应接触。

3. 尖牙关系正常时，上颌尖牙的牙尖顶对应下颌尖牙的远中唇斜面，下颌尖牙的牙尖顶对应上颌尖牙的近中舌斜面。

4. 第一磨牙关系为中性关系，即上颌第一磨牙的近中颊尖对着下颌第一磨牙的颊沟，下颌第一磨牙的近中颊尖对着上颌第一磨牙与第二前磨牙之间的楔状隙。

5. 前、后牙的覆𬌗、覆盖关系正常。

考点提示 ①理想牙尖交错𬌗的标志。②覆𬌗、覆盖的定义及分度。

二、𬌗的建立

（一）建𬌗的平衡

婴儿的口腔在牙未萌出时，无𬌗关系可言。在婴儿6个月左右乳牙萌出时开始建𬌗，直到第三磨牙萌出时才完成建𬌗，整个建𬌗过程漫长而复杂。正常𬌗的建立不仅有赖于牙的正常发育和萌出到位，还有赖于上、下颌骨和颅骨及整个颅面部的正常发育，且与机体的整体发育状况密切相关，受诸多因素的影响。正常𬌗的建立有赖于面部各组骨骼肌间的动力平衡。

1. 前后向动力平衡 颞肌、咬肌、翼内肌等咀嚼力都有推动上、下颌牙弓向前发育的作用，舌肌也有此作用。使下颌向后、向内的动力主要来自唇和颊肌。在正常前后动力的平衡下，上、下颌牙弓可以适当向前发育，使上、下颌骨不至于前突或后缩；也促使牙弓向侧方发育。

2. 唇（颊）舌向动力平衡 上、下颌牙弓内侧有舌体的作用，使牙弓外扩；外侧有唇（颊）的作用，使牙弓向内而限制其外扩。牙弓在两种肌的作用下，保持一定的宽度及大小。

3. 上下向动力平衡 上下颌牙齿正常的咬合关系，维持了上下向的动力平衡，使牙弓保持了正常的高度。闭颌肌如颞肌、咬肌、翼内肌，与开颌肌如翼外肌等的动力平衡，对维持牙槽高度的正常发育起到一定作用，避免产生深覆𬌗或开𬌗。

（二）不同发育阶段𬌗的特征

1. 乳牙𬌗特征 新生儿出生后第1年，上、下颌之间没有稳定的咬合接触关系。约2岁半时，上、下颌乳磨牙开始建立咬合接触关系，逐渐形成稳定的乳牙𬌗关系。完整的乳牙𬌗为2岁半至6岁左右第一颗恒牙萌出之前。由于4岁以后颌骨发育速度明显加快，牙槽骨骨量迅速增大，而乳牙仍保持原样，因此牙量显得不足，所以4岁以前和4岁以后乳牙𬌗特点略有不同。

（1）乳牙在上、下颌骨的位置较垂直，无明显的近远中或唇（颊）舌向倾斜，也无明显的𬌗曲线。

（2）乳切牙的牙体长轴接近垂直，无明显的唇舌向倾斜，故乳牙的覆𬌗较深，覆盖较小。在4岁以后，由于下颌骨的发育，这种暂时性的深覆𬌗逐渐减少。

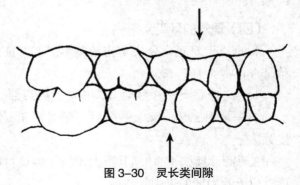

图3-30 灵长类间隙

（3）在4岁以前，牙排列紧密无间隙；4~6岁时，上、下颌骨长大，在切牙区和尖牙区出现间隙，为恒牙萌出创造了有利的条件。其中，在上颌乳尖牙近中和下颌乳尖牙远中出现的间隙，称为灵长类间隙（图3-30）。此间隙为容纳灵长类杂食动物对颌的尖牙所需要。

（4）在4岁以前，牙的切缘及𬌗面无明显磨耗；4~6岁时，牙的切缘及𬌗面可产生不同程度的磨耗。

（5）在4岁以前，上、下颌第二乳磨牙的远中面彼此相齐，呈一垂直平面，称为齐平末端。4~6岁时，上、下颌第二乳磨牙的远中面不在同一个平面上，下颌第二乳牙移至上颌第二乳磨牙的近中（图3-31）。

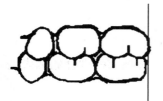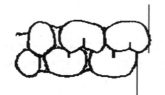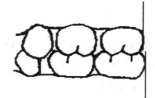

图3-31　第二乳磨牙远中端关系

2. 替牙𬌗特征　在6岁左右，下颌第一磨牙萌出后替牙𬌗期开始。至12岁左右，乳牙全部被恒牙所替换，替牙𬌗期结束。在替牙𬌗时期，常有暂时性错𬌗的表现，许多错𬌗在发育过程中，常可自行调整为正常，因此无须矫正。这些暂时性错𬌗主要表现为以下几种类型。

（1）上颌中切牙间隙　多是尚未萌出的上颌侧切牙在牙槽骨内挤压了上颌中切牙的牙根，使牙冠向远中倾斜所造成的。待上颌侧切牙萌出后，间隙逐渐消失，上颌中切牙的位置转为正常。

（2）上颌切牙牙冠偏远中　因为上颌骨牙槽突暂时增长不足，上颌中切牙、上颌侧切牙的牙根分别受到来自未萌出的上颌侧切牙、上颌尖牙冠向近中的挤压力，使得牙冠向远中倾斜。待上颌侧切牙、上颌尖牙相继萌出后，便恢复正常。

（3）上唇系带位置过低　乳牙初萌时，上唇系带常位于左、右侧上颌中切牙𬌗之间，随着面部和上、下颌骨的发育及牙根的生长，上唇系带可逐渐退缩到正常位置。

（4）暂时性远中𬌗　建𬌗初期，上、下颌第一磨牙的关系为偏远中的𬌗关系，到第二乳磨牙脱落后，下颌第一磨牙向近中移动的距离较上颌第一磨牙多，逐渐成为中性𬌗关系。

（5）暂时性拥挤　切牙初萌时常伴有前牙的拥挤现象，随着上、下颌骨的长大和乳磨牙被前磨牙所替换提供一定的空间，暂时拥挤的前牙得以排列整齐。

（6）暂时性深覆𬌗　随着恒牙萌出高度增加及上、下颌骨的发育长大，切牙的深覆𬌗现象可自行消失。

 知识链接

在乳牙𬌗期和替牙𬌗期，常会出现各种各样的错𬌗，需细心观察，耐心诊断，对于能够自行调整的暂时性错𬌗，不需要矫治；而影响𬌗、颌、面部正常发育的错𬌗，则需要进行口腔正畸矫治，如反𬌗。

3. 早期恒牙𬌗特征　在替牙𬌗期结束后，除第二、三磨牙外，其他恒牙已经建𬌗。第二磨牙在12岁左右萌出，其所占位置的间隙大部分由面部的前2/3向前方增长、小部分由面部的后1/3向后方增长而获得。第三磨牙多在成年后萌出，其萌出位置的获得与第二磨牙相同。但现代人第三磨牙常因萌出空间不足而阻生。

考点提示 𬌗的不同发育阶段特点及影响因素。

三、𬌗的分类

从形态学的角度，可将𬌗分为正常𬌗和错𬌗（malocclusion）。凡牙尖交错异常者统称为错𬌗。另外，也可按照功能特点，将𬌗分为生理𬌗和病理𬌗。凡拥有病理性𬌗因素的咬合统称为病理𬌗。

（一）安氏错𬌗分类法

错𬌗的分类方法较多，最简单、常用、临床上影响较为持久而广泛的是安氏错𬌗分类法，其以上、下颌第一磨牙的咬合关系为基础，将错𬌗分为以下3类（图3-32）。

1. 安氏Ⅰ类错𬌗 上、下颌第一磨牙为中性关系，即上颌第一磨牙的近中颊尖对着下颌第一磨牙的颊沟，其余牙的𬌗关系有异常表现。它与正常𬌗的不同之处在于：正常𬌗的上下颌第一磨牙为中性关系，同时其他牙的𬌗关系也正常。该类错𬌗的面型多为正常。

2. 安氏Ⅱ类错𬌗 上、下颌第一磨牙为远中关系，即上颌第一磨牙的近中颊尖对着下颌第一磨牙颊沟的近中。该类错𬌗常伴有下颌后缩面型。①安氏Ⅱ类1分类：双侧第一磨牙为远中𬌗关系，上颌切牙唇向倾斜。②安氏Ⅱ类2分类：双侧第一磨牙为远中𬌗关系，上颌切牙舌向倾斜。③安氏Ⅱ类亚类：指一侧第一磨牙为远中𬌗关系，另一侧为中性𬌗关系。

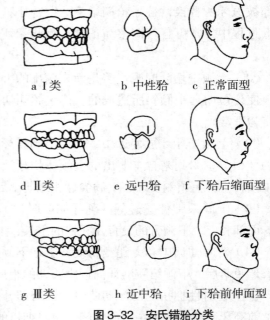

a Ⅰ类　　　b 中性𬌗　　　c 正常面型

d Ⅱ类　　　e 远中𬌗　　　f 下𬌗后缩面型

g Ⅲ类　　　h 近中𬌗　　　i 下𬌗前伸面型

图3-32　安氏错𬌗分类

3. 安氏Ⅲ类错𬌗 上、下颌第一磨牙为近中关系，即上颌第一磨牙的近中颊尖对着下颌第一磨牙颊沟的远中。该类错𬌗常伴有下颌前伸面型。

安氏Ⅲ类亚类：指一侧第一磨牙为近中𬌗关系，另一侧为中性𬌗关系。

（二）平衡𬌗分类法

根据上、下颌牙在正中和非正中咬合接触的情况可分为双侧平衡𬌗与单侧平衡𬌗。双侧平衡𬌗对于全口义齿非常重要，双侧平衡𬌗可使义齿在行使功能时保持固位与稳定。

1. 双侧平衡𬌗 根据𬌗位的不同，可分为正中平衡𬌗、前伸平衡𬌗与侧方平衡𬌗。

（1）正中平衡𬌗 是指下颌在正中𬌗位时，上下颌后牙间存在最广泛均匀的点、线、面接触，前牙间轻轻接触或不接触。

（2）前伸平衡𬌗 是指下颌由正中𬌗位依切导向前、下运动至前牙切缘相对时，后牙保持接触关系。依后牙间接触数目的多少，分为三点接触、多点接触与完善的接触𬌗平衡。

1）三点接触𬌗平衡　是指下颌向前运动到上、下前牙切缘相对接触的过程中，上、下颌牙列两侧后牙区的第二或第三磨牙间保持接触关系。

2）多点接触𬌗平衡　是指下颌向前运动到上、下前牙切缘相对接触的过程中，上、下颌牙列两侧后牙区保持着多于一对牙的接触关系。

3）完善的接触𬌗平衡　是指下颌向前运动到上、下前牙切缘相对接触的过程中，上、下颌牙列各个相对牙均保持着接触关系。

（3）侧方平衡𬌗　是指下颌做侧方咀嚼运动时，上、下颌牙列两侧均有接触关系。依非工作侧牙接触数目的多少，亦分为三点接触、多点接触及完善的接触𬌗平衡。

1）三点接触𬌗平衡　是指下颌在侧方运动过程中，上、下颌牙齿在工作侧（咀嚼侧）相对各牙的牙尖工作斜面（上颌后牙牙尖的舌斜面、下颌后牙牙尖的颊斜面）均保持接触，在非工作侧仅有个别磨牙保持接触。

2）多点接触𬌗平衡　是指下颌在侧方运动过程中，上、下颌牙齿在工作侧相对各牙的牙尖工作斜面均保持接触，在非工作侧有多数后牙保持接触。

3）完善的接触𬌗平衡　是指下颌在侧方运动过程中，上、下颌牙齿在工作侧相对各牙的牙尖工作斜面均保持接触，非工作侧相对各牙牙尖的斜面也均保持接触。

2. 单侧平衡𬌗　是指不存在或未能达到上述𬌗平衡关系者。这其中有尖牙保护𬌗与组牙功能𬌗（详见本章第三节）。

四、面部标志与面部协调关系

在口腔临床上为便于描述外形特征，便于影像检查等操作的定位以及进行义齿制作工作，常需要明确一些牙列及面部解剖标志（图3-33），利用各解剖标志之间的相对大小、位置关系，确定有关参数。利用这些面部标志点之间的比例关系，还可以对面部美观做量化评价。

（一）面部标志点

1. 眉间点　额的下部、鼻根上方、两眉之间的隆起部，是在正中矢状面上向前最突出的点。是测量头围的起点。

2. 鼻根点　鼻根的中点。

3. 眶下点　眼眶下缘的最低点。

4. 眼外眦　眼睑外侧联合处。

5. 鼻翼点　鼻翼的中心点。

6. 鼻底　鼻的底部。

7. 人中　上唇皮肤表面正中，由鼻小柱向下至唇红缘的纵行浅沟。

8. 口角　口裂的两端。

9. 鼻唇沟　为外鼻、上唇与面颊部的斜行凹陷。

10. 颏唇沟　为下唇与颏部之间的横行凹陷。

11. 颏下点　为颏部最低点，常用以作为测量面部距离的标志。

12. 耳屏中点　外耳道前方结节状突起的中点。

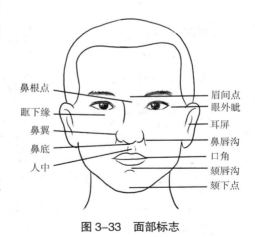

图3-33　面部标志

（二）参照线与参照平面

1. **鼻翼耳屏线（Comper's line；Ala-tragus line）**　是指从一侧鼻翼中点到同侧耳屏中点的假想连线。与𬌗平面平行，与眶耳平面的交角约 15°。牙列缺失后，常参考该线来确定𬌗平面以恢复牙列及咬合关系。

2. **瞳孔连线**　即连接两瞳孔中心的连线。

3. **闭唇线**　即两侧口角的连线，此线在大多数情况下平行于瞳孔连线。

4. **眶耳平面（Frankfort plane）**　是连接双侧眶下缘最低点和外耳道上缘的一个假想平面。当人端坐头保持直立位置时，此平面与地平面平行。此平面常被用作描述上下牙列、下颌骨以及咬合关系相对于上颌乃至颅面其他结构的位置情况和运动关系的基本参考平面，是临床最常用的参考平面之一。

（三）上、下颌中切牙之间及其与参考平面的关系

上颌中切牙的牙体长轴与眶耳平面的唇向交角约为 70°；上、下颌中切牙的牙体长轴的舌向交角约为 140°；上颌中切牙的牙体长轴与𬌗平面的舌向交角约为 60°~65°（图 3-34）。

（四）面部协调关系

1. **面部等分关系**　正常人面部长度大致可分为三部分：由眉间点到发际为面上 1/3，由鼻底点到眉间点为面中 1/3，由鼻底点到颏下点为面下 1/3，理论上这三部分的距离是相近的，即我国古代画论中所称"三停"。面部垂直比例指面部正面宽度的比例。沿两眼内外眦作垂线，可将面部在睑裂水平分为五等份，每一等份的宽度与一个睑裂的宽度相等，即两眼内眦间距，两睑裂宽度和左右外眦到耳轮间距相等，称为"五眼"。正常睑裂的宽度平均为 3.5cm，两外眦的宽度平均为 9.5cm。这表明面部各部分之间有着协调的比例关系（图 3-35）。

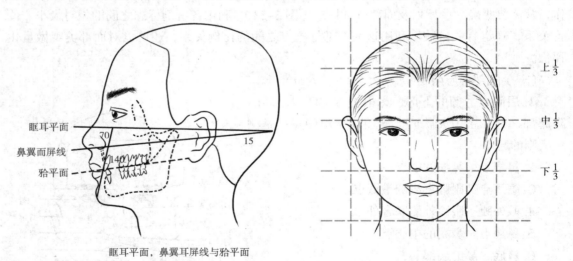

眶耳平面，鼻翼耳屏线与𬌗平面

图 3-34　上、下颌中切牙之间及其与参考平面的关系　　图 3-35　面部等分关系

2. **唇齿关系**　下颌姿势位时，上颌切牙切缘在上唇下缘以下约 1mm，下颌前牙与下唇上缘平齐。唇部丰满度适宜，没有明显的凸起或凹陷，唇能自然闭合，口角对着上颌尖牙的远中部分或第一前磨牙的近中部分。这一特点在评价面部美观方面具有重要参考价值。

3. **牙型、牙弓型与面型的关系**　通常三者是相互协调的，即在个体发育中表现一致。面部发育较宽（如方圆型）者，其颌骨多较宽，牙弓亦多较宽；面部发育较窄（如尖圆型）者，其颌骨多较窄，牙弓亦多较窄。面颌的发育与颅部也有一定相关性，颅部宽者，面、颌可能宽；颅部窄者，面、颌可能窄。如此，颅面、颌、牙弓、牙型之间比较协调。

知识链接

　　颜面、牙、牙型不一定统一，生物世界是复杂多样的，并不是这么一个简单的规律就可以囊括。但是就个体而言，如果缺失了中切牙，除考虑对侧同名牙、邻牙、对颌牙等要素外，参考面型来确定缺牙的外形，也是临床上常用的一种方法。

4. 面部与颌骨的关系

　　（1）Balkwill 角　是从髁突中心至下颌中切牙近中邻接点连线，与解剖学殆平面所构成的交角，正常平均约为 26°（图 3-36）。

　　（2）Bonwill 三角　是下颌骨双侧髁突中心与下颌中切牙近中切角接触点相连构成的等边三角形，其边长为 10.16cm（图 3-37）。由 Bonwill 于 1887 年研究发现，后有研究证实，这一三角形很少为等边形，以等腰形者居多，等腰表明面部两侧对称。

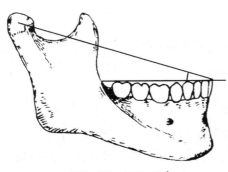

图 3-36　Balkwill 角

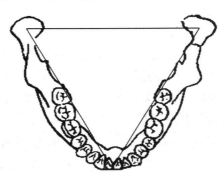

图 3-37　Balkwill 三角

　　（3）Monson 球面　在 Bonwill 三角学说的基础之上，Monson 于 1932 年又提出，如以眉间点为中心，以 10.16cm 为半径作一球面，下颌牙列的殆面与此球面相吻合，而且上颌牙列的补偿曲线也是这球面上的一部分（图 3-38）。牙列殆面是一个曲面，咬合时可以对牙列起到支持和稳定作用。

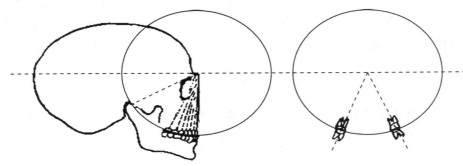

图 3-38　Monson 球面

　　上述现象与数据说明，牙列与上、下颌骨之间有着一定的结构比例关系，在一定程度上可解释牙列、咬合与颞颌关节及下颌运动的关系。但是，对其客观性，尤其是对中国人是否完全符合，还需要做进一步的调查研究。

第三节 颌位

颌位（mandibular position）是指下颌相对于上颌或颅骨的位置。由于下颌骨位置的变化，可产生不同的颌位。其中，可重复性或稳定性较好、与临床关系密切的基本颌位有牙尖交错位、后退接触位和下颌姿势位。

一、牙尖交错位

牙尖交错位（inter cuspal position，ICP）是指牙尖交错𬌗时下颌骨相对于上颌骨或颅骨的位置。该位置因牙尖交错𬌗而存在，并随牙尖交错𬌗的变化而变化，故又称为牙位。鉴于正常情况下，牙尖交错位时下颌骨的位置居于正中，过去称为正中𬌗位。但事实上并非所有人在牙尖交错位时下颌的位置都处于正中，因此，牙尖交错位比正中𬌗位更能准确反映该位的特征。

（一）特点

1. 上、下颌牙处于牙尖交错最广泛、最紧密的接触关系。

2. 大部分人的髁突处于下颌窝中央的位置。关节的前、后、上间隙基本相等，髁突的关节前斜面、关节盘中间带、关节结节后斜面三者之间保持密切接触。

3. 双侧口颌肌群收缩对称、有力，作用协调。

4. 牙尖交错位由上、下颌牙的𬌗面解剖咬合关系所决定，具有可重复性。

5. 牙尖交错位在人的一生中相对稳定，但也是逐渐变化的，可随牙尖交错𬌗的存在而存在，随牙尖交错𬌗的变化而变化，随牙尖交错𬌗的消失而消失。

6. 牙尖交错位是下颌肌力闭合道的终点。下颌在双侧升颌肌作用下，自然闭颌到完成上、下颌牙接触时，下颌牙沿着上颌牙牙尖斜面的引导自然稳定地进入牙尖交错位。

（二）意义

牙尖交错位是下颌的主要功能位，咀嚼、言语、吞咽等口腔功能活动，均与牙尖交错位关系密切；而且牙尖交错位是最易重复的下颌位置，临床上可作为许多检查、诊断和治疗的基准位。牙尖交错位正常时，双侧咀嚼肌收缩协调有力，施于牙体、牙周组织的𬌗力分布广泛而均匀，双侧颞下颌关节的受力适度、运动协调，有利于各种下颌功能运动的协调与稳定。

> **考点提示** ▶ 牙尖交错位随牙尖交错𬌗的存在而存在，改变而改变，消失而消失，被称为牙位。

二、后退接触位

从牙尖交错位开始，下颌可再向后下移动约1mm，后牙牙尖斜面保持部分接触而前牙不接触，同时髁突受颞下颌韧带水平纤维的限制不能再向后退，此时下颌可以做单纯的铰链开颌运动，具有可重复性。下颌的这个位置称为后退接触位（retruded contact position，

RCP）（图 3-39），是下颌的生理性最后位。殆型即为后退接触殆。

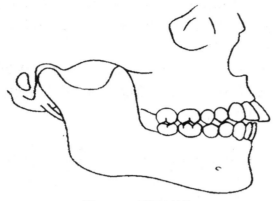

图 3-39　后退接触位

（一）相关概念

1. **长正中和正中自由域**　从后退接触位，下颌向前上移动约 1mm 到达牙尖交错位，在此移动过程中，双侧后牙均匀对称接触，下颌无偏斜称为长正中。两位之间的距离为正中自由域。

2. **韧带位**　颞下颌关节韧带具有一定的可让性，它对髁突的向后运动有一定的限制作用，也提供了一定的缓冲范围。可见，在一定程度上，是颞下颌韧带（主要是其水平部）决定了下颌能够向后做一定的运动，以及其移动的幅度，故而有人将后退接触位称为韧带位。

3. **铰链运动与铰链位**　铰链运动是指髁突的单纯转动运动。下颌位于后退接触位时，髁突可以在关节窝内做铰链运动。在铰链运动过程中，髁突不离开后退接触位这一下颌的生理性最后位置，故可将后退接触位称为（髁突的）铰链位。

4. **正中关系和后退接触位**　铰链运动可以使切牙处降 18~25mm，此范围内下颌相对于上颌的位置关系称为正中关系（centric relation，CR）。正中关系不是一个颌位，而是一个铰链开颌范围，后退接触位是正中关系的最上位，也是向后运动的极限位置。正中关系与牙齿无关，只要关节盘-髁突复合体完全正常就位，下颌无牙颌仍然可以处于正中关系。正中关系是一个重要的位置关系，具有可重复性。

5. **正中关系殆（centric relation occlusion，CRO）**　后退接触位时上、下牙的接触关系，RCP 状态下前牙不接触，双侧后牙的部分斜面接触。

6. **一位和二位**　正常人群中，约有 10% 的人不能从牙尖交错位后退，或者说牙尖交错位与后退接触位为同一个位置，称为一位；具有牙尖交错位和后退接触位两个颌位的现象称为二位。儿童中一位的概率较高，随着年龄增长，一位的概率逐渐减少。

（二）特点

1. 双侧部分后牙牙尖保持接触而前牙不接触。

2. 髁突前斜面、关节盘中间带与关节结节后斜面保持紧密接触。

3. 后退下颌的肌群包括颞肌后束、二腹肌前腹、下颌舌骨肌、颏舌骨肌等，收缩时完成从牙尖交错位向后退接触位的运动。

4. 下颌从牙尖交错位向后下移动约 1mm 可到达此位。

（三）意义

1. 大多数成人存在牙尖交错位和后退接触位两个位置（二位），后退接触位为下颌在牙尖交错位时承受的咬合力提供缓冲余地。

2. 后退接触位是全口义齿修复重建咬合时寻找颌位关系的参考位或建𬌗的参考依据。利用后退接触位的可重复性，获得患者后退接触位的记录，在后退接触位建𬌗或在其前方重建牙尖交错𬌗（即利用长正中建𬌗）。

3. 是口颌系统功能紊乱的诊断项目之一。曾有学者强调 ICP-RCP 咬合干扰对于下颌关节紊乱症和磨牙症具有重要的病因学意义，因此在口颌系统功能检查中，后退接触位及其咬合接触特征是一项重要的检查内容。

考点提示 与后退接触位相关的名词：韧带位、铰链位、正中关系和正中关系位。

三、下颌姿势位

当人直立或端坐，两眼平视前方，不咀嚼、不吞咽、不说话，下颌处于休息状态，上、下颌牙不接触时，下颌所处的位置称为下颌姿势位（mandibular postural position，MPP）。

在下颌姿势位时，上、下颌牙均无接触，上、下颌牙之间有一前大后小的楔形间隙，高度 1~3mm，称为息止𬌗间隙。下颌姿势位时，双侧髁突位于关节窝的中央略向前下的位置，双侧颞肌、咬肌、翼外肌上头均有电位活动，颞肌的电位活动最为明显。

（一）特点

1. 在牙尖交错位后下方 1~3mm 处，无咬合接触。

2. 受体位的影响，头部前倾或后仰影响息止𬌗间隙的大小。

3. 在人一生中可随咬合等因素的变化而发生相应变化，但在一段时间内，该位相对稳定，具有一定的可重复性。

（二）垂直距离与𬌗间隙

垂直距离是指在下颌姿势位时面下 1/3 高度，临床上以鼻底至颏下点的距离来表示；但也有人将牙尖交错位时的面下 1/3 高度称为垂直距离（图 3-40）。垂直距离正常时颌面部诸肌张力适度，有助于发挥最大的咀嚼效能。

垂直距离在口腔修复、正畸以及正颌外科等口腔临床工作中非常重要，如果在治疗中没有恢复正确的垂直距离，可造成牙周支持组织的损伤，出现疼痛、局部骨质吸收以及颞下颌关节紊乱等疾病。因此确定正常的垂直距离，对于恢复正常咬合非常重要。

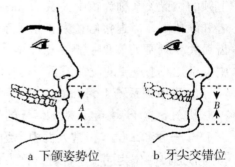

a 下颌姿势位　　b 牙尖交错位

注：A、B均为垂直距离，A=B+息止𬌗间隙

图 3-40　垂直距离

📋 **知识链接**

下颌姿势位时的垂直距离与牙尖交错位时的垂直距离之差即为息止𬌗间隙值，临床上制作全口义齿测定垂直距离时，常利用息止𬌗间隙法，即用直尺测量出无牙颌患者下颌姿势位时的垂直距离，减去 1~3mm，此时的距离即为其实际牙尖交错位时的垂直距离，以此作为全口义齿确定𬌗堤高度的依据。

（三）意义

在下颌姿势位时，上、下颌牙不接触，不产生非咀嚼性磨损，牙周和颞下颌关节组织不受力，口颌肌比较放松，这是维持口颌系统健康所必需的。正常人在 24 小时内上、下颌牙接触的时间约 17 分钟，大部分时间上、下颌牙都是处于分开状态。紧咬牙或磨牙症患者，在非咀嚼情况下如夜间睡眠状态，也保持上、下颌牙的密切接触或接触运动，不仅造成牙的严重磨损，而且异常肌活动加重了对牙体、牙周组织和颞下颌关节的负荷，可造成口颌系统不同程度的损害。因此，保持下颌姿势位的相对稳定或正常的𬌗间隙是十分重要的。

下颌姿势位依靠肌张力和下颌骨重力的平衡来维持，并非恒定不变。体位、下颌骨重量（缺牙、牙体缺损、戴义齿等）、肌紧张程度以及异常的咬合关系等均可对下颌姿势位产生影响。但是，在相当长的一段时间内，下颌姿势位又是相对稳定的，不以上、下颌牙的咬合为前提条件。因此，在全口牙缺失做总义齿修复确定颌位时，下颌姿势位具有重要的参考价值。

考点提示 ▶ 下颌姿势位的特点及意义。

 知识链接

磨牙症是人在睡眠或觉醒时无意识的上、下颌牙彼此磨动或紧咬的行为。发生在夜间睡眠时又称为"夜磨牙"，患者本人多不知晓，常被他人告知。人在换牙期间，为适应上、下颌牙磨合都会有磨牙现象。但是，过了换牙期的青少年和成人若常有磨牙现象的发生则是一种病态。其发病原因较复杂，包括精神紧张、干扰、营养缺乏、维生素和钙缺乏、胃肠功能紊乱、肠道寄生虫等多种因素。

四、三种基本颌位的关系

（一）牙尖交错位与后退接触位的关系

主要表现为前后向和垂直向上的空间位置变化（图 3-41）。从 ICP 向后下退约 1mm 即可到达 RCP。在 RCP 向 ICP 的移动范围内，双侧后牙均匀对称接触，无偏斜，无咬合干扰即长正中。

RCP 为下颌在 ICP 时承受冲击力提供了缓冲余地，有利于口颌系统的健康。如移动过程中仅单侧后牙接触或偏斜过大，则称为 RCP-ICP 咬合干扰，可以引起口颌系统的功能紊乱。

（二）牙尖交错位与下颌姿势位的关系

主要表现为垂直向的关系。从下颌姿势位开始闭颌，下

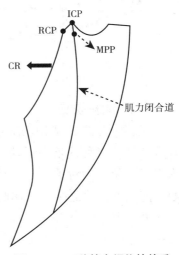

图 3-41　三种基本颌位的关系

颌向上运动 1~3mm，并略向前移动，即到达牙尖交错位。当开颌后再闭颌时，下颌闭颌运动的轨迹称为肌力闭合道（图 3-41），肌力闭合道的终点即肌收缩引导下闭颌至咬合刚接触时的颌位，称肌接触位，简称肌位。在正常情况下，肌位正好就是牙尖交错位，称为肌位和牙位相一致，表明牙尖交错位与升颌肌功能相协调。如果从下颌姿势位向牙尖交错位的移动过程中，向上的距离小于 1mm，或有向后、向前或向左、右方向的移动，则表明肌位与牙位不一致，以咬合异常和肌功能异常最为多见。

考点提示 ▷ 三种基本颌位之间的关系。

五、前伸颌位与侧殆颌位

（一）前伸颌位

是指下颌在保持上、下颌牙接触的同时向前运动过程中下颌所有的位置。前伸颌位是无数颌位的集合。比较稳定的前伸颌位包括对刃颌位和最大前伸颌位。

1. 对刃颌位 指下颌向前运动到上、下颌前牙切缘相对时的位置（图 3-42），是前牙咬切食物的基础。对于自然牙列，正常情况下应是前牙接触，后牙不接触或轻接触。若有妨碍前牙咬合的后牙接触则称为前伸殆干扰。

在总义齿修复中，由于义齿固位的需要，应将咬合关系排列成前伸时前、后牙都接触的咬合类型，这种咬合接触关系称为前伸殆平衡。其咬合接触部位是：下颌切牙切缘唇面与上颌切牙切缘舌面相接触，下颌后牙颊尖近中斜面与上颌后牙相应的窝及边缘嵴或牙尖的远中斜面相接触，上颌后牙舌尖的远中斜面与下颌后牙相应的窝及边缘嵴或牙尖的近中斜面相接触。

2. 最大前伸颌位 下颌从对刃颌位还可以保持咬合接触继续前伸，达到最大前伸的位置（图 3-43）。这是下颌前伸运动的极限位置，此时只有后牙接触前牙不接触。

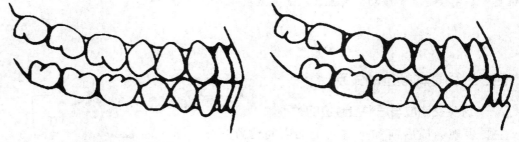

图 3-42 对刃颌位　　　　　　图 3-43 最大前伸颌位

（二）侧殆颌位

是指下颌向一侧做功能运动时，上下牙之间保持接触，运动过程中下颌所有的位置。它是一种不对称的咬合运动。到达该侧上、下颌同名牙尖相对（颊尖对颊尖）的位置，称为尖对尖位。尖对尖位是后牙发挥咀嚼功能的起始咬合接触位，因此该位置常作为检查咀嚼功能的基准位之一。工作侧接触，上下同名牙尖相对，即颊尖对颊尖，舌尖对舌尖。非工作侧不接触，上下异名牙尖相对，即颊尖对舌尖，舌尖对颊尖。在正常情况下，下颌处于尖对尖位时，工作侧有尖牙保护殆（canine protected occlusion）和组牙功能殆（group functional occlusion）两种咬合接触类型。工作侧正常时应没有咬合接触干扰，如果有妨碍工作侧咬合的接触，则应称为非工作侧。

1.尖牙保护𬌗 下颌处于尖对尖位时，工作侧仅尖牙接触，后牙不接触（图3-44），一般在青壮年中这种咬合形态较多见。由于尖牙具有适合作为制导的舌窝，可导致力趋于轴向；该牙具有长而粗大的牙根，牙周膜面积大，支持力强；位置居于牙弓的前部，在咀嚼时构成Ⅲ类杠杆，在咀嚼运动中能抵御较大的冲击力；牙周韧带感受器丰富，对刺激敏感，能及时做出调整反应，所以侧方运动时尖牙的支撑，可对其他牙起到保护作用。

2.组牙功能𬌗 下颌处于尖对尖位时，工作侧上、下颌后牙均有接触（图3-45）。随着年龄的增加及牙的磨耗，这种咬合形态逐渐增多。这种咬合关系是以一组牙行使侧向咬合的功能，可有效地分散咬合力，减轻个别牙的负荷，从而使牙免于遭受创伤。

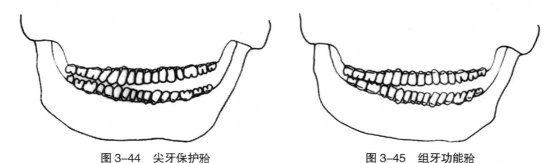

图3-44 尖牙保护𬌗　　　　　　　　图3-45 组牙功能𬌗

在总义齿修复中，出于义齿固位和稳定的需要，通常需要将工作侧和非工作侧的咬合都设计成有咬合接触的类型，这种咬合接触关系称为侧向平衡，非工作侧称为平衡侧。从尖对尖位下颌还可以继续向外侧移动至最大侧向运动的位置，称为最大侧𬌗颌位，这是下颌侧向运动的极限位。

本 章 小 结

牙冠按照一定的顺序、方向和位置彼此邻接排列所形成的牙列，有一定的大小、分型和𬌗面形态特征。上下颌牙列间的接触关系称为𬌗，其中最重要、最稳定的是牙尖交错𬌗。下颌骨相对于上颌乃至整个颅骨的位置称为颌位，基本的颌位分别是牙尖交错位、后退接触位以及下颌姿势位，下颌运动到不同的位置就形成不同的颌位。上下牙列按照一定的对位关系咬合在一起，𬌗面上各尖窝结构密切接触、分开，不停重复此过程，来完成咀嚼等功能运动，正常的牙列、𬌗和颌位保证了口腔功能的正常运行，也反映了口颌系统的健康与协调。

习 题

一、单项选择题

1.检查中患者不说话、不咀嚼、不吞咽时，上下颌牙列脱离接触，此时患者下颌所处的位置是

A.下颌姿势位　　　　　　　　　B.肌位

C.牙尖交错位　　　　　　　　　D.下颌后退接触位

E.下颌前伸位

2. 下列哪种曲线又称 Spee 曲线

A. 上颌的纵𬌗曲线   B. 下颌的纵𬌗曲线

C. 上颌的横𬌗曲线   D. 下颌的横𬌗曲线

E. 补偿曲线

3. 双侧平衡𬌗分为

A. 牙尖交错𬌗平衡   B. 前伸𬌗平衡

C. 侧方𬌗平衡   D. 三点平衡𬌗

E. A+B+C

4. 乳牙𬌗时期为

A. 2~6 岁   B. 2.5~6 岁

C. 2.5~9 岁   D. 3~6 岁

E. 3~9 岁

5. 替牙𬌗时期为

A. 2~6 岁   B. 2.5~6 岁

C. 6~12 岁   D. 9~12 岁

E. 6~15 岁

6. 4~6 岁期间，上下颌第二乳磨牙的远中面的关系是

A. 下颌第二乳磨牙的远中面移至上颌第二乳磨牙的近中

B. 下颌第二乳磨牙的远中面移至上颌第二乳磨牙的远中

C. 上下颌第二乳磨牙的远中面彼此相齐，成一垂直平面

D. 两者关系不定

E. 以上都不对

7. 4~6 岁期间，乳牙𬌗的特征是

A. 出现灵长间隙

B. 牙的切缘及𬌗面产生磨耗

C. 上下颌第二乳磨牙远中面不在一个平面，下颌第二乳磨牙移至上颌第二乳磨牙的近中

D. 随着下颌支的发育，暂时性深覆𬌗可有所减小

E. 以上都对

二、思考题

1. 乳牙𬌗时期牙尖交错𬌗的特点是什么？ 4 岁前后有什么区别？

2. 什么是牙位？什么是肌位？两者相同吗？

3. 为什么第一磨牙的咬合关系被称为𬌗关键？

（赵相婷）

第四章

口腔颌面部运动系统、脉管及神经解剖

口腔颌面部的上界是眉间点、眶上缘、颧弓、乳突、上项线及枕外隆突的连线，下界是下颌骨下缘。口腔部的后界为咽门。包括颌面部的骨、颞下颌关节、肌、唾液腺、血管、淋巴和神经等。本章侧重于从应用系统解剖的角度进行叙述。

第一节　骨

颅骨（cranium）位于脊柱的上方，广义来讲共有 29 块，包括 23 块形状及大小不同的扁骨和不规则骨及中耳的 3 对听小骨（图 4-1、图 4-2）。根据各块骨所在的部位，以经过眶上缘和外耳门上缘的连线为分界线，可将颅骨分为脑颅骨和面颅骨两部分，其中脑颅骨 8 块，共同围成颅腔，包括成对的颞骨、顶骨和不成对的额骨、筛骨、蝶骨、枕骨；面颅骨 15 块，包括成对的上颌骨、颧骨、泪骨、鼻骨、腭骨、下鼻甲骨和不成对的犁骨、下颌骨、舌骨。面颅骨连接构成眶腔、鼻腔颌口腔的骨性支架。本节主要叙述与口腔临床关系密切的上颌骨、下颌骨、腭骨、蝶骨、颞骨和舌骨。

扫码"学一学"

一、上颌骨

上颌骨（maxilla）位于颌面的中部，左右各一，参与了眼眶底部、口腔顶部、鼻腔侧壁和底部、颞下窝和翼腭窝、翼上颌裂及眶下裂的构成（图 4-3）。上颌骨的解剖形态不规则，可分为一体和四突。

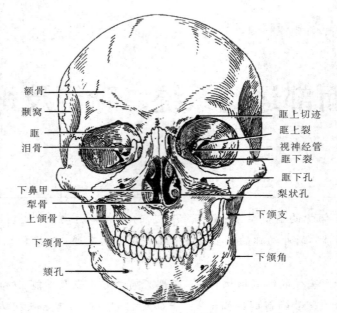

图 4-1　颅骨前面观

额骨
颞窝
眶
泪骨
下鼻甲
犁骨
上颌骨
下颌骨
颏孔

眶上切迹
眶上裂
视神经管
眶下裂
眶下孔
梨状孔
下颌支
下颌角

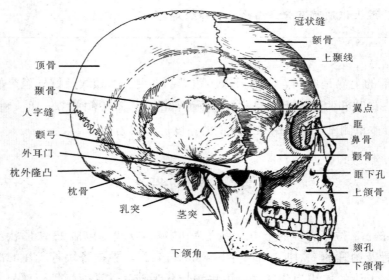

图 4-2　颅骨侧面观

顶骨
颞骨
人字缝
颧弓
外耳门
枕外隆凸
枕骨
乳突
茎突
下颌角

冠状缝
额骨
上颞线
翼点
眶
鼻骨
颧骨
眶下孔
上颌骨
颏孔
下颌骨

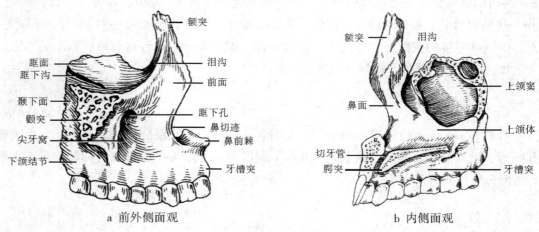

额突
眶面
眶下沟
颞下面
颧突
尖牙窝
下颌结节

泪沟
前面
眶下孔
鼻切迹
鼻前棘
牙槽突

a　前外侧面观

额突
鼻面
切牙管
腭突

泪沟
上颌窦
上颌体
牙槽突

b　内侧面观

图 4-3　上颌骨

（一）一体

是指上颌体，分为前面、后面、上面、内侧面，内有上颌窦。

1. 前面（脸面） 上界止于眶下缘，内界止于鼻切迹，下界移行于牙槽突，后界止于颧突、颧牙槽嵴。前外侧面（脸面）有眶下孔、尖牙窝。

（1）眶下孔 位于眶下缘中点下方约 0.5cm 处，有眶下神经、血管通过。眶下孔向后、上、外侧通入眶下管；是眶下神经阻滞麻醉的进针部位。

（2）尖牙窝 位于前磨牙根尖的上方，与上颌窦仅有薄骨板相隔，故行上颌窦手术时，常由此处进入窦腔。

2. 后面（颞下面） 参与颞下窝及翼腭窝前壁的构成。上颌骨的后面可见颧牙槽嵴、牙槽孔和上颌结节后面。

（1）颧牙槽嵴 位于上颌体后面与前面在外侧的移行处，在面部或口腔前庭可触及，是行上牙槽后神经阻滞麻醉的重要标志。

（2）牙槽孔 后面中部、上颌结节上方有数个小骨孔，是牙槽管的开口，向下导入上颌窦后壁，有上牙槽后神经、血管通过。上牙槽后神经阻滞麻醉时，麻醉药物应注入牙槽孔周围。

（3）上颌结节 是后面下部比较粗糙的圆形隆起，是翼内肌浅头的附着点。

3. 上面（眶面） 构成眶下壁的大部。上颌骨的上面可见眶下沟。眶下沟向前、内、下通眶下管。眶下管内有上牙槽前神经、上牙槽中神经通过，长约 1.5cm，眶下管麻醉时进针不可过深，以免损伤眼球。

4. 内侧面（鼻面） 有上颌窦裂孔通鼻腔。向前下方的翼腭沟与蝶骨翼突和腭骨垂直部相连接构成翼腭管，长约 3.1cm，内有腭降动脉及腭前神经通过。临床上可通过翼腭管施行上颌神经阻滞麻醉。

（二）四突

1. 额突 位于上颌体的内上方，其上、前、后缘分别与额骨、鼻骨和泪骨相连接，并参与泪沟的构成。在上颌骨骨折复位时，应注意保证鼻泪管的通畅。

2. 颧突 锥形突起，伸向外上方，与颧骨相连接。

3. 腭突 在上颌体与牙槽突的移行处伸向内侧的水平骨板，与对侧腭突在正中线相接，形成腭中缝，参与构成口腔顶部和鼻腔底部及硬腭的前 3/4。后缘呈锯齿状，与腭骨水平部相接（参与构成硬腭的后 1/4）。硬腭的前部，上颌中切牙的腭侧、腭中缝与两侧尖牙连线的交点上，可见切牙孔，向后上通入切牙管，内有鼻腭神经、血管通过。麻醉鼻腭神经时，可将麻醉药物注入切牙孔或切牙管内。上颌牙槽突与腭骨水平部共同构成腭大孔，有腭前神经通过。腭大孔的表面标志为上颌第三磨牙腭侧牙龈缘与腭中缝连线的中外 1/3 交点上，距硬腭后缘 0.5cm 处。

4. 牙槽突 自上颌体往下方伸出，系上颌骨包围牙根周围的突起部分，厚而疏松。两侧牙槽突在正中线结合形成牙槽骨弓（图 4-4）。牙槽突内容纳牙根的深窝称牙槽窝，牙槽窝的游离缘称牙槽嵴，两牙之间的牙槽骨称牙槽间隔。上颌骨牙槽窝的唇（颊）侧板骨与腭侧骨板的厚薄不一，一般上颌牙的唇（颊）侧骨板均较腭侧薄。上颌骨牙槽突与腭骨水平部共同围成腭大孔。

（三）三支柱

上颌骨与咀嚼功能关系密切，在承受咀嚼压力显著的部分骨质增厚，以利于将咀嚼压力传导至颅底，由此形成尖牙支柱、颧突支柱和翼突支柱3对支柱。均下起上颌骨牙槽突，上达颅底。

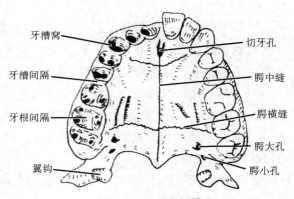

图 4-4　上颌骨牙槽突

1. 尖牙支柱（鼻额支柱）　承受尖牙区的咀嚼压力，起于上颌尖牙区的牙槽突，上行经眶内缘至额骨。

2. 颧突支柱　承受第一磨牙区的咀嚼压力，起于上颌第一磨牙区的牙槽突，沿颧牙槽嵴上行达颧骨后分为两支，一支经眶外缘至额骨，另一支向外后经颧弓至颅底。

3. 翼突支柱　主要承受磨牙区的咀嚼压力，由蝶骨翼突与上颌骨牙槽突的后端连接而构成。

这些支柱的存在使上颌骨及其邻骨能够承受相当大的咀嚼压力。但在受到暴力的情况下，常可发生上颌骨及其邻骨的同时破损。

 知识拓展

上颌窦为上颌体内的锥形腔隙，可分为尖、底和前、后、上、下壁（图）。窦尖略圆钝伸向颧突，窦底为鼻腔外侧壁；前、后壁分别为上颌体的前面及颞下面，后壁上的牙槽管内有上牙槽后血管、神经通行；上壁为眶面，下壁由前向后盖过上颌5~8的根尖，其中上颌第一磨牙中又以腭根距窦底最近。5~8的牙源性感染可累及上颌窦，引起上颌窦炎症。临床上拔除上述各牙及摘除断根时，应注意避免将断根推入上颌窦内或穿通窦壁造成上颌窦瘘。另外，在做上颌窦手术时，应避免伤及牙根尖。上颌窦开口位于中鼻道；窦腔大小不等，两侧也不一定相等或对称。

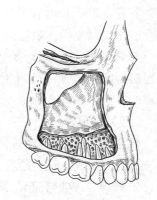

图　上颌窦

上颌骨的血液供应、神经支配及淋巴回流介绍如下。①血液供应：极为丰富，既接受骨内上牙槽动脉的血供，又接受上牙槽后动脉、眶下动脉、腭降动脉以及蝶腭动脉的血供。②感觉神经支配：由上颌神经支配。③淋巴回流：包括咽后、下颌下、颈深诸淋巴结。

二、下颌骨

下颌骨（mandible）是颌面部骨中唯一可动的骨，从外形上观察可将下颌骨分为水平部的下颌体、垂直部的下颌支以及两者转折处的下颌角（图4-5）。

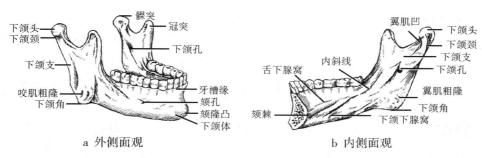

图 4-5 下颌骨

（一）下颌体

下颌体呈弓状，有内、外面和牙槽突、下缘。

1. 外面 正中有骨嵴，称正中联合，在正中联合两旁靠近下颌体下缘处，左、右侧各有一隆起，称颏结节。从颏结节经颏孔的下方延伸后上方，与下颌支前缘相连的骨嵴，称外斜线，有降下唇肌和降口角肌附着，外斜线以下有颈阔肌附着。在外斜线的上方，下颌第二前磨牙的下方或第一、二前磨牙之间的下方，下颌体的上、下缘之间的稍上方有颏孔，有颏神经、血管通过。孔朝向后、外、上方，经颏孔行颏神经麻醉时应注意进针方向。

 知识拓展

> 颏孔随年龄的变化而有差异，儿童期位于下颌第一乳磨牙的下方，距下颌体下缘较近；老年人或牙列缺失者因牙槽突萎缩吸收，颏孔的位置相对上移并接近下颌体上缘；成年人的颏孔多朝向后、外、上方，经颏孔行颏神经麻醉时应注意进针方向。

2. 内面 近中线处有上、下两对突起，分别称为上颏棘和下颏棘，为颏舌肌和颏舌骨肌的起点处。自下颏棘下方斜向后方，与外斜线相应的骨嵴称为内斜线，为下颌舌骨肌的起始处，又称为下颌舌骨线，该线后端有翼下颌韧带附着。内斜线将下颌体的内面分为上、下两部分，在内斜线的上方，颏棘两侧有舌下腺窝，与舌下腺相邻。在内斜线的下方，中线两侧靠近下颌体下缘处，有不明显呈卵圆形的陷窝，称为二腹肌窝，为二腹肌前腹的起点处。二腹肌窝的后上方有凹陷的下颌下腺窝，与下颌下腺相邻。

3. 牙槽突 即下颌骨的上缘，下颌骨牙槽突与上颌骨相似，但牙槽窝较相近的上颌骨牙槽窝较小，牙槽突内、外侧骨板均由较厚的骨密质构成，除切牙区外，很少有小孔通向骨松质，因此下颌拔牙或行牙槽手术时，除切牙区可采用浸润麻醉外，一般均采用阻滞麻醉。

4. 下颌体下缘 又称下颌底，外形圆钝，较上缘长，骨质最为致密，为下颌骨最坚实处。是下颌下区手术切口的标志，并作为颈部的上界。

（二）下颌支

下颌支又称下颌升支，左右各一，为一近似垂直的长方形骨板，可分为冠突、髁突和内侧面、外侧面。

1. 冠突（喙突） 呈扁三角形，有颞肌和咬肌附着，颧骨骨折时骨折片可压迫冠突，影响下颌运动。

2. 髁突（髁状突或关节突） 上端膨大为下颌头，有光滑的关节面，与颞下颌关节盘相邻。关节面上有一横嵴将其分为前斜面和后斜面。髁突的长轴斜向后内侧，与下颌体的长轴相垂直。下颌头下方的较细处为下颌颈，其前方有小的凹陷，为关节翼肌窝，是翼外肌下头附着处。冠突和髁突被"U"形的下颌切迹分割，髁突是下颌骨的主要生长中心之一，发育完成之前受到损伤，影响发育而畸形。

3. 内侧面 中央部稍偏后上方处有下颌孔，呈漏斗形，其口朝向后上方。在下颌孔前方有锐薄的小骨片，为下颌小舌，是蝶下颌韧带的附着处。在下颌孔后上方有下颌神经沟，其位置相当于下颌磨牙平面上方约1cm处，下牙槽神经、血管通过此沟进入下颌孔。故在行下牙槽神经阻滞麻醉经口内注射时，为使针尖避开下颌小舌的阻挡，接近下牙槽神经，注射器针尖应到达下颌孔上方约1cm处。在上颌孔的前上方，有自冠突向下后方和髁突向前下方汇合成的骨嵴，称下颌隆突。此处自前向后有颊神经、舌神经、下牙槽神经越过。下颌孔的下方有一向前下的沟，称下颌舌骨沟。沿内斜线的下方向前延伸，沟内有下颌舌骨神经、血管经过。下颌小舌的后下方骨面比较粗糙，称翼肌粗隆，是翼内肌的附着处。

4. 外侧面 上中部有突起或骨嵴，称下颌支外侧隆突。该突位于下颌支内侧面的下颌孔附近。在行下颌支手术时（如正颌手术），可以下颌支外侧隆突为标志，保护下颌支内侧的下牙槽神经、血管。下部粗糙称咬肌粗隆，为咬肌附着处。

（三）下颌管

下颌管（mandible canal）为位于下颌骨骨松质之间的骨密质管道（图4-6）。在下颌支内该管行向前下方，于下颌体内侧则向前近似水平位，当其经过下颌牙槽窝下方时，沿途发出小管至各牙槽窝，内有下牙槽神经、血管的分支进入牙槽窝。下颌管在经过下颌第二前磨牙时分为切牙管和颏管，切牙管较细，走行向正中线；颏管较粗，走行向外上方，与颏孔相连，内有颏神经、血管通过。下颌管与下颌磨牙根尖比较接近，特别是下颌第三磨牙根尖，在拔牙或摘除断根时应注意避免损伤下颌管内的下牙槽神经。

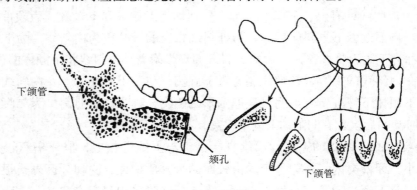

下颌管

颏孔

下颌管

图4-6 下颌管

（四）薄弱部位

下颌骨为颅骨中体积最大、面积最广、位置最为突出者，其上有咀嚼肌附着，在发生骨折时，咀嚼肌的牵拉方向不同，常使骨折块发生移位，产生咬合错乱，还可能引起舌后坠，引起呼吸困难甚至窒息。在结构上，下颌骨的正中联合、颏孔区、下颌角、髁突颈部等薄弱部位较易发生骨折。

知识拓展

下颌骨的血液供应、淋巴回流及神经支配

血液供应：来自下牙槽动脉，周围软组织的动脉，如翼内肌动脉、翼外肌动脉、颞下颌关节囊动脉、颞肌动脉、咬肌动脉和舌下动脉等。

淋巴回流：下颌下淋巴结及颈深淋巴结。

神经支配：受下牙槽神经支配。

下颌骨的血供相对少于上颌骨，且周围有致密的肌和筋膜包绕，在炎症化脓时不易得到引流，故与上颌骨相比更容易发生骨髓炎。

三、腭骨

腭骨（palatine bone）位于上颌骨与蝶骨翼突之间，为成对的"L"形骨板（图 4-7），构成鼻腔外侧壁和骨腭的后部，并参与颞下窝和翼腭窝的围成。腭骨分为水平板和垂直板两部分。水平板构成硬腭后 1/4，其外侧缘与上颌骨牙槽突共同围成腭大孔，两侧水平板的内侧缘在中线处相连；垂直板构成鼻腔的后外侧壁，其外侧面有翼腭沟，与上颌体内面和蝶骨翼突前面的沟共同围成翼腭管。垂直板的上缘有蝶突和眶突，两突之间的凹陷为蝶腭切迹，蝶腭切迹与蝶骨体的下面围成蝶腭孔，翼腭窝经此孔通向鼻腔。在水平板和垂直板相连接处有锥突，锥突后面的中部构成翼突窝底，为翼内肌的起始处。

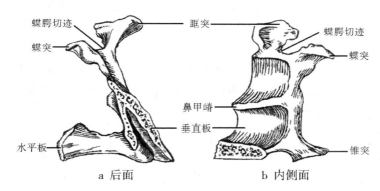

图 4-7　腭骨

四、蝶骨

蝶骨（sphenoid bone）形如蝴蝶，位于颅底的中央，"嵌入"前方的额骨、筛骨和后方的颞骨、枕骨之间（图 4-8）。蝶骨分为蝶骨体、小翼、大翼和翼突 4 部分。蝶骨向前方连接额骨和筛骨，向后方连接颞骨和枕骨，向下方连接犁骨和腭骨。

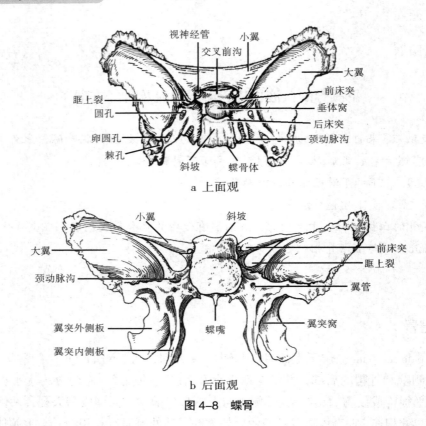

a 上面观

b 后面观

图 4-8 蝶骨

（一）蝶骨体

蝶骨体位于蝶骨的中央，内有含气的空腔，称为蝶窦。蝶骨的上面称大脑面，前方平滑处为蝶轭，轭的后界为交叉沟的前缘，沟向外侧到视神经管。交叉沟的后方为鞍结节，其后方的深凹是蝶鞍区的垂体窝，容纳垂体。蝶骨体的外侧面和蝶骨大翼、翼突内侧板相连，后面连接枕骨，下面参与构成鼻腔顶。

（二）小翼

小翼为成对的呈三角形的薄骨板，构成眶顶的一部分。上面平滑，与端脑额叶相邻；下面为眶顶的后部和眶上裂的上界。小翼以上、下两根与蝶骨体前上部相连，两根之间为视神经孔，有视神经和眼动脉通过。

（三）大翼

大翼由蝶骨体的两侧伸向外上方，分为大脑面、颞面、颞下面、眶面 4 面。

1. **大脑面**　为颅中窝的前部，容纳端脑颞叶前部。靠近蝶骨体处的前内侧有圆孔，向前通翼腭窝；圆孔的后外侧为卵圆孔，向下通颞下窝；再向后外侧是较小的棘孔，脑膜中动脉由此孔入颅骨。

2. **颞面**　构成颞窝的一部分，其下界为颞下嵴。

3. **颞下面**　位于颞下嵴内侧，构成颞下窝的上壁。颞下面与颞下嵴均为翼外肌上头的起始处，在颞下面也可见卵圆孔和棘孔。颞下面的后端有突向下方的蝶棘，为蝶下颌韧带的起始处。

4. **眶面**　参与眶外侧壁的构成，眶面下缘与上颌骨体部眶面后缘之间的裂隙为眶下裂的外侧部，翼腭窝借此通向眶腔，主要有眶下动脉、上颌神经及眼下静脉经过。蝶骨大翼、小翼之间的裂隙为眶上裂，呈三角形，动眼神经、滑车神经、外展神经、三叉神经的

94

分支——眼神经和眼上静脉经此裂进入眶部。

（四）翼突

翼突从蝶骨体与大翼连接处向下伸出，由翼突内、外侧板构成。内外板的前上部分融合，下部分离形成翼切迹，内有腭骨锥突。两板的后部之间有楔形深窝，称翼突窝，为翼内肌的起始处。翼突根部有前后方向贯穿的翼管，管内有翼管神经通过。

翼突内侧板窄而长，其下端较尖并弯向外下方，形成翼钩，有腭帆张肌肌腱呈直角绕过，临床腭裂修复手术时，需拨断翼钩，使腭帆张肌收缩时失去原有的牵拉功能，以减少缝合时软腭的张力。

翼突外侧板宽而薄，其外侧面朝向前外侧，构成颞下窝的内侧壁，为翼外肌下头的起始处，亦作为上、下颌神经阻滞麻醉定位的骨性标志。

翼突上部的前面与上颌体后面之间的裂隙为翼上颌裂，上颌动脉经此处进入翼腭窝；翼突下部的前面与上颌体下部的后面相接，形成翼上颌缝，又称为翼颌连接。

五、颞骨

颞骨（temporal bone）成对存在，位于蝶骨、顶骨和枕骨之间，可分为鳞部、岩部和鼓部 3 部分（图 4-9）。

（一）鳞部

鳞部位于外耳门的前上方，为呈鳞片状的骨板。内面又称大脑面，下界为岩鳞裂，有脑回的压迹和脑膜中动脉沟；外面又称颞面，构成颞窝的主要部分。外面光滑，前下部有伸向前的颧突，与颧骨的颞突构成颧弓，上缘薄，附以颞深筋膜；下缘略厚，是咬肌起始处。颧突根部下面的深窝为下颌窝，窝的顶部与颅中窝仅有一薄骨板相隔，窝的前缘较为突起，称关节结节。关节结节后斜面，是颞下颌关节的功能面。

（二）岩部

岩部呈三棱锥形，又称颞骨锥体。尖伸向前内侧对着蝶骨体，底与鳞部相接。前面朝向颅中窝，中央有弓状隆起，隆起外侧较薄的部分称鼓室盖，近尖端处有光滑的三叉神经压迹，上有三叉神经节。后面中央部有一孔，即内耳门。下面凹凸不平，中央有颈动脉管外口，向上通入颈动脉管。此管先垂直上行，继而折向前内侧，开口于颞骨岩部尖端的颈动脉管内口。颈动脉管口后方的深窝是颈静脉窝，后外侧的细长骨突为茎突。在外耳门的后方，岩部向下伸出的突起称乳突，内有许多腔隙，称乳突小房，茎突根部后方的小孔为茎乳孔。乳突为胸锁乳突肌的附着处，内侧的深沟为乳突切迹，大脑面有一个弯曲的乙状窦沟。

岩部内有面神经管穿行，起自内耳道底上部的面神经区，初呈水平向前外侧，再以直角弯向后外侧，然后垂直下行，终止于茎突与乳突之间的茎乳孔，管内有面神经通过。

（三）鼓部

鼓部位于下颌窝的后方，为一弯曲的骨板，构成外耳道的前壁、底和后壁及外耳门大部分边缘。鼓部后方与乳突之间的骨缝称鼓乳裂；鼓部的前方与鳞部之间的骨缝称鼓鳞裂，其内侧部因有岩部嵌入将其分为前方的岩鳞裂和后方的岩鼓裂。

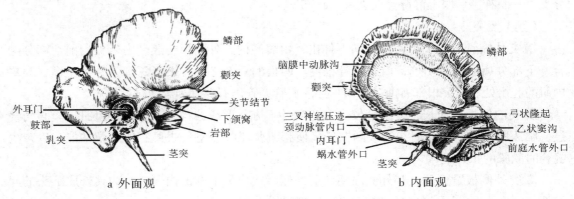

a 外面观　　　　　　　　　　　　　b 内面观

图 4-9　颞骨

六、舌骨

舌骨呈"马蹄铁"形，位于甲状软骨的上方和下颌骨的后下方，可分为舌骨体、大角和小角（图 4-10）。舌骨体位于舌骨的中部，和下颌角处于同一水平，为近似椭圆形的扁骨板，其上部有颏舌骨肌附着，下部有下颌舌骨肌、胸骨舌骨肌和肩胛舌骨肌附着。舌骨大角自舌骨体的外侧端延伸向后上方，上缘一般与舌动脉起始部在同一水平，为舌骨舌肌的起始处，是临床上寻找或结扎舌动脉的重要解剖标志。舌骨小角起自舌骨体与大角的连接处，有茎突舌骨韧带附着。

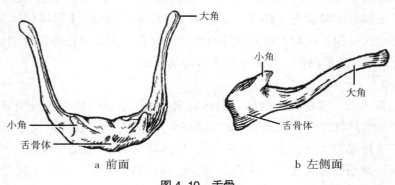

a 前面　　　　　　　　　　　　b 左侧面

图 4-10　舌骨

第二节　颞下颌关节

颞下颌关节（temporomandibular joint，TMJ）是面部唯一能够活动的关节，为人体最复杂的关节之一，通过转动和滑动，参与咀嚼、吞咽活动，还参与言语和感情等功能。具有以下特点：在咀嚼运动中，能够承受的咀嚼压力高达数十千克，具有负重功能；以关节盘、韧带和强大的肌肉作为生理基础，具有一定的稳定性；由于关节窝的空间明显大于下颌骨髁突的体积及关节盘周围附着肌肉、关节囊和韧带较为松弛和弱小等，颞下颌关节的活动极为灵活。

扫码"学一学"

一、颞下颌关节构成

颞下颌关节由髁突、颞骨关节面、关节盘、关节囊和关节周围的韧带等构成（图4-11）。

（一）髁突

髁突（condylar process）分为下颌头和下颌颈（图4-12）。下颌头略呈椭圆形，内外侧径长，前后径短。下颌头的内、外各有一突起，分别称为内极和外极。内极极大，突向后内侧；外极极小，突向前外侧。开颌运动时，在耳屏前方可触及外极。从上面观察，内、外极在下颌头上面连成一横嵴，横嵴将髁突顶分为前后两个斜面。前斜面较小，为关节的负重区，与关节结节后斜面构成一对关节的功能区；后斜面较大，为非功能面。从前面观察，下颌头上有内、外侧斜面，其中外侧斜面较大，与侧方运动的工作侧有关，是承受压力的主要部位；内侧斜面与侧方运动的非工作侧有关。

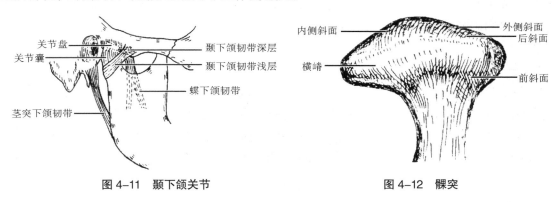

图4-11 颞下颌关节　　　　　　　　图4-12 髁突

📖 **知识拓展**

髁突周围有骨质加强线以传导髁突的压力。髁突内、外极向后汇合，呈"Y"形至下颌支后缘；髁突外极在下颌支外侧向下延伸至外斜线；髁突外极前方形成中央嵴并向前延伸至下颌切迹；髁突内极向前、下形成骨加强的下颌颈嵴并延伸至内斜线。在下颌颈嵴与中央嵴之间有明显的翼肌窝，为翼外肌的附着处。上述髁突骨质加强线结构犹如一个椭圆形桌的4条腿，支撑来自桌面的压力。

（二）颞骨关节面

颞骨关节面位于颞骨鼓部的前方，包括颞骨下颌窝和关节结节（图4-13）。

1. 下颌窝（mandibular fossa） 位于颞骨鳞部的下方，似三角形，其底在前，为关节嵴；外侧为颧弓向后方的延伸部分，内侧为鼓鳞裂、岩鳞裂和岩鼓裂。下颌窝顶部与颅中窝之间仅有薄骨板相隔。下颌窝颅腔面多数有脑膜中动脉越过，故下颌窝顶部外伤或手术创伤会使脑膜中动脉破裂引起出血，危及生命。下颌窝与外耳道、中耳紧密相邻，幼儿期仅隔一层软组织，因而中耳与TMJ的感染可互相蔓延。如幼儿时期的化脓性中耳炎可造成颞下颌关节强直。

2. 关节结节（articular tubercle） 位于下颌窝前方的颧弓根部，侧面观呈一骨性隆起，由骨嵴将其分为前、后斜面。前斜面是颞下窝的延伸，斜度较小，便于髁突在最大开口时，可越过关节结节的嵴顶再向前滑行。如前斜面斜度大，则可能使开口位闭口时髁突后退发生困难。后斜面构成下颌窝的前壁，向前下方倾斜，是关节的负重区和向前滑动的骨性标志。

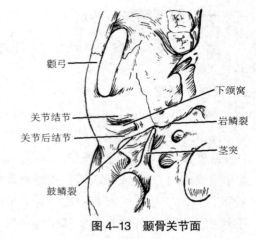

考点提示 颞下颌关节的负重区在髁突的前斜面和关节结节的后斜面。

图4-13 颞骨关节面

关节结节的后斜面和嵴顶为关节的功能区。关节结节在婴儿出生时是平的，婴儿时期下颌的吮吸动作是单纯的前、后滑动运动。随着牙的萌出和咀嚼功能的发展，关节结节高度逐渐增加。关节结节的发育在12岁左右基本完成。

（三）关节盘

关节盘（articular disc）位于下颌窝和髁突之间，略呈椭圆形，内外侧径大于前后径，厚度不均匀（图4-14）。为一形态不对称、厚薄不均匀且富有韧性和弹性的结构。关节盘的中部薄而周缘厚，上面前凹后凸，与关节结节和下颌窝的外形相吻合；下面凹，与髁突的形态相适应。关节盘自前向后分为3带，即前带和中间带和后带。

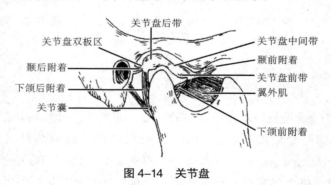

图4-14 关节盘

1. 关节盘的结构

（1）前带 位于关节结节前斜面的下方和关节结节顶部，厚约2mm。主要由前后方向排列的胶原纤维和弹力纤维组成，内有血管和神经，表面有滑膜覆盖，其前方的上部有附着于关节结节前斜面前缘的颞前附着，下部有附着于髁突前斜面前缘的下颌前附着。

（2）中间带 位于关节结节的后斜面和髁突的前斜面之间，最薄处厚约1mm。主要由前后方向排列的胶原纤维和弹力纤维组成，但无血管和神经成分。中间带为关节的负重区，也是关节盘穿孔的好发部位。

（3）后带 位于髁突的横嵴与下颌窝顶之间，最厚处约3mm，最不易发生异常。以胶原纤维和弹力纤维构成主体，纤维方向不定，表面有滑膜覆盖。

2. 关节盘的附着
关节盘在关节内的稳定主要依赖关节盘周缘的附着，其附着主要有颞前附着、下颌前附着、颞后附着、下颌后附着、翼外肌上头肌腱附着、关节盘周缘的关节囊附着、关节盘的髁突内极附着和关节盘的髁突外极附着。

其中颞前附着与下颌前附着之间有翼外肌肌腱附着，翼外肌纤维与局部关节囊以及关节盘前部相融合；颞后附着与颌后附着之间夹杂着含有丰富神经、血管的疏松结缔组织，颞后附着由胶原纤维和粗大的弹力纤维构成，对髁突运动有重要的影响，通常把颞后附着、下颌后附着以及两者之间神经、血管等疏松组织结构在内的区域称为双板区（bilaminar region），该处的神经受刺激可产生关节疼痛，该处也是关节盘穿孔最好发的部位。

3. 关节盘的功能　使关节面相吻合；改变颞下颌关节运动的轴向；吸收拉力和压力；保持关节盘与髁突的平衡；营养、润滑和感觉功能。

 知识拓展

　　关节盘前带附着的肌组织存在差异，最新研究发现有 5 种情况：翼外肌上头完全附着于关节盘前带；翼外肌上头的小部分肌纤维附着于关节盘，大部分附着于髁突；翼外肌上头不附着于关节盘前带而附着于关节囊，而关节囊、翼外肌和关节盘呈融合状态；翼外肌下头的部分肌纤维附着于关节盘前带。

（四）关节囊和关节间隙

颞下颌关节的关节囊呈袖套状，由纤维结缔组织组成，形成韧性很强的纤维囊，上前方附着于关节结节前斜面的前缘，上后方附着于鼓鳞裂和岩鳞裂，内、外侧附着于下颌窝边缘。关节囊连于关节盘的周缘，向下方附着于下颌颈。关节囊的前内侧壁较薄，后壁较厚，外侧壁最厚。颞下颌关节的关节囊松而薄，因此颞下颌关节是人体中唯一没有外力便可以脱位，而脱位时关节囊并不撕裂的关节。

关节盘除内侧部直接坚固地附于髁突外，关节盘四周与关节囊相连，将关节间隙（关节腔）分为上、下两个互不相通的腔，两腔均为潜在性腔隙。上腔位于关节囊、关节盘和颞骨关节面之间，大而松弛，有利于关节盘和髁突进行滑动，称为滑动关节或盘－颞关节；下腔位于关节囊、关节盘和髁突之间，小而紧缩，髁突只能在下腔做转动运动，称为铰链关节或盘－颌关节。

关节囊的滑膜层呈皱褶突向关节腔，调节滑液的产生。滑液为无红细胞、清亮、淡黄、黏滞性液体，pH7.4、比重 1.010，由水、透明质酸、蛋白质、电解质，少量脂质和细胞组成。有润滑、减少摩擦、营养软骨和关节盘的作用。温度低时透明质酸黏滞性大，遇冷发生关节僵硬与此有关。

（五）关节韧带

关节韧带的主要作用是悬吊下颌，并限制下颌在正常范围内进行运动。颞下颌关节的韧带主要有 3 条。

颞下颌韧带可防止髁突向外侧脱位，微开颌时悬吊下颌，大开颌时反而松弛，此时下颌主要由蝶下颌韧带所悬吊。下颌极度前伸时，茎突下颌韧带紧张并固定下颌角，防止下颌过度向前移位。

1. 颞下颌韧带　位于关节囊的外侧，又称外侧韧带，是关节囊外侧壁的增厚部分。韧带自颞骨关节结节的外侧面，分为浅、深层，浅层斜向后下方，附着于下颌颈的外侧面；深层呈水平向后力，附着于髁突外极和关节盘后部。此韧带左右一对，可防止关节向侧方脱位，韧带的起止方向只允许髁突向前滑动，而限制过度向下、后运动。

2. **蝶下颌韧带** 位于关节囊的内侧，又称内侧韧带。起自蝶嵴，止于下颌小舌，此韧带主要起悬吊下颌骨的作用。当迅速开口、髁突向前滑动时，颞下颌韧带松弛，下颌主要由蝶下颌韧带悬挂，这时下颌的转动轴心在下颌小舌附近，故此韧带亦有保护进入下颌孔的血管和神经作用。

3. **茎突下颌韧带** 位于关节囊的后方，又称后韧带。起自茎突，止于下颌角和下颌支后缘。闭口时此韧带变松；下颌前伸时，此韧带紧张。功能为防止下颌过度向前移位。

知识拓展

颞下颌关节的血液供应、淋巴回流及神经支配

血液供应：来自颞浅动脉和上颌动脉。

感觉神经支配：由耳颞神经和咬肌神经支配。

淋巴回流：耳前淋巴结、腮腺深淋巴结、颈外侧深淋巴结。

二、颞下颌关节运动

下颌运动极其复杂，是在神经系统的调节下，通过运动下颌的肌肉、颞下颌关节与𬌗的协同作用而完成的，通常归纳为开闭颌运动、前后运动和侧方运动3种基本形式，通过颞下颌关节的转动和滑动完成。

（一）两侧髁突同时转动

两侧髁突沿冠状轴同时转动，是两侧对称性运动，可分为两种。

1. 两侧髁突在下颌窝同时运动 下颌从后退接触位做小开颌运动，两侧髁突仅做转动运动，运动轴心在髁突。活动关节在关节下腔，关节盘基本不动。闭颌运动大致沿小开颌运动轨迹做相反方向运动。

2. 两侧髁突在关节结节下方或前下方转动 最大开颌运动（如打哈欠时的下颌运动）时，髁突在关节结节下方或前下方转动，活动发生在节下腔，运动轴心在髁突。闭颌运动大致沿最大开颌运动轨迹做相反方向运动。

（二）两侧髁突同时转动和滑动

两侧髁突沿冠状轴同时转动和滑动，是两侧对称性运动，可分为两种。

1. 两侧髁突在大开颌运动时沿冠状轴同时转动和滑动 在大开颌运动时颞下颌关节的上、下腔均有运动。在关节上腔，髁突协同关节盘协调地沿关节结节后斜面向前下方滑动，滑动的轴心在下颌孔附近；在关节下腔，髁突进行转动，其轴心为髁突的横轴，大开颌运动有两个运动轴心，是髁突转动和滑动运动相结合的混合运动，活动既发生在下腔又发生在上腔。闭颌运动大致沿大开颌运动轨迹做相反方向运动。

2. 两侧髁突在下颌前后运动时同时转动和滑动 前后运动也为下颌两侧对称性运动，髁突及关节盘沿关节结节后斜面向前下方滑动。下颌前伸运动主要是关节上腔的滑动运动，

但也配合有关节下腔髁突的转动，因在牙尖交错位时，由于上、下颌牙尖窝关锁，下颌前伸时必须先做小开颌运动。后退运动大致沿前伸运动轨迹做相反方向运动。

（三）一侧髁突转动，另一侧髁突滑动

1.下颌侧方运动时，非工作侧髁突向前下内滑动，工作侧髁突沿髁突－下颌支后缘的垂直轴转动。

2.在后牙咬碎大块硬食物的过程中，工作侧髁突自上向下滑动，非工作侧髁突沿矢状轴转动。

三、颞下颌关节运动中的生物力学作用

翼外肌和关节盘在关节运动中起着极其重要的生物机械作用（图 4-15）。

（一）关节盘的运动

在开颌运动中，关节盘向前移动的距离小于髁突的移动距离。做小开颌运动时，髁突转动，关节盘不动，即关节盘和颞骨关节面的关系不变，但由于髁突的转动，盘－髁突关系发生了改变，髁突的横嵴从关节盘后带处前移到中间带处。做大开颌运动时，髁突由转动到滑动，由于关节盘的内、外侧直接附着在髁突的内、外极，关节盘随着髁突的滑动被带动向前移动，关节盘双板区弹性纤维拉紧，因此关节盘在向前移动的同时沿髁突表面向后方转动。转动程度随开颌运动的加大而明显，所以关节盘向前移动的距离要小于髁突移动的距离。关节窝越深，关节盘向后转动就越明显。转动过多，关节盘后带后缘就可能撞击下颌后附着，使之损伤。

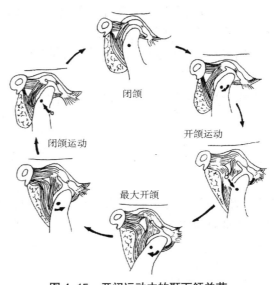

闭颌

开颌运动

最大开颌

闭颌运动

图 4-15　开闭运动中的颞下颌关节

（二）翼外肌的作用

翼外肌位于颞下窝内，可分为上、下头。上头较小，起自蝶骨大翼的颞下面和颞下嵴，在闭颌时收缩，有稳定关节盘的作用；下头较大，起自翼突外侧板的外侧面。翼外肌的肌纤维向后外侧走行，小部分止于颞下颌关节的关节囊和关节盘；大部分止于下颌颈的翼肌窝。翼外肌的作用为牵拉髁突和关节盘向前，使下颌前伸并下降，也参与下颌侧方运动。

（三）关节间隙的变化

在咀嚼运动中，上、下颌牙用力咬碎食物而又尚未咬碎的瞬间，咀嚼侧的下颌骨由于力矩作用使关节间隙增宽，关节内压力降低，为了保持关节的稳定性，翼外肌上头产生强力收缩，将关节盘后带的最厚处拉向关节间隙增宽处，使髁突、关节盘和颞骨关节保持接触。当食物已被咬碎，下颌回到正中，翼外肌上头则松弛，关节盘又复原位，增宽了的关节间隙也复原。关节腔内的压力由负压转为正压。

由此可见，任何破坏翼外肌和关节盘精细生物力学协调作用的因素，均可导致关节功能紊乱。

四、颞下颌关节的功能解剖特点

1. 颞下颌关节的上、下关节面均覆以纤维软骨，具有耐压、耐磨和耐挤搓的作用。

2. 颞下颌关节的运动不完全取决于关节的形态和骨骼肌的收缩，关节盘也起着重要的作用。

3. 颞下颌关节为人体关节中唯一与牙、殆有密切关系者。

4. 颞下颌关节为人体关节中唯一与颅底有密切关系者。

5. 左、右侧颞下颌关节为一联合关节或联动关节，两侧功能必须高度统一协调。

6. 颞下颌关节在功能上是一个既可转动又可滑动的关节，在结构上是由盘－颞关节和盘－颌关节组成的复合关节。

7. 颞下颌关节是一个具有多运动轴心的关节。小开颌、最大开颌时以髁突为轴心进行转动；大开颌时分别以下颌小舌及髁突为轴心进行转动和滑动。侧方运动时工作侧髁突沿髁突－下颌支后缘的垂直轴转动；非工作侧向前下内滑动。在后牙咬碎大块硬食物的过程中，工作侧髁突为自上向下滑动，非工作侧髁突沿矢状轴转动。上述轴心随着下颌运动瞬息变化。

综上所述，颞下颌关节的解剖生理特点可总结为：结构精细、功能复杂、关系密切。

第三节　肌

扫码"学一学"

口腔颌面颈部与咀嚼系统相关的肌群主要包括表情肌、咀嚼肌、颈部肌、腭肌、咽肌等。各肌群和诸肌之间有密切的联系，共同形成口颌系统的肌链，以此来保证正常的口腔生理功能。

一、表情肌

表情肌位置较表浅，位于浅筋膜内，起于颅骨骨面或筋膜，止于面部的皮肤，为扁而薄的皮肌（图4-16）。面部表情肌肌束多位于裂孔周围，呈环状和放射状排列，可以开大和缩小裂孔。主要分布在颅顶、面部口裂、睑裂、鼻孔的周围，可以分为环形肌组和辐射状肌组两种。表情肌的肌束薄弱，收缩力较小，协同运动时可以牵拉面部皮肤产生喜、怒、哀、乐等各种表情，同时在咀嚼、吮吸、吞咽、言语、呕吐和呼吸等活动中发挥着重要的作用。表情肌的运动由面神经支配。

头面部的表情肌，按照部位可分为口、鼻、眶、耳和颅顶等肌群，但与口腔关系最为密切的是口周围肌组，因此重点介绍。

口周围肌组，大部分都起自于上颌骨、下颌骨以及颧骨，最后止于口角、口唇周围的皮肤和黏膜，因此可将其分为口周围肌上组、口周围肌下组、口轮匝肌和颊肌，共4组肌。其中口轮匝肌呈环形排列环绕口周，其余各肌均在口裂的周围呈辐射状排列。

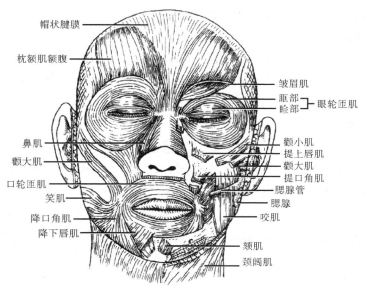

图 4-16　表情肌

（一）口周围肌上组

口周围肌上组主要包括笑肌、颧大肌、颧小肌、提上唇肌、提上唇鼻翼肌和提口角肌。

1. **笑肌**（risorius muscle）　起自腮腺咬肌筋膜，向前下止于口角部皮肤。由面神经的颊支支配。主要作用是牵拉口角向后外上方。

2. **颧大肌**（zygomaticus major）　起自颧骨的颧颞缝前方，向前下越过面动脉、面静脉，止于口角部皮肤。位置表浅，呈带状。由面神经的颊支及颧支支配。主要作用是牵拉口角向外上方。

3. **颧小肌**（zygomaticus minor）　起自颧骨外侧面的颧颌缝的后方，向前下方与颧大肌并行，止于口角内侧及上唇外侧皮肤。由面神经的颊支及颧支支配。主要作用是牵拉口角向外上方。

4. **提上唇肌**（levator labli superioris）　起自上颌骨的眶下缘和颧突附近，向下与口轮匝肌交织，止于上唇皮肤。由面神经的颊支及颧支支配。主要作用是牵拉上唇向上方。

5. **提上唇鼻翼肌**（levator labli superioris alaeque nasi）　起自上颌骨额突和眶下缘，向外下方走行，分为内侧束和外侧束。其中内侧束止于鼻大翼软骨和周围的皮肤；外侧束斜向下与提上唇肌共同参与口轮匝肌的构成。由面神经的颊支及颧支支配。主要作用是牵拉上唇和鼻翼向上方。

6. **提口角肌**（levator anguli oris）　起自上颌骨的尖牙窝，向下方走行，其中一部分肌纤维止于口角的皮肤，另一部分参与口轮匝肌的组成。由面神经的颊支及颧支支配。主要作用为上提口角。

（二）口周围肌下组

口周围肌下组主要包括降口角肌、降下唇肌和颏肌。

1. **降口角肌**（depressor anguli oris）　起自下颌骨的外斜线，向内上方走行至口角，其中一部分肌纤维止于口角的皮肤，另一部分参与口轮匝肌的构成；呈三角形。由面神经下颌缘支支配。主要作用为下降口角。

2. **降下唇肌**（depressor labli interioris）　起自下颌骨的外斜线，向内上方走行，止于下唇皮肤和黏膜，与对侧同名肌汇合参与口轮匝肌的构成；呈方形。由面神经下颌缘支支配。主要作用是下降下唇。

3. 颏肌（mentalis） 起自下颌骨侧切牙和中切牙根尖处的牙槽突骨面，向内下方走行，向下止于颏部的皮肤；呈圆锥状、位于降下唇的深面。由面神经下颌缘支支配。主要作用是上提颏部皮肤，使下唇靠近牙龈并前伸下唇。

（三）口轮匝肌

口轮匝肌（orbicularis oris）呈扁环形，由围绕口裂周围的数层不同方向的肌纤维构成（图4-17）。分为浅层、中层和深层。其中一部分肌纤维是从唇的一侧延伸到对侧，构成了口轮匝肌的浅层，是口轮匝肌的固有纤维；还有一部分肌纤维来自颊肌唇部，构成了口轮匝肌的深层；还有一部分肌纤维是中层，是由颧大肌、颧小肌、提口角肌、降口角肌和降下唇肌的等肌纤维共同参与组成。该肌由面神经颊支支配。主要作用是闭唇闭颌，并参与咀嚼、吮吸、进食和发音。

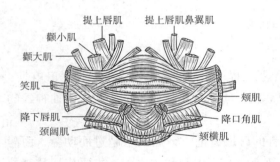
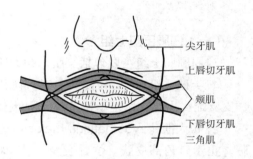

图4-17 口轮匝肌纤维

（四）颊肌

颊肌（buccinator）呈四边形，为扁肌，位于颊部，是构成颊部的基础（图4-18）。起自上颌骨、下颌骨第三磨牙牙槽突的外方和翼突下颌缝，在口角处肌纤维向前汇集，止于口角处、上下唇部、口角、颊部的皮肤。颊肌纤维向前交叉参与口轮匝肌的组成，其中下份纤维进入上唇、上份纤维进入下唇，产生交叉；但最上部肌纤维和最下部的肌纤维并不交叉，而是分别各自进入上、下唇部。该肌是口轮匝肌的拮抗肌，主要作用是牵引口角向后颊部，更贴近上下牙列，利于咀嚼和吮吸。

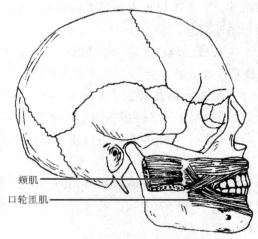

图4-18 颊肌和口轮匝肌

二、咀嚼肌

咀嚼肌左右成对，分布于颞下颌关节的周围，是运动颞下颌关节的主要肌。咀嚼肌有狭义和广义之分，狭义的咀嚼肌又称颌骨肌，主要包括翼内肌、翼外肌、颞肌、咬肌，共4组；广义的咀嚼肌还包括舌骨上肌群，与下颌骨运动相关。在咀嚼活动中，咀嚼肌能牵拉下颌骨做各个方向的运动以完成咀嚼。

（一）翼内肌

翼内肌（medial pterygoid muscle）位于颞下窝和下颌支的内侧面，分为翼内肌浅头和翼内肌深头，呈四边形，位置较深（图 4-19）。翼内肌浅头起自腭骨锥突和上颌结节；翼内肌深头起自翼突外侧板的内侧面和腭骨锥突；浅深两头环抱翼外肌下头向下、后、外侧，以腱板止于下颌支及下颌角内侧面。主要作用是上提下颌骨，并协助下颌前伸和向侧方运动。血液供应来自于上颌动脉的分支。由翼内肌神经支配。

（二）翼外肌

翼外肌（lateral pterygoid muscle）位于颞下窝，呈三角形（图 4-19）。分为翼外肌上头和翼外肌下头。翼外肌上头起自蝶骨大翼的颞下面、颞下嵴，翼外肌下头起自翼突外侧板的外侧面，肌束呈水平走行至后外侧；上头止于关节盘前缘和部分关节囊，下头止于髁突颈，两头汇聚于止点处。主要作用是牵引髁突和关节盘向前下方。双侧收缩可使下颌向前、下方运动，单侧收缩可使下颌向对侧运动。血液供应来源于上颌动脉的分支。主要由翼外肌神经支配。

（三）颞肌

颞肌（temporalis muscle）位于颞窝深筋膜的深面，呈扇形（图 4-20）。起自颞窝和颞深筋膜，肌纤维集中向下穿过颧弓深面，移行为强大的肌腱，止于下颌骨喙突下颌支前缘。主要作用是上提下颌骨、使下颌骨后退和侧方运动，使下颌产生咬合运动。一侧收缩使下颌向同侧运动，双侧收缩使下颌产生对称性咬合运动。血液供应来源于上颌动脉的分支。主要由颞深神经支配。

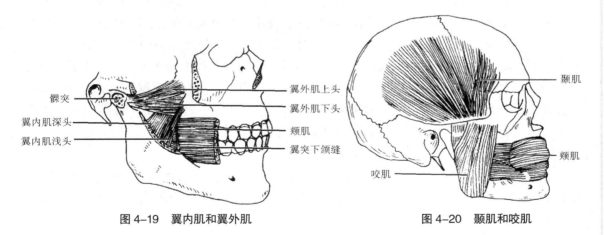

图 4-19 翼内肌和翼外肌　　　　图 4-20 颞肌和咬肌

（四）咬肌

咬肌（masseter muscle）位于下颌支的外侧，可分为浅层和深层，呈长方形（图 4-20）。浅层起自上颌骨的颧突和颧弓下缘的前 2/3，深层起自颧弓深面，肌纤维向下方，止于下颌支及下颌角的外侧面的咬肌粗隆。主要作用是上提下颌骨，使下颌骨微向前伸运动以产生强大的咬合力。双侧收缩可使下颌向前上方运动，单侧收缩可使下颌向收缩侧方向运动。

三、颈部肌群

颈部肌群根据其所在的位置可以分为颈浅肌群、颈中肌群和颈深肌群（图 4-21）。本节主要介绍与口腔咀嚼活动密切相关的颈浅肌群和颈中肌群。

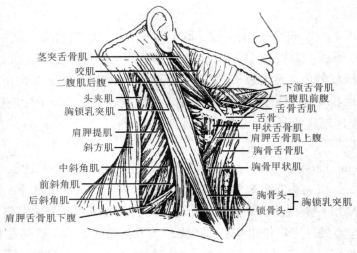

图 4-21　颈部肌群

茎突舌骨肌
咬肌
二腹肌后腹
头夹肌
胸锁乳突肌
肩胛提肌
斜方肌
中斜角肌
前斜角肌
后斜角肌
肩胛舌骨肌下腹

下颌舌骨肌
二腹肌前腹
舌骨舌肌
舌骨
甲状舌骨肌
肩胛舌骨肌上腹
胸骨舌骨肌
胸骨甲状肌
胸骨头 } 胸锁乳突肌
锁骨头

（一）颈浅肌群

颈浅肌群分为胸锁乳突肌和颈阔肌。

1. 胸锁乳突肌（sternocleidomastoid muscle） 位于颈阔肌之深面，颈部大血管之浅面。该肌粗壮而有力。斜行于颈部的两侧，起自胸骨柄的前面和锁骨的钩骨端，二头会合后斜向后上方，止于颞骨的乳突。主要作用是维持头部端正姿势，一侧收缩可使头部向同侧屈、面部转向对侧，两侧同时收缩可使头部后仰。

2. 颈阔肌（platysma muscle） 为长方形肌，位于颈部皮下，为一宽而薄的肌。该肌下缘起自三角肌和胸大肌的筋膜，越过锁骨和下颌骨向上内走行至面部。该肌分为前部纤维、中部纤维和后部纤维。其中前部纤维在颏正中联合下方与对侧的同名肌纤维交织，向上止于下颌体下缘；中部纤维附着于下颌骨下缘或在降口角肌的深面向内上行，止于下唇的外侧；后部纤维越过下颌骨及咬肌后下部，附着于面下部皮肤和皮下组织，与此同时和口角部肌纤维融合。该肌的主要作用是协助降下颌和牵引口角、下唇向下方，收缩时可使颈部皮肤出现皱褶。该肌也是颈部切口深度和下颌下切口的重要解剖标志。

（二）颈中肌群

颈中肌群主要包括舌骨上肌群和舌骨下肌群。该肌群主要位于胸骨、肩胛骨与下颌骨、颅底之间，以舌骨为界，该肌群分为上、下两组。该肌群肌肉共同收缩，能固定舌骨以利附着于舌骨的舌肌活动。

1. 舌骨上肌群 位于舌骨与下颌骨、颅底之间（图 4-22）。每侧 4 块，分别是二腹肌、下颌舌骨肌、颏舌骨肌和茎突舌骨肌。该肌群主要作用是下降下颌骨，上提舌骨、口底和舌，协助吞咽。

（1）二腹肌　分为前腹和后腹。其中前腹起于二腹肌窝，后腹起于颞骨的乳突切迹，前腹行向后下方、后腹行向前下外侧，共同

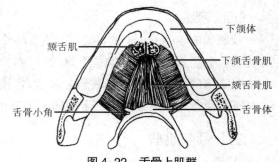

图 4-22　舌骨上肌群

下颌体
颏舌肌
下颌舌骨肌
颏舌骨肌
舌骨小角
舌骨体

止于中间腱。主要作用是下降下颌骨和拉舌骨向前。血液供应来源于颏下动脉和舌下动脉。主要由面神经的分支下颌舌骨肌神经支配。

（2）下颌舌骨肌　起自下颌体内侧和下颌舌骨线，行向后内下方，止于舌骨体。呈三角形的扁肌。主要作用为下降下颌骨和拉舌骨向前。吞咽时可上提口腔底，将食团推入咽腔。血液供应来源于颏下动脉。主要由下颌舌骨肌神经支配。

（3）颏舌骨肌　起自下颌骨颏嵴，向后方止于舌骨体。为长柱状肌，位于下颌舌骨肌的上方。主要作用为下降下颌骨和拉舌骨向前。血液供应来源于颏下动脉。主要由舌下神经支配。

（4）茎突舌骨肌　起自茎突，斜行向前下方，止于舌骨体和舌骨大角的连接处。是一细小的梭形肌。主要作用是牵引舌骨向后和拉长口底。血液供应来源于面动脉的分支。主要由面神经分支支配。

2. 舌骨下肌群　每侧4块肌，位于颈前部，在舌骨下方的正中线两旁，分为浅层和深层。浅层包括胸骨舌骨肌和肩胛舌骨肌；深层包括胸骨甲状肌和甲状舌骨肌。主要作用是下降舌骨和喉，甲状舌骨肌在吞咽时可上提喉部使之靠近舌骨。

（1）胸骨舌骨肌　起自胸骨柄的后面，止于舌骨体的下缘，主要作用是下拉舌骨。由舌下神经降袢支配。

（2）肩胛舌骨肌　分为上腹和下腹。上腹起自中间腱，下腹起自肩胛切迹附近的肩胛骨上缘，止于舌骨体下缘中间腱。

（3）胸骨甲状肌　起自胸骨柄及锁骨胸骨端后面，止于甲状软骨斜线。主要由舌下神经降袢支配。

（4）甲状舌骨肌　起自甲状软骨斜线，止于舌骨体和舌骨大角的下缘。主要由舌下神经降袢支配该肌。

（三）颈深肌群

颈深肌群位于脊柱颈部的两侧及前方。分为内、外侧两群。内侧群包括颈长肌和头长肌，主要作用是屈头和屈颈；外侧群包括前斜角肌、中斜角肌、后斜角肌。前、中、后斜角肌均起自颈椎横突，前、中斜角肌止于第1肋，后斜角肌止于第2肋，主要作用是屈颈和使颈侧屈。

四、舌、腭、咽肌

（一）舌肌

舌肌为横纹肌，构成舌的主体，分为舌内肌和舌外肌两部分。舌内肌的起止均在舌内，包括舌上纵肌、舌下纵肌、舌横肌和舌垂直肌4部分。舌内肌的肌纤维纵横交织，收缩时改变舌的形态。舌外肌主要起于下颌骨、舌骨、茎突和软腭而止于舌，分别称为颏舌肌、舌骨舌肌、茎突舌肌和腭舌肌，收缩时改变舌的位置。舌内外肌共同作用使舌的运动复杂而灵活，使其在咀嚼、搅拌、构音、吮吸、吞咽中起到非常重要的作用。除腭舌肌外，舌肌由舌下神经支配，腭舌肌由迷走神经咽支支配。

1. 舌内肌　舌上纵肌和舌下纵肌收缩时使舌缩短；舌横肌收缩时使舌伸长；舌垂直肌收缩时使舌变宽。

2. 舌外肌

（1）颏舌肌（genioglossus）　位于颏舌骨肌的上方，起自下颌骨内面的上颏棘及邻近部位肌纤维，在矢状面上呈扇形从前方向后上方发散分布，止于舌正中线两侧。两侧颏舌肌同时收缩使舌伸向前下；单侧收缩可使舌尖伸向对侧。

（2）舌骨舌肌（hyoglossus） 起自舌骨体的外侧和舌骨大角。肌纤维向上且略向前走行，在颏舌肌后部的外侧与茎突舌骨肌和舌内肌的肌纤维相交汇。舌骨舌肌收缩时可将舌拉向后下。

（3）茎突舌肌（styloglossus） 起自茎突的下部分和茎突舌骨韧带的上部分，肌束在向前下方行走的过程中逐渐加宽，在翼内肌和舌神经的深面止于舌，其中大部分肌纤维在舌侧面延伸形成表浅的纵形肌束，另一些肌纤维则与颏舌肌融合止于舌的深部。

（4）腭舌肌（palatoglossus） 并不是真性舌外肌，肌束很小，自软腭下行至舌背的后外侧，与表面的黏膜皱襞一起形成所谓的腭舌弓（参见腭肌部分）。

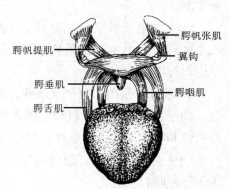

图4-23 腭部肌

（二）腭肌

腭肌位于软腭内，又称腭部肌（图4-23）。一共五组肌肉，包括腭帆提肌、腭帆张肌、腭舌肌、腭垂肌和腭咽肌。各肌的肌束在软腭背、腹面汇集，于腭腱膜的背、腹面交织成肌板，构成软腭的主体。

1. **腭帆提肌（levator veli palatine）** 为软腭的主要肌。起自颞骨岩部下方、颈动脉管的前方和咽鼓管软骨和膜部，向前内下走行，在咽鼓管的下方进入软腭，参与软腭的构成。主要作用是使咽侧壁向内移动和上提软腭。

2. **腭帆张肌（tensor veli palatini）** 为三角形薄肌，位于腭帆提肌的前方和外侧。起自咽鼓管软骨外侧壁和翼突内侧板基部，在翼内板和翼内肌之间下行，其纤维逐渐形成一小肌腱，附着于硬腭后缘，止于腭腱膜。作用是拉紧软腭，开放咽鼓管，单侧收缩可牵拉软腭向一侧。

3. **腭舌肌（palatoglossus）** 起自舌根外侧缘，与其表面被覆的黏膜皱襞共同形成腭舌弓。作用是下降软腭和缩小咽门，上提舌根。

4. **腭垂肌（musculus uvulae）** 位于腭咽肌后方的深面，又称悬雍垂。起自腭骨鼻后嵴和腭腱膜，肌纤维纵向向下止于腭垂黏膜下。作用是牵拉腭垂向上方和使悬雍垂偏向一侧。

5. **腭咽肌（palatopharyngeus）** 起自甲状软骨后缘和咽侧壁，肌束斜向上内，止于硬腭后缘和腭腱膜的背面。在软腭内被腭帆提肌分为内、外侧束，与表面覆盖的黏膜共同形成腭咽弓。主要作用是上提咽、喉和下降软腭，同时使腭咽弓向中靠拢以缩小咽峡。

（三）咽肌

包括咽缩肌和咽提肌（图4-24）。咽肌与腭肌、舌肌协同对吞咽活动起重要作用，并参与发音时的腭咽闭合。

1. **咽提肌** 包括腭咽肌、茎突咽肌和咽管咽肌，共3对。该肌的作用是通过收缩上提咽和喉，以协助吞咽和封闭喉口。

2. **咽缩肌** 包括咽上缩肌、咽中缩肌、咽下缩肌，共3对。该肌的作用是缩小咽腔，在吞咽时咽上缩肌、咽中缩肌、咽下缩肌自上而下有力地收缩，促使食团进入食管。

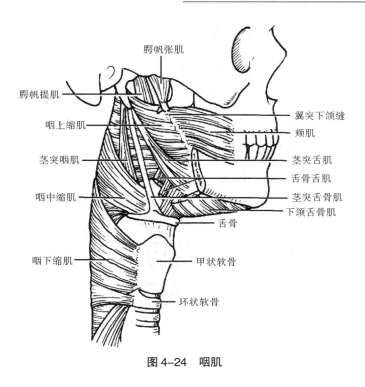

图 4-24　咽肌

 知识拓展

　　口腔颌面颈部肌群组成了一个完整的口颌系统肌链。该肌链中的各组肌群间都有密切联系，任何一组肌的活动都会直接或间接地牵动另一组肌的张力和功能。该肌链中各肌群之间需要保持平衡和协调，这是行使正常生理功能所必需的，否则就可能引起肌肉功能失调甚至结构紊乱。临床上对该肌链的认识对认识肌肉痉挛、错合畸形的发生机制以及颞下颌关节紊乱疾病的发生有着重要的临床意义。

　　头颈部中与口颌系统功能相关的肌链有三条：水平肌链、垂直肌链、姿态肌链。

第四节　面颈部血管及淋巴

　　口腔颌面颈部的动脉、静脉纵横交错，血运非常丰富。口腔颌面颈部的动脉主要来源于颈总动脉和锁骨下动脉（图 4-25）；口腔颌面颈部的静脉分为浅静脉和深静脉，主要经颈外静脉和颈内静脉回流入心。

一、动脉

　　口腔颌面颈部的血运十分丰富，颈总动脉在颈部分为颈内动脉、颈外动脉。颈内动脉经颅底的颈动脉管进入颅腔，供应眶内结构、额部、脑的前 3/5 等处的血液；颈外动脉供应颅顶、硬脑膜、颈前部、口腔颌面部等处的血液。颈内动脉、颈外动脉之间和两侧颈外动

扫码"学一学"

脉之间及其与锁骨下动脉之间均有血管吻合。

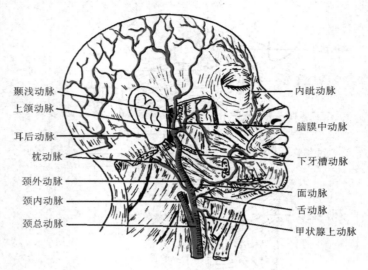

图 4-25　头颈部的动脉

（一）颈总动脉

颈总动脉（common carotid artery）是头颈部的动脉主干，左侧较长，右侧较短。左、右起始不同，左侧起自主动脉弓，右侧起自头臂干，两侧颈总动脉均经胸锁关节后方走行向上方，经食管、气管、喉的外侧和胸锁乳突肌的深面，至甲状软骨上缘高度分为颈内动脉和颈外动脉。临床应用：颈总动脉在颈动脉三角位置表浅，仅有皮肤、浅筋膜及颈阔肌被覆，可在此处触及该动脉搏动，临床上常作为测脉搏、暂时性压迫止血和进行颈动脉穿刺造影的部位。当头面部大出血时，可在胸锁乳突肌前缘的环状软骨高度，向后内侧将颈总动脉压向第 6 颈椎的颈动脉结节，进行暂时急救止血。

在颈总动脉分叉处有颈动脉窦和颈动脉体（颈动脉小球）两个重要结构，分别是压力感受器和化学感受器。

 知识拓展

　　颈内动脉从颈动脉三角内起自颈总动脉，沿咽侧壁向上达颅底，穿颞骨岩部颈动脉管进入颅腔，是营养脑、眶内结构和额鼻部的动脉主干，包括颈内动脉颈部和颈内动脉颅内部。

（二）颈外动脉

颈外动脉（external carotid artery）从颈总动脉分出后，先位于颈内动脉的前内侧，然后经其前方转至外侧，再经二腹肌后腹和茎突舌骨肌深面上行，沿途分出 6 个分支，最后穿腮腺至下颌颈处后分为颞浅动脉和上颌动脉 2 个终支，总共 8 个分支，分别是：甲状腺上动脉、舌动脉、面动脉、上颌动脉、咽升动脉、枕动脉、耳后动脉、颞浅动脉。

1. 甲状腺上动脉（superior thyroid artery）　为颈外动脉的第一分支。在舌骨大角稍下方从颈外动脉起始部的内侧壁发出，向前下方呈弓形弯曲，沿甲状软骨外侧下行到达甲状腺上极，分支进入甲状腺（图 4-26）。其分支与对侧同名动脉相吻合，并与甲状腺下动脉的分支相交通。临床应用：甲状腺下动脉是一个常用的临床标志。临床上甲状腺上动脉的起点处常作为颈外动脉逆行插管区域化疗、在该动脉与舌动脉之间进行颈外动脉结扎术的解剖标志。

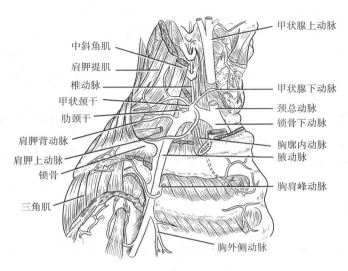

图 4-26 甲状腺上动脉

2. 舌动脉（lingual artery） 在舌骨大角水平处自颈外动脉前壁发出（图 4-27），位置在甲状腺上动脉起点的稍上方。因此舌骨大角常作为寻找舌动脉起始处的标志。在行程中舌动脉可以舌骨舌肌为界分为三段。

（1）第一段 是自其起点处至舌骨舌肌后缘处的一段。此段经颈动脉三角，呈弓形稍向上凸，分出扁桃体支，然后弯曲向下方，经舌下神经内侧，至二腹肌中间腱附着于舌骨处的上方，到达舌骨舌肌的后缘。临床应用：此段的位置较浅，易于暴露，临床上常将此段作为游离瓣手术血管吻合的受区动脉，或作为舌动脉结扎术的部位，以控制舌部手术或损伤时的出血。

（2）第二段 是位于舌骨舌肌深面的一段。此段沿舌骨上缘水平前行，在舌骨舌肌深面向上发出舌背动脉，供应舌根部肌和黏膜的血液，其终支不超过界沟和正中线。

（3）第三段 是从舌骨舌肌前缘处分为舌下动脉和舌深动脉两个终支的一段。舌下动脉起始后，在颏舌肌与下颌舌骨肌之间前行至舌下腺，供应口腔底黏膜、舌下腺和舌肌的血液供应。舌深动脉为舌动脉的直接延续，在舌骨舌肌前缘转向上行，经舌神经内侧，颏舌肌与舌下纵肌、舌系带两侧的黏膜的深面，迂曲前行至舌尖部，供应舌黏膜和舌肌的血液。

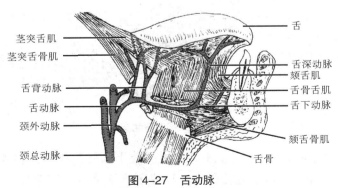

图 4-27 舌动脉

3. 面动脉（facial artery） 又称颌外动脉，在舌骨大角的稍上方，约平下颌角高度。起自于颈外动脉的前壁，行向前内上方。经二腹肌后腹与茎突舌骨肌的深面进入下颌下三角，穿过下颌下腺鞘到达腺体的上缘，然后急转向外，经咬肌止点处的前缘，呈弓形绕过下颌体上行到达面部，在面神经下颌缘支深面以及笑肌和颧大肌的深面。然后在颊肌浅面和面静脉的前方迂曲行向前上方，经口角和鼻翼外侧到达内眦，即易名为内眦动脉。临床应用：面动脉在咬肌前缘绕下颌体下缘处的位置表浅。因此，在活体可摸到面动脉的搏动，所以，当面部出血时可在该处压迫以达到止血作用，也可以在此处行动脉插管注入化学药物来治疗颌面部的恶性肿瘤。面动脉的主要分支介绍如下。

（1）腭升动脉（ascending palatine artery） 从面动脉起始部发出，沿咽上缩肌与翼内肌之间上行到达颅底，供应软腭和腭扁桃体等处的血液。

（2）颏下动脉（submental artery） 从面动脉即旋转至面部处发出，在下颌体下方沿下颌舌骨肌浅面前行至颏部，供应舌下腺、颏部和舌骨上区前部的血液，并与舌下动脉、下唇动脉和颏动脉相吻合。

（3）下唇动脉（inferior labial artery） 在近口角处自面动脉发出，继而在降口角肌深面迂曲前行，穿过口轮匝肌，沿下唇黏膜下层行至中线，并与对侧下唇动脉吻合，供应下唇黏膜、腺体和肌的血液。

（4）上唇动脉（superior labial artery） 在口角附近自面动脉发出，经过口轮匝肌与上唇黏膜之间前行到中线，然后与对侧同名动脉相吻合，供应上唇部位的血液。临床应用：由于双侧上、下唇动脉在距唇红缘深面约4mm处的唇黏膜下互相吻合，围绕口裂形成动脉环、用手指捏住上、下唇的边缘，可扪及动脉环的搏动，因此在临床施行唇裂修复术或严重的唇外伤出血时，可用唇夹或拇指、示指夹住口唇进行暂时止血。

（5）内眦动脉（angular artery） 是面动脉的末段，经鼻的外侧上行。供应鼻背和鼻翼等处的血液，末端行至内眦，并与眼动脉的分支相吻合。

4. 上颌动脉（maxillary artery） 又称颌内动脉，是颈外动脉的终支之一。在下颌髁突颈的内后方起自颈外动脉，经下颌髁突颈的深面前行至颞下窝，在翼外肌的浅面或深面行向前上方，然后经翼上颌裂进入翼腭窝（图4-28）。根据上颌动脉的行程及其与骨骼肌、骨的位置关系，可将上颌动脉分为三段：第一段为下颌段，第二段为翼肌段，第三段为翼腭段。

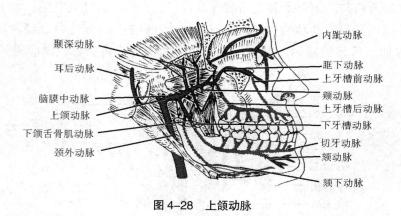

颞深动脉　　内眦动脉
耳后动脉　　眶下动脉
脑膜中动脉　　上牙槽前动脉
上颌动脉　　颊动脉
　　　　　　上牙槽后动脉
下颌舌骨肌动脉　　下牙槽动脉
颈外动脉　　切牙动脉
　　　　　　颏动脉
　　　　　　颏下动脉

图4-28 上颌动脉

（1）第一段 为起始处至翼外肌下缘。横行经下颌髁突颈的深面和耳颞神经的浅面，越过深面的下牙槽神经。临床上施行髁突切除或颞下颌关节成形术时要注意保护。该段主要分支如下。

1）脑膜中动脉（middle meningeal artery） 从上颌动脉发出后，经耳颞神经两根之间，穿棘孔进入颅中窝，分为前、后支，供应硬脑膜的血液。

2）下牙槽动脉（inferior alveolar artery） 从上颌动脉的下壁发出，紧贴下颌支内磨牙、牙槽突、牙周膜及牙龈等。然后在第一前磨牙处分为两支，一支为颏动脉，较粗大，出颏孔至颏部，供应颏部和下唇的血液，并与颏下动脉和下唇动脉相吻合；另一支为切牙动脉，较细小，经尖牙和切牙根部的下方，与对侧的同名动脉相吻合，供应下颌尖牙和切牙的血液。

（2）第二段 为最长的一段，自翼外肌下缘至翼上颌裂。经翼外肌下头的浅面，有时也经其深面，斜行向前上方，行走于颞肌深面，然后再经翼外肌两头之间到达翼上颌裂。分支为咀嚼肌、颊肌和颞下关节囊等结构提供血液。

（3）第三段 是上颌动脉的末段，经翼上颌裂进入翼腭窝，主要分支如下。

1）上牙槽后动脉（posterior superior alveolar artery） 自上颌动脉进入翼腭窝处发出，沿上颌体的后方下行。发出分支后穿过牙槽孔进入上颌窦后壁的牙槽管，分支供应上颌磨牙、前磨牙和上颌窦黏膜的血液。还有分支沿骨膜继续行向前下方，为上颌磨牙、前磨牙、牙槽突颊侧的黏膜和牙龈等提供血供。

2）眶下动脉（infraorbital artery） 是上颌动脉的终末，经眶下裂进入眶，沿眶下沟、眶下管前行，出眶下孔到达面部，在颧小肌、提上唇肌和提上唇鼻翼肌的深面，为颊部、上唇根部和唇侧牙龈提供血液，并且与上唇动脉和内眦动脉相吻合。眶下动脉在眶下管内发出上牙槽前动脉、上牙槽中动脉，经上颌窦前外侧壁的牙槽管至牙槽突。为上颌前牙、牙周组织和上颌窦黏膜提供血液。上牙槽前动脉和上牙槽后动脉在上颌窦前、后外侧壁内相互吻合。

3）腭降动脉（descending palatine artery） 自翼腭窝内从上颌动脉发出，经翼腭管下行，分为腭大动脉、腭小动脉（图4-29）。腭大动脉出腭大孔，沿腭沟前行，为硬腭黏膜和上颌腭侧牙龈提供血液。腭大动脉的末段为鼻腭支，经切牙孔穿切牙管进入鼻腔，与蝶腭动脉的鼻中隔支相吻合。腭小动脉出腭小孔行向后方，为软腭和腭扁桃体提供血液。

4）蝶腭动脉（sphenopalatine artery） 是上颌动脉的终支之一，在翼腭窝内自上颌动脉发出，经蝶腭孔至鼻腔（图4-29）。为鼻腔外侧壁、鼻旁窦和鼻中隔等提供血液供应。

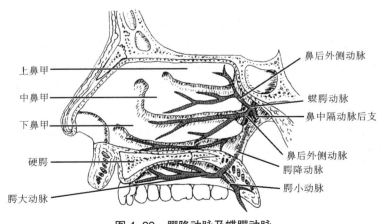

图4-29 腭降动脉及蝶腭动脉

5. **咽升动脉**（ascending pharyngeal artery） 是颈外动脉最小的分支，从颈外动脉起始部的内侧壁发出，沿咽侧壁上行到达颅底，为咽、软腭、腭扁桃体和颈深部的肌群等处提供血液。

6. **枕动脉**（occipital artery） 起自颈外动脉的后外侧壁，沿二腹肌后腹的下缘行向后上方，经乳突根部内侧向后方，在斜方肌和胸锁乳突肌附着点之间穿出筋膜到达枕部，为胸锁乳突肌、耳郭背面和乳突提供血液。

7. **耳后动脉**（posterior auricular artery） 起自颈外动脉后壁，在腮腺深面沿茎突舌骨肌上缘行向后上方，经面神经干浅面，到达外耳道软骨与乳突之间，为耳郭后部的肌和皮肤提供血液供应。耳后动脉、枕动脉和颞浅动脉均有血管吻合。

8. **颞浅动脉**（superficial temporal artery） 是颈外动脉的又一终支。在下颌髁突颈高度从颈外动脉发出，与颞浅静脉和耳颞神经伴行，然后从腮腺上缘穿出，在颧弓上方约3cm处分为额支和顶支两个终支（图4-30）。主要分支如下。

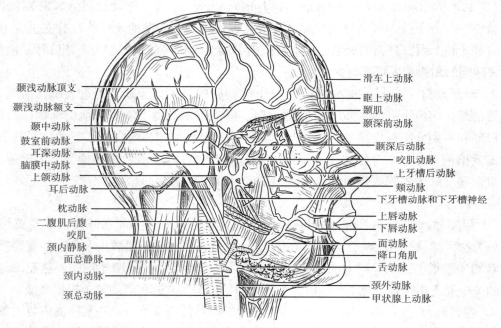

图 4-30　颞浅动脉及其分支

左侧标注（自上而下）：颞浅动脉顶支、颞浅动脉额支、颞中动脉、鼓室前动脉、耳深动脉、脑膜中动脉、上颌动脉、耳后动脉、枕动脉、二腹肌后腹、咬肌、颈内静脉、面总静脉、颈内动脉、颈总动脉

右侧标注（自上而下）：滑车上动脉、眶上动脉、颞肌、颞深前动脉、颞深后动脉、咬肌动脉、上牙槽后动脉、颊肌、下牙槽动脉和下牙槽神经、上唇动脉、下唇动脉、面动脉、降口角肌、舌动脉、颈外动脉、甲状腺上动脉

（1）**面横动脉**（transverse facial artery） 从腮腺内自颈外动脉的前壁发出，然后经咬肌浅面的颧弓与腮腺管之间水平前行，终于眼外眦的下方，并与面动脉和眶下动脉的分支相互吻合，为腮腺、颞下颌关节、咬肌及邻近皮肤提供血液。

（2）**额支** 是颞浅动脉的前终支，斜行向上方迂曲于额部皮下，为额部提供血液，并与眼动脉的分支相互吻合。

（3）**顶支** 比额支大，是颞浅动脉的后终支，经颞筋膜面行向后上方，与对侧顶支、耳后动脉、枕动脉以及同侧的额支相吻合，为颅顶部提供血液。

知识拓展

在耳屏前上方的颧弓根部，颞浅动脉的位置恒定且表浅，可扪及该动脉的搏动，常用于压迫止血和测量脉搏，也是动脉插管进行化疗和造影常选用部位。

（三）颈内动脉

颈内动脉（internal carotid artery）在颈部无分支。由颈总动脉发出后，颈内动脉垂直上升至颅底，经颈动脉管入颅腔，分支分布于视器和脑。

（四）锁骨下动脉

锁骨下动脉（subclavian artery）起自主动脉弓（左侧）或头臂干（右侧），经胸锁关节后方斜向外侧出胸廓上口至颈根部，向外侧穿过斜角肌间隙，至第1肋外侧缘延续为腋动脉。上肢出血时可在锁骨中点上方向后下方将该动脉压向第1肋进行止血。主要分支如下。

1. 椎动脉　在前斜角肌内侧自锁骨下动脉发出，向上穿第1~6颈椎横突孔，经枕骨大孔进入颅腔，两侧椎动脉汇合成一条基底动脉，分布于脑和脊髓。

2. 甲状颈干　为一短粗干，在椎动脉外侧的前斜角肌内侧缘附近自锁骨下动脉发出，立即分为甲状腺下动脉和颈横动脉等数支，分布于甲状腺、咽和食管、喉和气管以及肩部肌、脊髓及其被膜等处。

3. 肋颈干　为一短干，在甲状颈干的外侧自锁骨下动脉发出，分为肋间上动脉和颈深动脉，颈深动脉分布于颈深部，并与枕动脉的降支相吻合。

（五）头颈部的动脉吻合

头颈部的动脉极为丰富，相互吻合，形成了具有广泛联系的动脉网。主要的动脉吻合介绍如下。

1. 颈外动脉分支之间的吻合　左、右侧的上、下唇动脉在口唇内形成动脉环；两侧颞浅动脉的分支在颅顶部吻合形成动脉网；一侧颏下动脉与舌下动脉、颏动脉之间形成丰富的吻合。

2. 颈内、外动脉之间的吻合　内眦动脉与眼动脉的分支在内眦处形成吻合；颞浅动脉额支与眶上动脉在额部形成吻合。

3. 颈内、外动脉与锁骨下动脉之间的吻合　甲状腺上、下动脉在甲状腺鞘内互相吻合；颈内动脉分支在端脑底面借大脑动脉环与基底动脉分支相吻合；枕动脉的降支在颈部与颈深动脉的升支之间相吻合。

头颈部广泛的动脉吻合，为组织提供了充足的血液供应，有利于创伤的愈合、整形手术的成功。在较大范围手术时，为防止出血过多会结扎动脉主干，但仍可以通过吻合支保证局部血液供应。但是，由于动脉之间的广泛吻合，口腔颌面颈部损伤或手术时出血较多，不能完全止血。

二、静脉

口腔颌面颈部的静脉主要分为浅静脉和深静脉（图4-31）。浅静脉接受口腔颌面颈部浅层组织的血液，然后汇入深静脉，最后深静脉通过颈内静脉和颈外静脉向心回流。整个静脉的行程和分布大多与动脉基本一致，但是静脉的分支更多而细，且变异也较多，相互吻合更丰富，常呈网状分布。

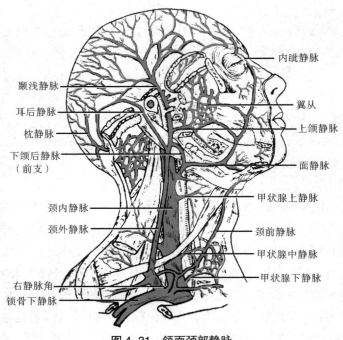

图4-31　颌面颈部静脉

（一）口腔颌面部浅静脉

口腔颌面部浅静脉主要有面静脉和颞浅静脉。

1. 面静脉（facial vein）　又称面前静脉，起自内眦静脉，循颈外动脉的面动脉后方斜向后外下方到达咬肌前下角，沿途经过颧肌、笑肌、颈阔肌深面以及颊肌、咬肌浅面，再穿过颈深筋膜的浅层进入颈部，斜向后下进入下颌下三角，再经过下颌下腺、二腹肌后腹、茎突舌骨肌浅面，然后在下颌角后下方与后上方的下颌后静脉前支汇合成面总静脉，最后在舌骨大角附近注入颈内静脉。面静脉在行程中收集面动脉分布的内眦、鼻背、眶下区、上下唇及颏下区域的静脉血。

 知识拓展

面静脉大多有静脉瓣，而且皆呈袋状，袋口呈向心性开放，有瓣但不能阻止血液反流。由于这个解剖学特点，采用面静脉作为静脉吻合时必须加以注意。同时，面静脉部分行走于表情肌中，肌收缩时血液可反流，有的静脉内瓣膜少而薄弱，难以阻挡逆流，所以，当面部发生化脓性感染时，尤其是上唇部炎症和鼻根部炎症，容易在面静脉内形成血栓，如果处理不当或挤压感染部位，感染原或细菌栓子可经内眦静脉、眼上静脉逆流至颅内海绵窦，或经面深静脉至翼丛再到达海绵窦，导致颅腔内严重的海绵窦化脓性炎、血栓性静脉炎。所以临床上，常将鼻根部和两侧口角所连成的三角区域称为面部的"危险三角区"。

2. **颞浅静脉**（superficial temporal vein）　是在颞浅动脉后方，起始于头皮内的静脉网，由额支和顶支在颧弓上方汇合而成，在颧弓根部浅面穿入腮腺，沿途接收来自腮腺、颞下颌关节及耳郭的小静脉，最后在下颌髁突颈后方与上颌静脉合成下颌后静脉，并与眶上静脉、枕静脉、耳后静脉等有交通。

（二）口腔颌面部深静脉

主要包括翼静脉丛、上颌静脉、下颌后静脉、面总静脉。

1. **翼静脉丛**（pterygoid venous plexus）　又称翼丛，位于颞下窝内的翼内、外肌之间（图4-32），全部与上颌动脉分支伴行的静脉都参与了此静脉丛的形成，主要收纳口腔、颌面深部和眼的静脉血。翼丛向后汇合成为上颌静脉，然后再与颞浅静脉汇成下颌后静脉；所以在临床上行上牙槽后神经阻滞麻醉时一定要注意进针的方向、角度和深度，以免刺破翼静脉丛发生血肿。

翼丛与颅内、外静都有广泛的交通，向后外侧经上颌静脉汇入下颌后静脉，向前经面深静脉汇入面静脉，向上通过卵圆孔静脉丛和破裂孔导血管等处的静脉与海绵窦相交通。由于翼丛主要收集口腔颌面及眼的静脉血，所以这些交通静脉可将该处感染扩散蔓延到海绵窦。

2. **上颌静脉**（maxillary vein）　又称颌内静脉，位于颞下窝内，较短粗，起于翼丛的后端，与上颌动脉相伴行，再经下颌髁突颈与蝶下颌韧带之间，最后在下颌支后缘汇入下颌后静脉。

3. **下颌后静脉**（retromandibular vein）　又称面后静脉，由上颌静脉和颞浅静脉在腮腺内汇合而成，从腮腺下端穿出，经二腹肌和茎突舌骨肌到达下颌角分为前支和后支。前支行向前下方，在下颌角的后方与面静脉汇合成面总静脉；后支行向后下方，与耳后静脉汇合成颈外静脉。

4. **面总静脉**（common facial vein）　是一较短粗的静脉干，由面静脉和下颌后静脉的前支汇合而成，斜越舌下神经和颈内动脉、颈外动脉的浅面，在平舌骨大角高度汇入颈内静脉。

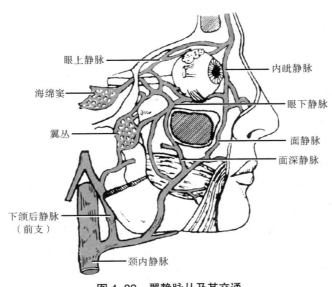

图4-32　翼静脉丛及其交通

（三）颈部浅静脉

颈部浅静脉主要有面总静脉、颈外静脉和颈前静脉（图4-33）。

1. 颈外静脉（external jugular vein） 位置比较表浅，是颈部最大的浅静脉。由下颌后静脉的后支和耳后静脉、枕静脉在下颌角处汇合而成，沿着胸锁乳突肌表面行向后下方，然后在锁骨中点上方约2.5cm处穿过颈深筋膜浅层，再汇入锁骨下静脉或静脉角。该静脉主要收集枕部和颈外侧部的皮肤、骨骼肌的静脉血。

2. 颈前静脉（anterior jugular vein） 起于颏下部的浅静脉，沿着颈前正中线两侧下行，然后在颈下部附近注入颈外静脉末端或锁骨下静脉。该静脉在胸骨上间隙内发出横行的交通支，左、右侧相吻合形成颈静脉弓，这是施行气管切开手术时容易损伤的血管。颈前静脉有时仅为一条，称为颈前正中静脉。该静脉收集颈前部皮肤的静脉血。

（四）颈部深静脉

颈部深静脉包括颈内静脉和锁骨下静脉（图4-33）。

1. 颈内静脉（internal jugular vein） 为头颈部的主要静脉干，很粗大，在颈静脉孔处起于乙状窦，其起始处膨大称颈静脉上球。颈内静脉下行于颈动脉鞘内，先后走行于颈内动脉和颈总动脉的外侧，然后行至胸锁关节后方与锁骨下静脉汇合成头臂静脉。颈内静脉的下端也稍膨大形成颈静脉下球，腔内有静脉瓣，这些静脉瓣可以防止血液逆流。

颈内静脉的颅外属支包括面总静脉、舌静脉、咽静脉和甲状腺上、中静脉等。颈内静脉周围有颈外侧深淋巴结与其紧密相连，所以在施行口腔颌面颈部恶性肿瘤手术时，需要切除

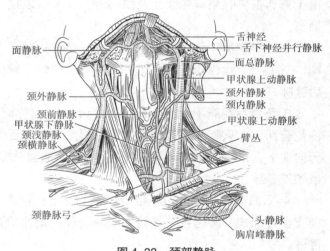

图4-33 颈部静脉

一侧或双侧颈内静脉，此时颅腔内静脉血的回流需要依靠其颅腔内、外静脉的交通支来代偿。

2. 锁骨下静脉（subclavian vein） 位于颈根部，在第1肋外侧起自腋静脉，向内侧走行至胸锁关节的后方，然后在前斜角肌的内侧缘与颈内静脉汇合成头臂静脉。两静脉汇合处形成的夹角称为颈静脉角，分别有胸导管和右淋巴导管注入。

三、淋巴

口腔颌面颈部的淋巴结和淋巴管道非常丰富，它们共同组成了该区域的机体防御系统。在正常非疾病状态下淋巴结软硬度等同于与软组织的软硬度，一般情况下不易触及。当局部有炎症或肿瘤等时，收纳局部淋巴回流的淋巴结会呈现不同程度的变化。一般发生炎症时，淋巴结会肿大和疼痛；如果是肿瘤入侵，淋巴结多呈固定肿大或可触及的活动性肿大。由于口腔颌面部的原发癌主要沿淋巴结转移，所以掌握头颈部淋巴结的分布、部位、收纳范围、淋巴流向及形态学改变，对肿瘤的诊断、治疗及预后等都有重要的临床意义。

头颈部淋巴结群可分为环形组淋巴结群和纵形组淋巴结群，这是根据口腔、颌面、颈部淋巴结所在的位置及排列方向来划分的。

（一）环形组淋巴结群

环形组淋巴结群由后向前环绕颌面及颈上部，位置较表浅，位于枕部、耳周、下颌下至颏下的区域，包括枕淋巴结、耳后淋巴结、腮腺淋巴结、下颌下淋巴结、面淋巴结及颏下淋巴结。本节主要叙述与口腔颌面颈部关系密切的腮腺淋巴结、面淋巴结和下颌下淋巴结（图4-34）。

1. **腮腺淋巴结（parotid lymphatic nodes）** 约20个，位于面侧部，是面部较大的淋巴结群。根据淋巴结在腮腺区的位置关系，可以分为腮腺浅淋巴结和腮腺深淋巴结。腮腺浅淋巴结位于腮腺表面和腮腺咬肌筋膜的浅面，一般为4~5个，主要收纳颞区、额区和耳郭、外耳道、眼睑外侧部、鼻根部等区域的淋巴，然后通过其输出淋巴管汇入腮腺深淋巴结和颈外侧上深淋巴结。腮腺深淋巴结一般为5~10个，位于腮腺内，排列在下颌后静脉和面神经的周围，主要收纳腮腺及其相应部位的面部皮肤、外耳道、咽鼓管和鼓室黏膜的淋巴。

2. **面淋巴结（facial lymphatic nodes）** 为1~5个，相对较小，位置分布不恒定，常位于面部皮下和表情肌浅面，大多沿面动脉和面静脉分布。该淋巴结主要收集来自上唇、部分上前牙牙龈、鼻、眶内侧、眼睑内侧、颊部及颧部内侧等处的淋巴，再通过其输出管向下汇入下颌下淋巴结。临床上，口腔颌面部发生炎症或肿瘤可引起面淋巴结反应性增大。

3. **下颌下淋巴结（submandibular lymphatic nodes）** 位于下颌下三角内，为4~6个，介于下颌体下缘或下颌骨内侧与下颌下腺之间。该淋巴结收纳颏下淋巴结、面淋巴结的输出淋巴管和下颌下腺、舌下腺、上唇、下唇外侧、颊部、鼻、牙龈、牙、眼睑内侧部、软腭和舌前2/3等处的淋巴，然后再通过其输出淋巴管伴随面静脉和面动脉汇入颈内静脉二腹肌淋巴结，或直接向后外侧沿肩胛舌骨肌下行，汇入颈内静脉肩胛舌骨肌淋巴结。

（二）纵形组淋巴结群

纵形组淋巴结群位置比较深，通常伴行在血管、神经或器官附近，呈纵形排列，依据其位置可分为咽后淋巴结、颈浅淋巴结、内脏旁淋巴结、颈外侧浅淋巴结、颈深上淋巴结、颈深下淋巴结、脊副淋巴结和锁骨上淋巴结；其输出淋巴管组成左、右颈干，左颈干汇入胸导管，右颈干汇入右淋巴导管。本节主要叙述颈浅淋巴结和颈深淋巴结（图4-35）。

1. **颈浅淋巴结（superficial cervical lymphatic nodes）** 为1~2个，有时多达4个，有时会缺如。颈浅淋巴结上方的淋巴结在胸锁乳突肌前缘和腮腺后缘之间，紧邻腮腺淋巴结；颈浅淋巴结下方的淋巴结在胸锁乳突肌浅面，沿颈外静脉分布。该淋巴结主要收集枕淋巴结的输出管及腮腺、耳后等处的淋巴，然后通过其输出管越过胸锁乳突肌，终止于胸锁乳突肌深面的颈深淋巴结。

2. **颈深淋巴结（deep cervical lymphatic nodes）** 为15~30个，是颈部最大的淋巴结群，上到颅底下至颈根部，伴随颈内静脉、副神经和颈横动静脉呈三角形排列；根据与这些解剖结构的关系，又可分为颈深上淋巴结、颈深下淋巴结、副神经淋巴结、锁骨上淋巴结。沿颈内静脉周围分布的颈深上淋巴结、颈深下淋巴结及其淋巴输出管和颈淋巴干共同组成颈内静脉链。

在纵形组淋巴结群中的颈二腹肌淋巴结亦称为角淋巴结，是颈深上淋巴结的组成部分，分布在面总静脉注入颈内静脉的交角处，该淋巴结在舌根癌的转移上有重要意义。颈内静脉肩胛舌骨肌淋巴结是颈深上淋巴结的组成部分，分布在肩胛舌骨肌中间腱与颈内静脉交叉处的附近，发生舌癌、下颌鳞癌、口底癌等转移时，常会侵及此淋巴结，具有重要的临床意义。

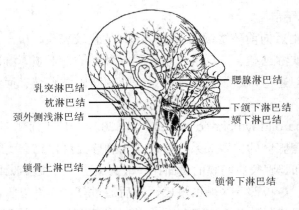

乳突淋巴结
枕淋巴结
颈外侧浅淋巴结
腮腺淋巴结
下颌下淋巴结
颏下淋巴结
锁骨上淋巴结
锁骨下淋巴结

图 4-34　颌面、颈部浅淋巴结

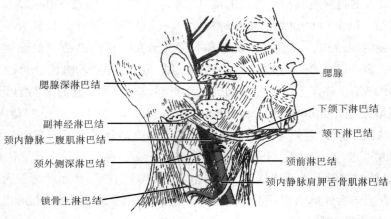

腮腺深淋巴结
副神经淋巴结
颈内静脉二腹肌淋巴结
颈外侧深淋巴结
锁骨上淋巴结
腮腺
下颌下淋巴结
颏下淋巴结
颈前淋巴结
颈内静脉肩胛舌骨肌淋巴结

图 4-35　颌面、颈部深淋巴结

第五节　颌面部神经

在口腔颌面颈部的周围神经中，与口腔医学最为密切相关的神经主要有：三叉神经、面神经、舌咽神经、舌下神经、迷走神经、副神经、颈丛、臂丛及颈交感干等。本节主要叙述三叉神经、面神经、舌下神经、舌咽神经。

一、三叉神经

三叉神经（trigeminal nerve）是所有脑神经中最大的一对神经（图 4-36），由较细小的运动神经纤维和较粗大的感觉神经纤维共同组成，主要支配颅前部、面部、眼眶、鼻腔、口腔等处的感觉和咀嚼肌运动及本体感觉。

在颅腔内，三叉神经以运动根（小部）和感觉根（大部）与脑桥臂相连。运动根较细小，紧贴在半月神经节下方进入下颌神经，主要支配咀嚼肌的运动和本体感觉。感觉根在颞骨岩部尖端的三叉神经压迹处扩展成扁平的半月神经节（图 4-37），其内含感觉神经细胞胞体。半月神经节细胞的周围突汇聚为三条神经干，分别是眼神经、上颌神经和下颌神经。其中眼神经和上颌神经是感觉神经，下颌神经是混合性神经。在面部三叉神经感觉纤维的分布都以睑裂和口裂为界，有较明确的分界（图 4-38）。

扫码"学一学"

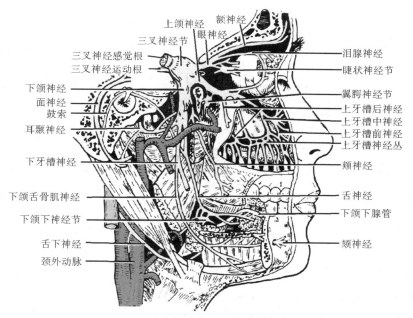

图 4-36　三叉神经

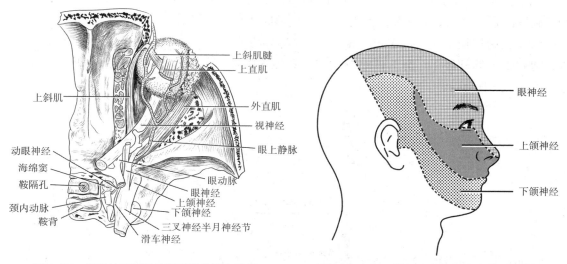

图 4-37　三叉神经半月神经节的位置和毗邻　　　图 4-38　三叉神经感觉纤维在面部的分布区

（一）眼神经

　　眼神经（ophthalmic nerve）是感觉神经，是三叉神经中最细的一支神经。起始于半月神经节之前的内侧，然后穿海绵窦的外侧壁，在窦内位于动眼神经和滑车神经下方以及颈内动脉和展神经外侧，最后向前经眶上裂入眶，分支包括额神经、泪腺神经、鼻睫神经，主要支配泪腺、眼球、眼睑、前额皮肤及一部分鼻腔黏膜等。

（二）上颌神经

　　上颌神经（maxillary nerve）是感觉神经（图 4-39），起始于半月神经节前缘中部，沿着海绵窦外侧壁下方走行，然后向前经圆孔到达翼腭窝上部，继而经眶下裂入眶部，然后更名眶下神经，继续向前经眶下沟、眶下管，最后出眶下孔到达面部。依据上颌神经的走行，可以把上颌神经分为 4 段，具体如下。

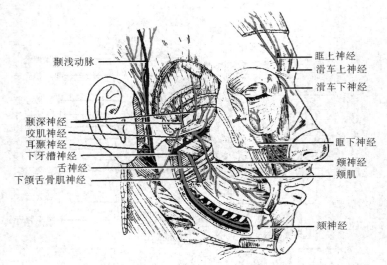

图 4-39　上、下颌神经及其分支

1. 颅中窝段　发出脑膜中神经，支配硬脑膜。

2. 翼腭窝段　发出颧神经、翼腭神经、上牙槽后神经。

（1）颧神经（zygomatic nerve）　从上颌神经上面分出，经过眶下裂入眼眶，再穿过眶外侧壁到达颧骨，分出颧面支和颧颞支，支配于颧部和颞部的皮肤。

（2）翼腭神经（pterygopalatine nerve）　又称蝶腭神经（sphenopalatine nerve），在翼腭窝内，起始于上颌神经干，分为两小支，向下穿经蝶腭神经节，然后与此节节后纤维一起组成以下分支（图 4-40）。

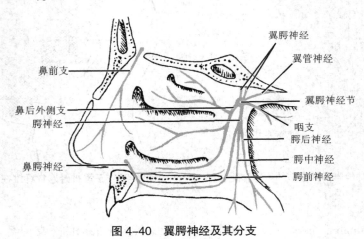

图 4-40　翼腭神经及其分支

1）鼻支（nasal branches）　经过蝶孔进入鼻腔，分支支配鼻甲、鼻中隔黏膜，其中一小支又称鼻腭神经，其沿着鼻中隔黏膜深面向前下行支配鼻中隔，然后继续经过切牙管出于切牙孔，支配上颌尖牙、侧切牙和中切牙的腭侧黏骨膜和牙龈，然后发出的分支与上牙槽前神经相互交通，再共同支配上颌中切牙。

2）腭神经（palatine nerve）　分为前支、中支和后支，都下行于翼腭管内。前支即腭前神经，最粗，出自腭大孔，向前支配上颌第三磨牙至尖牙腭侧黏骨膜和牙龈，然后在上颌尖牙的腭侧黏骨膜内与鼻腭神经相互交通吻合。中支即腭中神经，后支即腭后神经，两支均下行出腭小孔，支配软腭及腭扁桃体。

（3）**上牙槽后神经**（posterior superior alveolar nerve）　一般有 2~3 支，在上颌神经入眶下裂前发出，然后伴同名血管下行至上颌骨的后面，分出上牙龈支，支配上颌磨牙颊侧黏膜和牙龈，然后再进入上颌骨的牙槽孔，继而经上颌窦后壁的牙槽管下行，支配上颌第三磨牙、第二磨牙及第一磨牙的腭根、远中颊根及其牙周膜、牙槽骨、上颌窦黏膜，并在上颌第一磨牙的近中颊根与上牙槽中神经吻合。

3. **眶内段**　上颌神经入眶下裂以后又称眶下神经，有如下分支。

（1）**上牙槽中神经**（middle superior alveolar nerve）　在眶下管后段起始于眶下神经，继而经上颌窦前外壁的牙槽管下行，支配上颌第二双尖牙、第一双尖牙及上颌第一磨牙的近中颊根及其牙周膜、牙槽骨、颊侧牙龈和上颌窦黏膜，然后与上牙槽前、后神经相互吻合。

（2）**上牙槽前神经**（anterior superior alveolar nerve）　在距眶下孔 6~10mm 处发于眶下神经，继而经上颌窦前外壁的牙槽管下行，支配上颌尖牙、侧切牙、中切牙及其牙周膜、牙槽骨、唇侧牙龈、上颌窦黏膜等。

上牙槽前神经、上牙槽中神经和上牙槽后神经这三支神经在到达其支配区域之前，会先在上颌骨牙槽突基底部互相吻合形成上牙槽神经丛，然后该丛分出 3 个分支。①上牙支：通过相应各牙的根尖孔入髓腔。②牙间支：通过牙槽间隔从固有牙槽骨穿出，支配相邻两牙的牙周膜，还有分支通过牙槽嵴穿出，支配相应的牙间乳头及唇颊侧牙龈。③根间支：通过牙根间隔从固有牙槽骨穿出，支配相邻两牙根的牙周膜。

4. **面段**　在眶下孔分出 4 个分支，即睑下支、鼻内侧支、鼻外侧支和上唇支，每支神经分别支配相应的部位。

（三）下颌神经

下颌神经（mandibular nerve）位于上颌神经的外侧（图 4-41），由三叉神经节前缘的外侧部发出，是三叉神经中最大的分支。由大小两根组成，是由感觉根纤维和运动根纤维组成的混合性神经。粗大的感觉根发于半月神经节前缘的外侧，细小的运动根走行于半月神经节下方，两根共同穿过卵圆孔出颅腔。当该神经进入颞下窝时，两根合并行于腭帆张肌和翼外肌之间，发出棘孔神经和翼内肌神经，支配硬脑膜与翼内肌，然后分为下颌神经前干和下颌神经后干。

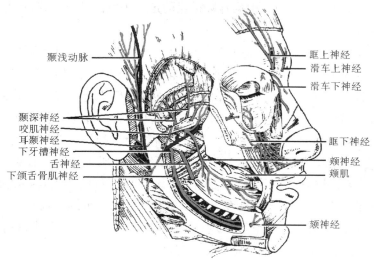

图 4-41　下颌神经及其分支

1. **脑膜支**　即棘孔神经，经棘孔入颅与脑膜中动脉伴行，分布于硬脑膜。

2. **翼内肌神经**　分布于翼内肌，并有1~2细支穿经耳神经节，分布于鼓膜张肌及腭帆张肌。

3. **下颌神经前干**　又称咀嚼肌神经，较细，经过翼外肌的深面走行，大部分为运动神经，支配颞肌、咬肌和翼外肌，有唯一的感觉神经——颊神经。

（1）颞深神经（deep temporal nerve）　前后各一支，分别是颞深前神经和颞深后神经，都经过翼外肌上缘入颞肌深面，支配该肌。

（2）咬肌神经（masseteric nerve）　通常和颞深后神经共干，两神经分开后，从咬肌神经向外，经过翼外肌的上缘，伴行于咬肌动脉，然后在颞肌和颞下颌关节间跨越下颌切迹，到达咬肌深面支配该肌。

（3）翼外肌神经（lateral pterygoid nerve）　走行于翼外肌的深面，发出分支，支配翼外肌上、下头。

（4）颊神经（buccal nerve）　又称颊长神经，行向前外，经过翼外肌两头穿出，然后在喙突内侧随下颌支前缘行向前下，然后在颞肌和咬肌前缘的覆盖下，穿颊脂垫，支配下颌第三磨牙至第二双尖牙的颊侧牙龈及颊部的黏膜和皮肤。

考点提示　颊神经是下颌神经前干中唯一的感觉神经。

4. **下颌神经后干**　较粗大，主要有3条分支，分别是耳颞神经、舌神经和下牙槽神经。前两支神经是感觉神经，后一支即下牙槽神经是混合性神经。

（1）耳颞神经（auriculotemporal nerve）　大多是以两根包绕脑膜中动脉后合并成一干，随翼外肌深面向后，绕髁突颈内侧到其后方入腮腺，然后在此分为上、下两支。

1）上支　自耳颞神经主干分出，呈直角弯曲向上，经腮腺的上缘穿出，越颧弓浅面，入颞区，有如下分支。①关节支：支配颞下颌关节。②耳前支、外耳道支：分别支配耳郭前上部、外耳道。③腮腺支：支配腮腺。④颞浅支：是耳颞神经上支的终支，上行越颧弓浅面，经耳郭前方，在颞浅动脉和静脉之间上行，支配颞区皮肤。

2）下支　与面神经相交通。根据耳颞神经的走行等解剖特点，在行颞下颌关节手术做耳前切口时应免损伤耳颞神经。

（2）舌神经（lingual nerve）　是下颌神经中最大分支之一，自下颌神经后干发出，在翼内肌和腭帆张肌间下行，经过翼外肌深面至其下缘，然后于翼内肌与下颌支间向下前行。继而向前下经舌骨舌肌与下颌舌骨肌间，居下颌下腺导管之上，旋至导管外侧，绕过导管下方到达其内侧，沿颏舌肌外侧与舌深动脉伴行至舌尖，临床上在做下颌下腺或舌下腺手术时，必须充分掌握此解剖结构关系，以免手术时伤及舌神经。该神经主要支配同侧舌侧牙龈、舌前2/3及口底黏膜和舌下腺。舌神经在行经翼外肌下缘时，收集面神经分出的鼓索，将面神经的味觉纤维分布于舌前2/3的味蕾，将副交感纤维导入舌神经下方的下颌下神经节，其节后纤维分布于下颌下腺及舌下腺，管理其分泌。舌神经通常在下颌第三磨牙远中舌侧下方处位置比较表浅，表面仅盖以黏膜，因此做单纯舌神经阻滞麻醉可在此处注射，在拔除阻生下颌第三磨牙时，注意防止损伤该神经。

（3）下牙槽神经（inferior alveolar nerve）　属于混合性神经，是下颌神经的分支中最大的一支，与舌神经相同，均经翼外肌深面，下行于翼内肌与下颌支间进入下颌神经沟，在该位置舌神经正好位于下牙槽神经之前内方约 1cm 处。下牙槽神经伴随下颌神经沟下行，同行的下牙槽血管经下颌孔入下颌管，沿途分支与下颌骨牙槽突基底部吻合形成下牙槽神经丛，并从该丛分出 3 条分支，即下牙支、牙间支和根间支，支配下颌第三磨牙至中切牙及其牙周膜和牙槽骨。该神经的分支走行出颏孔后，称颏神经，颏神经可以分为 3 支，其中两支支配下颌第一双尖牙至中切牙的唇颊侧牙龈及下唇黏膜和皮肤；另一支支配颏部的皮肤，并在中线与对侧同名神经吻合。下牙槽神经在走行于下颌第三磨牙的牙根下方时，距离根尖孔比较近，因此在取该牙的断根时须避免损伤该神经或将根尖推入下颌管内。另外，下牙槽神经入下颌孔之前还会分出下颌舌骨神经，向前下方行于下颌舌骨沟内，支配下颌舌骨肌及二腹肌前腹。

 知识拓展

下颌管的走行和相应的解剖特点

　　下颌管是下颌骨内的重要解剖结构，是下牙槽神经血管束通过的骨性管道，准确掌握该解剖对下牙槽神经麻醉、牙种植手术以及正颌外科手术都具有非常重要的作用。

　　1. 形态和管壁　下颌管在下颌支内行向前下，至下颌体内则几乎呈水平向前，经过牙槽窝下方发出小管到牙槽窝，最后经过颏管与颏孔相接，其与下颌第三磨牙的牙根尖较接近。

　　2. 位置　下颌管偏向下颌骨内侧面，位于下颌骨体部中下，下颌升支中线偏后。

　　3. 血管和神经　在下颌管中，下牙槽神经及伴随血管经被膜包绕成神经血管束，血管位于神经上方，位置恒定。

考点提示 　三叉神经在口腔的分布。

二、面神经

　　面神经（facial nerve）属于混合性神经，由 2 个根组成：运动根较大，含运动纤维；混合根较小，含有 3 种纤维，分别是味觉纤维、副交感纤维和一般躯体感觉纤维（图 4-42、图 4-43）。

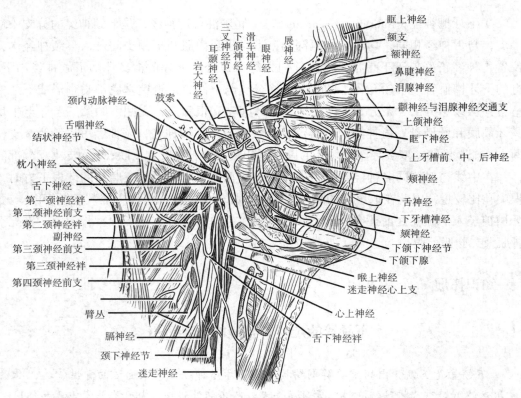

图 4-42　三叉神经与面神经

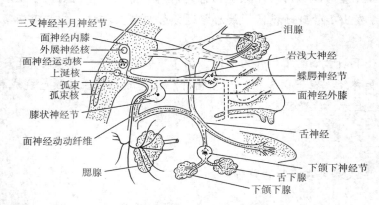

图 4-43　面神经运动、味觉及副交感纤维示意

（一）构成面神经的神经纤维

1. **运动纤维**　是面神经的主要成分，起于脑桥的面神经核，支配面部表情肌、颈周肌、镫骨肌、二腹肌后腹和茎突舌骨肌。

2. **副交感纤维**　属于分泌纤维，起自脑桥上泌涎核，从上泌涎核发出的节前纤维经鼓索到下颌下神经节交替，节后纤维分别支配下颌下腺及舌下腺；还可经岩大神经到蝶腭神经节，节后纤维分别支配泪腺、腭及鼻腔黏膜腺体。

3. **感觉纤维**　起于面神经管内的膝神经节，其中枢突经中间神经进入脑桥，周围突主要经岩大神经及鼓索分布，含有 3 种不同性质的传入纤维。①来自舌前 2/3 的味觉纤维（周围突），其中枢突终于孤束核的上部。②来自鼻腔后部及腭黏膜的传入纤维（周围突），其中枢突经孤束止于孤束核。③少量的传入纤维，经吻合支到达迷走神经耳支，然后与舌咽神经、迷走神经的同类纤维共同分布到外耳道及耳后皮肤，其中枢突终于三叉神经脊束核。

面神经从脑桥延髓沟的外侧部出脑后入内耳门，穿内耳道底入面神经管，在管内先向前外，继成直角转向后外，构成面神经膝（外膝），在此有膝状神经节。然后下行出茎乳孔，向前穿过腮腺，呈扇形分布到面部表情肌。因此，以茎乳孔为界，可以将面神经分为面神经管段和面神经颅外段。

（二）面神经管段的分支

面神经管段主要有 3 个分支，分别是岩大神经、镫骨肌神经和鼓索。

1. 岩大神经 又称岩浅大神经，主要含有副交感节前纤维，起于面神经膝状神经节，至蝶腭神经节交换神经元，节后纤维支配泪腺、鼻和腭黏膜的腺体。

2. 镫骨肌神经 支配镫骨肌。

3. 鼓索 在茎乳孔上方约 6mm 处于面神经发出，入鼓室，继而穿过岩鼓裂到达颞下窝加入舌神经。含有两种纤维。①味觉纤维：支配舌前 2/3 味蕾。②副交感纤维：于下颌下神经节内交换神经元，节后纤维支配下颌下腺及舌下腺腺体的分泌。

（三）面神经颅外段及其分支

面神经颅外段是面神经出茎乳孔后，弯向前方并稍向下，经外耳道软骨和二腹肌后腹之间，在腮腺的覆盖下过茎突根部、下颌后静脉及颈外动脉的浅面，进入腮腺峡部，分为颞面干和颈面干（图 4-44）。

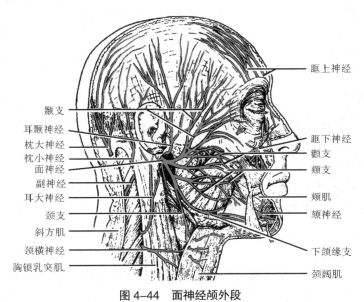

颞支
耳颞神经
枕大神经
枕小神经
面神经
副神经
耳大神经
颈支
斜方肌
颈横神经
胸锁乳突肌

眶上神经

眶下神经
颧支
颊支
颊肌
颏神经

下颌缘支
颈阔肌

图 4-44 面神经颅外段

1. 面神经主干 在茎乳孔出颅底（此段长约 2cm），位于茎突和乳突之间，通常在乳突前缘相当于乳突尖端上方约 1cm，距离皮肤表面深约 2cm 处。

2. 面神经进入腮腺前 有 3 个分支，分别是耳后神经、二腹肌支和茎突舌骨支。

3. 面神经腮腺段 面神经进入腮腺后，分为颞面干和颈面干（图 4-45）。颞面干较粗大，行向前上；颈面干较细小，沿下颌支后缘并行向下，发出 9~12 条神经，形成 5 组分支神经，分别是颞支、颧支、颊支、下颌缘支和颈支。各神经分支在腮腺内外都有相互的吻合，这样即使面神经部分分支受损，吻合支神经仍可以发挥一定的代偿能力。

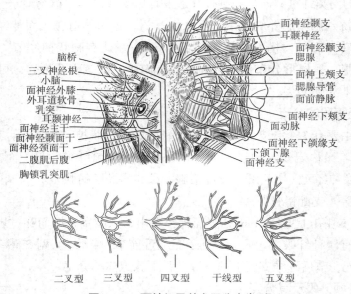

图 4-45　面神经及其主干分支类型

（1）颞支（temporal branches）　通常为 1~2 支，由颞面干分出，再经下颌髁突浅面或前缘从腮腺上缘穿出，然后在皮下组织中越过颧弓后段的浅面行向前上，支配额肌及眼轮匝肌上份、耳上肌和耳前肌。如果该支神经受损伤，同侧额纹会消失。

（2）颧支（zygomatic branches）　通常为 2~3 支，由颞面干分出，再经腮腺上缘、前缘穿出。该神经上部分支较细小，越过颧骨，支配上、下睑之眼轮匝肌；下部分支较粗大，沿颧弓下方、面横动脉之下平行向前，再经颧大肌、提上唇肌和提上唇鼻翼肌深面，支配上述相关肌肉。通常在眶下区该支神经会与三叉神经的眶下神经组合形成眶下丛。颧支神经支配眼睑闭合，起到保护眼球的重要作用。临床上在行颞下颌关节手术、颧骨和眶外侧壁手术时，应注意避免损伤该神经。

（3）颊支（buccal branches）　通常为 3~5 支，有时也可见 2 支或 6 支，由颈面干分出，也可能同时来自颞面干和颈面干，出腮腺前缘，行于腮腺咬肌筋膜表面。依据该支与腮腺导管的位置关系，分为上颊支和下颊支，上颊支位于腮腺导管上方，下颊支位于腮腺导管下方。上颊支通常较粗大，并且位置比较恒定，其体表投影约相当于耳屏前切迹与鼻翼下缘的连线上，平行于腮腺导管上方，行至提上唇肌、提上唇鼻翼肌深面，与眶下神经的上唇支形成眶下丛；下颊支通常位置不恒定，位于口角平面或稍上方向前走行。各颊支间在腮腺导管的上方和下方，或其深面或浅面相互吻合形成不规则的颊面袢，由袢发出的分支支配笑肌、颧大肌、颧小肌、提上唇肌、提上唇鼻翼肌、提口角肌、切牙肌、口轮匝肌、鼻肌及颊肌等肌。临床上，由于颊支与腮腺导管的关系密切，在做腮腺手术时常可以腮腺导管作为寻找颊支的解剖标志。临床上如果颊支受损，会出现鼻唇沟变浅或消失、上唇运动力减弱或偏斜以及食物积存于颊部等不适症状。

（4）下颌缘支（marginal mandibular branch or branches）　多为 2 支，也可为 1 支或 3 支，通常神经较细小，从颈面干分出，穿经腮腺的途径比较长，并且位置变异较大。该支从腮腺前缘或下端穿出，走行恒定于颈阔肌深面和颈深筋膜浅层之间，约在下颌下缘平面，自后向前依次越过下颌后静脉、下颌角、面静脉的浅面，但是下颌缘支与面动脉关系有所不同：如果下颌缘支为单支，可行经于面动脉浅面或深面；如果下颌缘支为多支，则其分支分别行经于面动脉的浅面和深面，继向上经降口角肌的深面，支配该肌及降下唇肌。但也有少数仍继续平下颌下缘前行一段，再转向上，支配降口角肌和降下唇肌。根据下颌缘支的走行，临床下颌下区切口多选择平行于下颌下缘以下 1.5~2cm，并须切开颈深筋膜浅层，使下颌缘支连同该层筋膜一并掀起，从而保护下颌缘支，避免其损伤致口角歪斜。

（5）颈支（cervical branch or branches） 通常为 1~2 支，从腮腺下端穿出，在颈阔肌深面、下颌角（平均距下颌角水平 8mm）与胸锁乳突肌之间，行向前下至下颌下区，分布于颈阔肌，发出分支与颈皮神经交通形成颈浅袢。颈支有时还发出一返支向前上并入下颌缘支。

三、舌下神经

舌下神经（hypoglossal nerve）是支配舌肌的运动神经。穿舌下神经管出颅，然后经二腹肌后腹深面穿颈内动脉、颈内静脉间呈弓形向前，越过颈内动脉和颈外动脉的浅面，再经二腹肌后腹深面入下颌下三角，在此处该神经位于下颌下腺深面并伴随其上方的下颌下腺导管，经过舌骨舌肌和下颌舌骨肌之间入舌下间隙。舌下神经在舌骨舌肌浅面支配舌外诸肌，至舌骨舌肌前缘分支支配舌内肌群。

四、舌咽神经

舌咽神经（glossopharyngeal nerve）是混合神经（图 4-46），一共含有 4 种纤维成分，分别是运动纤维、副交感纤维、味觉纤维和感觉纤维。运动纤维分部到茎突咽肌；副交感神经支配腮腺分泌；味觉纤维支配舌后 1/3 味觉；感觉纤维支配舌后 1/3、咽、咽鼓管、鼓室等处黏膜以及颈动脉窦和颈动脉体。该神经和迷走神经以及副神经一起从颈静脉孔出，下行于颈内动脉、静脉之间，然后在茎突咽肌后缘，向前在舌骨舌肌的内侧进入舌。该神经分出 6 条主要分支。①鼓室神经：其终支到耳神经节，节后纤维伴耳颞神经到达腮腺，负责腮腺分泌。②咽支：支配咽黏膜。③颈动脉窦支：支配颈动脉窦和颈动脉体，传导颈动脉窦和颈动脉体所感受的刺激入脑以调节心搏、血压和呼吸。④舌支：负责舌后 1/3 的味觉和一般感觉。⑤扁桃体支：支配腭扁桃体、舌腭弓和咽腭弓。⑥茎突咽肌支：支配茎突咽肌。

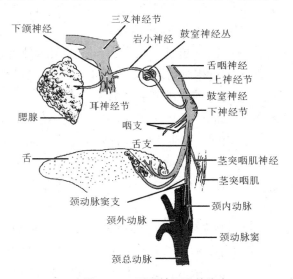

图 4-46 舌咽神经及其分支

第六节 唾液腺

唾液腺（salivary gland）位于口腔周围，能分泌并向口腔内排泄唾液。唾液腺分为大、小唾液腺。大唾液腺有 3 对，即腮腺、下颌下腺和舌下腺（图 4-47）。唾液腺分泌的唾液均通过各自的导管排入口腔。小唾液腺位于口腔各部的黏膜内，如唇腺、颊腺、腭腺和舌腺等，每个小腺体均有一腺管直接开口于口腔黏膜。唾液具有湿润口腔、杀菌和初步消化食物等功能。

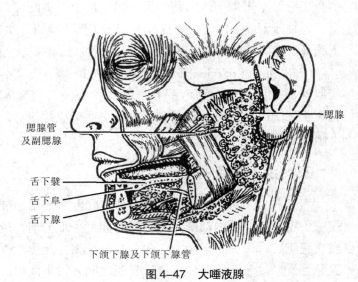

图 4-47 大唾液腺

（图中标注：腮腺；腮腺管及副腮腺；舌下襞；舌下阜；舌下腺；下颌下腺及下颌下腺管）

一、腮腺

腮腺（parotid gland）是人体最大的唾液腺，属于浆液性腺体。呈不规则的楔形，位于外耳门的前下方，下颌支与胸锁乳突肌之间的下颌后窝内。以面神经平面或下颌支后缘为界将腮腺分为浅叶、深叶和连接其间的峡部。腮腺向上方至颧弓，向下平对下颌角，向前邻接咬肌，向后邻接乳突。

腮腺鞘由颈深筋膜浅层分为浅、深两层包裹腮腺而成。鞘的浅层筋膜与腮腺连接紧密，并形成纤维隔深入腮腺实质将腺体分为许多小叶；鞘的深层筋膜薄弱且不完整。

腮腺导管从腮腺前缘发出，长 5~7cm，管径 0.3~0.5cm，在颧弓下一横指（约 1.5cm）处横行向前，越过咬肌表面，在其前缘处近似直角向内，穿过颊脂体和颊肌开口于上颌第二磨牙牙冠相对的黏膜上，开口处的黏膜略有隆起，称为腮腺乳头。

在腮腺前缘的腮腺导管上方，约有 35% 的人存在副腮腺，常位于咬肌前方的颧弓与腮腺导管之间，其形态大小不一，独立存在，排泄管直接汇入腮腺导管。副腮腺和腮腺的组织结构相同，发生于腮腺的肿瘤也可发生于副腮腺。

📋 **知识拓展**

腮腺的感觉神经来自颈丛耳大神经的分支和耳颞神经腮腺支中的感觉神经纤维。交感神经的节后纤维来自交感干颈上神经节，围绕颈外动脉形成颈外动脉神经丛，随颈外动脉进入腮腺，控制腮腺的分泌和血管的舒缩。副交感神经的节前纤维来自延髓的下泌涎核，通过舌咽神经的分支鼓室神经到达耳神经节交换神经元，其节后纤维随耳颞神经分布于腮腺，控制腮腺的分泌。

二、下颌下腺

下颌下腺（submandibular gland）呈扁椭圆形，是以浆液腺为主的混合性腺体。位于下颌体深面，下颌下腺窝内。颈深筋膜浅层分为浅、深两层包绕下颌下腺，形成下颌下腺鞘。鞘的浅层致密，附着于下颌体下缘；鞘的深层附着于下颌体内面的内斜线。下颌下腺鞘与腺体连接较为疏松，因此摘除下颌下腺时，易将腺体从鞘内剥离出来。

下颌下腺导管长约 5cm，在腺体深部向前行，经舌下腺的内侧、颏舌肌的外侧行向前内侧，途中有舌下腺导管汇入，最后开口于舌系带两侧的舌下阜。因下颌下腺导管长而弯曲，唾液运行较慢，导管开口较大，位置较低，牙垢和异物易进入管内形成结石。

三、舌下腺

舌下腺（sublingual gland）是 3 对唾液腺中最小者，呈扁长圆形，是以黏液腺为主的混合性腺体。位于口腔底的舌下襞深面，口底黏膜与下颌舌骨肌之间，腺体表面仅有口底黏膜覆盖。腺体的外侧面与下颌体的舌下腺窝相贴，内侧面与颏舌肌相邻，在颏舌肌与舌下腺之间有舌神经和下颌下腺导管经过，腺体的前端在中线处与对侧舌下腺相邻，后端与下颌下腺深部相接。

舌下腺有舌下腺大管和舌下腺小管，大管开口于舌下阜；小管有 8~20 条，多数开口于舌下襞的不同部位，少部分汇入下颌下腺导管。

 知识拓展

下颌下腺和舌下腺的感觉神经来自三叉神经舌神经的分支，控制腺体分泌的神经有交感神经和副交感神经。交感神经的节后纤维来自交感干颈上神经节，其分支围绕颈外动脉形成颈外动脉神经丛，由此丛再发分支伴随面动脉的分支至腺体；副交感神经的节前纤维来自脑桥内的上泌涎核，经面神经的鼓索，随舌神经到达下颌下神经节交换神经元，其节后纤维分布于腺体。

四、小唾液腺

小唾液腺分布于唇、舌、颊、腭部的口腔黏膜固有层和黏膜下层，依据其部位分为唇腺、舌腺、颊腺和腭腺等。小唾液腺无包膜，每个腺体均有一小排泄管直接开口于所覆盖的口腔黏膜上。小唾液腺所分泌的唾液量约占总量的 10%。

小唾液腺黏液囊肿为外伤引起，腺体损伤导致导管破裂使黏液渗入组织间隙，常发生于下唇和舌尖腹侧，呈半透明小泡状。

本 章 小 结

　　口腔颌面部的上界是眉间点、眶上缘、颧弓、乳突、上项线及枕外隆突的连线，下界是下颌骨下缘。口腔部的后界为咽门。本章侧重于从应用系统解剖的角度，对口腔颌面部的解剖结构进行描述，通过本章学习，能够掌握颌面部的骨、颞下颌关节、肌肉、唾液腺、血管、淋巴和神经等结构的解剖特点和临床意义。

习 题

扫码"练一练"

一、单项选择题

1. 根尖距上颌窦底最近的牙为

A. 上颌第二磨牙　　　　　　　　　　　　B. 上颌第三磨牙

C. 上颌第一磨牙　　　　　　　　　　　　D. 第二双尖牙

E. 第一双尖牙

2. 除下列哪一项均是下颌骨易发生骨折的薄弱部位

A. 正中联合　　　　　　　　　　　　　　B. 颏孔区

C. 下颌角　　　　　　　　　　　　　　　D. 喙突

E. 髁突颈部

3. 属于颞下颌关节功能区的是

A. 关节结节后斜面与髁状突前斜面　　　　B. 关节窝顶与髁状突后斜面

C. 关节窝顶与髁状突前斜面　　　　　　　D. 关节结节后斜面与髁状突横嵴

E. 关节结节前斜面与髁状突后斜面

4. 上颌结节位于上颌骨的

A. 前面　　　　　　　　　　　　　　　　B. 后面

C. 内面　　　　　　　　　　　　　　　　D. 外面

E. 以上都不是

5. 上牙槽后神经阻滞麻醉的重要标志是

A. 上颌结节　　　　　　　　　　　　　　B. 牙槽孔

C. 颧牙槽嵴　　　　　　　　　　　　　　D. 尖牙窝

E. 颏棘

6. 上颌结节上附着的肌肉是

A. 翼内肌　　　　　　　　　　　　　　　B. 翼外肌

C. 尖牙肌　　　　　　　　　　　　　　　D. 三角肌

E. 以上都不是

7. 眶下沟向什么方向通眶下管

A. 前内下 　　　　　　　　　　B. 前外下

C. 前下 　　　　　　　　　　　D. 后外上

E. 以上都不是

8. 为避免损伤眼球，眶下管麻醉时，针尖刺入不可超过

A. 0.5cm 　　　　　　　　　　B. 1.0cm

C. 1.5cm 　　　　　　　　　　D. 2.0cm

E. 以上都不是

9. 全身骨骼系统中变化最显著的部分是

A. 上颌骨 　　　　　　　　　　B. 下颌骨

C. 牙槽突 　　　　　　　　　　D. 腭骨

E. 以上都不是

10. 距上颌窦底壁最近的牙尖为

A. 上颌第一磨牙 　　　　　　　B. 上颌第二磨牙

C. 上颌第三磨牙 　　　　　　　D. 上颌第二前磨牙

E. 上颌第二前磨牙至上颌第三磨牙

11. 颏孔多朝向

A. 前下内 　　　　　　　　　　B. 后上外

C. 后下内 　　　　　　　　　　D. 前上外

E. 以上都不是

12. 起于下颏棘的肌肉是

A. 颏舌肌 　　　　　　　　　　B. 颏舌骨肌

C. 下颌舌骨肌 　　　　　　　　D. 茎突舌骨肌

E. 二腹肌

13. 在下颌骨内斜线上方，颏棘两侧的凹陷是

A. 二腹肌窝 　　　　　　　　　B. 舌下腺窝

C. 颌下腺窝 　　　　　　　　　D. 关节翼肌窝

E. 以上都不是

14. 在下颌骨内斜线下方，中线两侧近下颌体下缘处有不明显卵圆形凹陷的是

A. 舌下腺窝 　　　　　　　　　B. 颌下腺窝

C. 二腹肌窝 　　　　　　　　　D. 关节翼肌窝

E. 以上都不是

15. 下颌骨骨质最致密处是

A. 髁突 　　　　　　　　　　　B. 牙槽突

C. 颏孔 　　　　　　　　　　　D. 下颌支

E. 下颌下缘

二、思考题

1. 三叉神经在口腔的分布。

2. 根据三叉神经在口腔的分布思考各类牙拔除时所需要麻醉的神经。

（康春勤　王　广）

第五章

口腔生理功能

学习目标

1. **掌握** 下颌运动的形式及范围；下颌运动的制约因素；牙磨耗的生理意义；口腔和鼻腔异常对言语的影响；4种基本味觉在口腔内的分布；痛温觉和触压觉在口腔内的分布特点。

2. **熟悉** 下颌运动的记录方法；咀嚼运动过程；咀嚼效率及其影响因素；吞咽过程中的肌运动；言语与语言的区别；影响唾液分泌的因素。

3. **了解** 吮吸与呼吸的关系；言语中枢的位置及功能；唾液分泌的神经调节；味觉的神经传导通路。

第一节　下颌运动

扫码"学一学"

下颌运动的形式极其复杂，运动的实现至少需要3个条件：一是中枢神经系统的调节支配；二是升、降颌肌群活动；三是双侧颞下颌关节及𬌗的协调作用。下颌是人体运动最频繁的部位之一，其运动正常与否是评价口颌系统功能的重要指标之一。咀嚼系统是运动系统，在这个系统中，颞下颌关节是运动轴，咀嚼肌是动力，而牙则是直接作用器官。咀嚼系统各部之间相互关系协调，则下颌运动正常；反之，下颌运动可出现异常。掌握正常与异常的下颌运动，有助于诊断咀嚼系统的功能。

一、下颌运动的形式、范围及意义

（一）下颌运动的形式

下颌运动是三维运动，通过颞下颌关节转动和滑动完成。通常可将其简化归纳为开闭颌运动（图5-1）、前伸后退运动及侧方运动3种基本形式。

1. 开闭颌运动

（1）开颌运动（opening movement）　指从牙尖交错位起始做的开口运动。正常情况下，双侧颞下颌关节运动是对称的。开口型是指从正面观察下颌下降时颏点运动的方向，呈"↓"，无偏斜。根据不同的开颌运动范围，可将开颌运动分为以下3种。

1）小开颌运动　指下切牙向后下运动18~25mm、下颌下降0~20mm的运动。此时，髁突在关节下腔内做单纯的转动，运动轴心在髁突，又称下颌的铰链运动。

2）大开颌运动　指下切牙向后下运动37~40mm、下颌下降20mm以上的运动。此时，髁突不仅有转动，还有滑动运动，但以滑动为主。髁突带动关节盘沿关节结节的后斜面向前下方滑动，同时又稍向后方旋转。因此，运动同时发生在上、下腔，并且有两个运动轴心。转动的运动轴心在髁突，滑动的运动轴心在下颌孔附近。

3）最大开颌运动　继续大开颌运动，直至最大开口位，即在用力状态下的最大程度开颌运动。如打哈欠时，下颌运动就是最大开颌运动，这时翼外肌下头处于紧张状态，二腹肌强烈收缩，而髁突停在关节下腔的关节结节处，不再向前滑行只做转动运动。颞下颌韧带、蝶下颌韧带和茎突下颌韧带起到限制髁突以防关节脱位的作用。

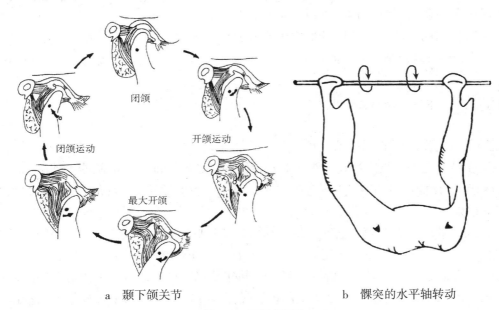

a　颞下颌关节　　　　　　b　髁突的水平轴转动

图 5-1　开闭颌运动

（2）闭颌运动（closing movement）　下颌回到下颌后退接触位，髁突回到关节窝的后位。换言之，闭颌运动是循开颌运动轨迹做相反方向的运动。

2. 前伸后退运动

（1）前伸运动（protrusive movement）　是指下颌切牙唇面沿上颌切牙舌面向前下运动，到达上下切牙切缘相对的位置，是前牙切割食物的主要功能形式之一。该运动也是两侧髁突的对称性运动，运动时髁突和关节盘沿关节结节后斜面向下方滑动，活动发生在关节上腔。髁突在前伸运动时的活动轨迹，不但和关节结节的后斜面有关，更取决于上、下颌切牙的𬌗关系。

（2）后退运动（retruding movement）　是指下颌切牙从与上颌切牙切缘相对的位置后退到上下牙最广泛密切接触的位置，即循前伸运动路径做相反方向的运动。此时，髁突和关节盘沿关节结节的后斜面向后上方滑行，又回到关节窝后位。正常情况下，髁突还能再向后退约1mm。

3. 侧方运动（lateral movement）　是指下颌从牙尖交错位开始向一侧运动，不脱离上、下颌牙齿之间的接触，直至上、下后牙颊侧同名牙牙尖相对，这是后牙咀嚼食物时的主要功能形式之一（图 5-2）。侧方运动是一种不对称运动，如下颌偏向左侧的运动，左侧为工作侧，右侧为非工作侧；下颌偏向右侧的运动，右侧为工作侧，左侧为非工作侧。工作侧的髁突以旋转为主，非工作侧的髁突以滑动为主（图 5-2）。

（1）工作侧髁突的运动　基本为转动运动，髁突沿髁突－下颌升支后缘的垂直轴做转动运动。运动轨迹在水平面的投影与矢状面所构成的角度，称Bennett角。这个角的个体差异较大，受非工作侧关节窝内壁的形态和工作侧髁突关节囊、韧带紧张度这两个因素的影响。

（2）非工作侧髁突的运动　为滑动运动，髁突从关节窝沿关节后斜面向前、内、下滑动运动，受工作侧髁突侧向位移的影响。非工作侧髁突的运动路线不是一条直线，而表现出某些曲线的特征。

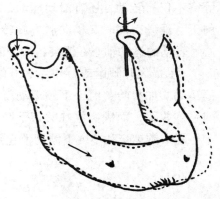

图5-2　咀嚼运动时的侧方运动

考点提示　下颌运动的三种基本形式。

（二）下颌运动的范围及意义

下颌在各方向上的极限运动称为下颌边缘运动，通常情况下，下颌的生理活动不到达这一边缘运动的边界，而是在边缘运动范围内，其中，习惯性开闭运动的范围较小，咀嚼运动的范围较大。

1. 边缘运动　代表下颌、颞下颌关节及其韧带和咀嚼肌的功能潜力。一般情况下，下颌可以向侧方运动约10mm，开颌运动50~60mm，前伸约9mm，后退约1mm。日常生活中的咀嚼、言语等功能性运动，都在边缘运动轨迹范围之内。通常以下颌运动中的切点运动轨迹来表示：切点在矢状面边缘运动的投影（图5-3）、切点在水平边缘运动的投影（图5-4）、切点在额状面边缘运动的投影（图5-5）。边缘运动轨迹虽有个体差异，但在同一个体上具有较高的可重复性。

边缘运动轨迹的对称性、稳定性、流畅性和范围等特点，可作为判断颞下颌关节功能状态的指征。

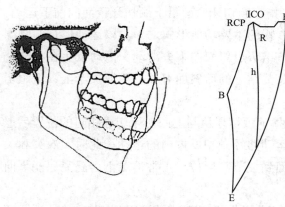

图5-3　下颌边缘运动中切点轨迹在矢状面上的投影

注：RCP为后退接触位，ICO为牙尖交错𬌗，F为最前伸位，R为下颌姿势位，E为最大张口位，h为习惯性开闭动轨迹，B为正中关系界；RCP→B→E为边缘运动的后缘，RCP→ICO→F为边缘运动的上缘

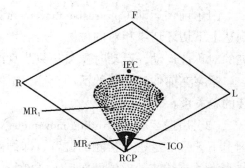

图5-4　下颌边缘运动及咀嚼运动中切点轨迹在水平面上的投影

注：RCP为后退接触位，L、R为左右运动最大幅度，ICO为牙尖交错𬌗，MR1为咀嚼运动初期，MR2为咀嚼运动后期，IEC为切牙对刃位，F为最前伸位

2. 习惯性开闭运动　又称叩齿运动，为一种无意识进行的反射性开闭颌运动，与口颌系统下颌运动中神经肌记忆型的反复强化有关。当观察习惯性开闭颌运动切点在矢状面的轨迹时，可见开颌较小时运动轨迹呈卵圆形（图5-6），开颌路位于闭颌路的前方；当开颌较大再闭颌时，整个切点轨迹呈"8"字形，闭颌路的始段位于开颌路的前方，然后与开颌路相交叉，末端又位于开颌路的后方。

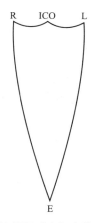

图 5-5　下颌边缘运动中切点轨迹在额状面上的投影

注：ICO 为牙尖交错𬌗，L、R 为左右运动最大幅度，E 为边缘运动的最下缘

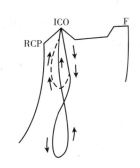

图 5-6　下颌习惯性开闭颌运动

注：RCP 为后退接触位，ICO 为牙尖交错𬌗，F 为最前伸位；虚线表示开颌最小时的轨迹，"8"字形实线表示开颌最大时的轨迹

3. 功能运动　包括咀嚼、吞咽和言语等活动，本节仅叙述咀嚼运动轨迹。咀嚼运动的额状面切点轨迹近似泪滴状，但存在个体差异。即使同一个体，由于咀嚼性质、食物数量以及咀嚼阶段的不同，其轨迹的形态也有差异。咀嚼运动位于边缘运动的范围内，依食物大小决定其开颌的范围和前、后、左、右侧的运动范围，以上、下颌牙列与𬌗面之间的自由滑动为界。

 知识拓展

除正常生理运动外，下颌运动还存在一种异常运动，称为下颌的副功能运动，是指下颌在不说话、不咀嚼、不吞咽时发生的不自主的运动，如夜磨牙、紧咬牙等。夜磨牙时，患者下颌在水平面上的运动超过正常范围甚至达到边缘运动的边界处；紧咬牙时，下颌运动主要集中在咀嚼运动的范围内。

考点提示　习惯性开闭运动切点在矢状面的运动轨迹形状；咀嚼运动切点在额状面的轨迹形状。

二、下颌运动的制约因素

下颌运动的制约因素主要有4个：左侧颞下颌关节、右侧颞下颌关节、𬌗、神经和肌肉。其中，左、右颞下颌关节是解剖性因素，由于其形态相对稳定，一般不会改变，对下颌运动的范围以及方式都有重要的制约作用。殆的控制作用既通过机械性制导作用，也通过神经肌肉反馈调节作用而完成。牙周组织中的感受器能灵敏地传入信息，因而，在反馈控制过程中占据主导地位。殆因素是不稳定的，可以改变，可由于龋坏、磨损、外伤等原因而变化，也可因口腔临床医生进行调殆、修复、正畸、拔牙等治疗而改变。通过调殆的改建，牙周膜上的应力分布发生改变，从而改变本体感受器传入的信号，间接地调节神经及肌肉的反应，影响下颌运动。神经肌肉因素又称生理控制因素，是一个受牙周组织、关节囊和关节韧带等多种结构中感受器的反馈调节作用而灵活多变的因素。

总之，下颌运动的 4 个制约因素之间相互影响，咬合可以通过牙尖交错位的改变而影响咬合的接触情况；肌肉收缩异常可导致下颌的位置异常，表现为殆关系和髁位异常；中枢神经系统接受来自牙周、颞下颌关节和肌肉的感受器信息，然后传出指令至咀嚼肌，产生相应的下颌运动。

考点提示 ▸ 下颌运动的制约因素。

三、下颌运动的记录方法

下颌运动的记录方法较多，目前多采用直接观测法、下颌运动轨迹描记法等。

（一）直接观测法

1. 开口度与开颌型　开口度是指受检者在大开颌时，上、下颌中切牙近中切角之间的垂直距离，正常为 40~60mm，小于 40mm 为开口受限。正常开颌时，下颌垂直向下后方，开颌型记录为"↓"，不发生偏斜、偏摆、震颤、颞下颌关节无弹跳等异常。

2. 下颌前伸和侧方运动　正常前伸运动时，下颌切牙能超过上颌切牙并呈直线前进。侧方运动时，下颌两侧运动的范围基本相等。小于 8mm 为下颌前伸和侧方运动受限。若下颌前伸运动受限或中线偏移，侧方运动的幅度变小或不对称，则为异常。

（二）下颌运动轨迹描记法

多采用下颌运动轨迹描记仪进行记录，该仪器是 20 世纪 70 年代研制的一种仪器，根据该仪器的记录部位不同，分为切点运动轨迹描记和髁突运动轨迹描记。

1. 切点运动轨迹描记　是将描记点安装在下颌切牙的唇面，随下颌运动记录三维方向上的投影图，然后按照矢状面、额状面、水平面进行分解观察，其优点如下。①下颌运动不受干扰，可精确再现下颌运动。②可从三维方向描记下颌运动的切点轨迹。③与肌电图仪联机，可同步记录下颌运动轨迹与相关肌的肌电图。不足之处主要是深覆患者使用受限、不能记录髁突的运动轨迹。

基本原理是利用磁电转换方式来反映下颌运动轨迹，该仪器主要由三部分组成：磁钢（粘固于下颌中切牙唇侧）、磁敏传感器（附着于面架并固定在头面部）、显示装置。当下颌运动时，磁钢作为信号源，随下颌做同步运动，产生微量磁场变化，磁场变化信号经磁敏传感器转化为电信号，通过导线送至示波器，放大显示在屏幕上，显示下颌运动时切点的运动情况，即下颌运动轨迹。

2. 髁突运动轨迹描记　用描记仪进行髁突运动轨迹描记是最常用的一种方法，面弓式描记仪主要由描板和面弓两部分组成（图 5-7）。描板固定在外耳门的前方，面弓固定于下颌，面弓对着描板处设有描针，描针对准选定的髁突标志点（如铰链轴点），与描板轻微接触，当下颌运动时描针在描板上描绘出相应的髁突运动轨迹。使用双板双针描记仪，可以记录髁突在水平面和矢状面两个面上的运动轨迹。

（1）铰链轴的确定 铰链轴又称转动轴。下颌在做小范围（上、下颌切嵴间距 20mm 左右）开、闭颌运动时，以两侧髁突为轴进行转动，可反复调整描针的位置，使描针运动范围尽可能小，作为铰链轴位。以此位为准，可观察记录下颌运动中的髁突运动轨迹。

（2）髁突前伸运动的矢状面观 描板沿矢状方向垂直放置，描针对准受检者的铰链轴，嘱其由牙尖交错位开始，下颌做正前方的前伸边缘运动，在运动过程中，描针即可在描板上描记出相应的髁突前伸运动轨迹，继续沿原路径返回到牙尖交错位，如是反复数次，如变异不大，即可作为正式的前伸髁道。

知识拓展

> 近年来，人们对下颌运动不断认识和探讨，口腔医师通过虚拟𬌗架分析复杂的静态和动态咬合关系。虚拟𬌗架是一款基于虚拟实景技术改善临床结果的软件工具，由输入设备（3D 扫描仪）、经过叩齿检测建模的 3D 虚拟𬌗架软件、输出设备（快速成型系统）构成。它可获得下颌运动的具体数据和 3D 图像，其优势在于模拟下颌运动，甚至能够精确分析咀嚼运动中的咬合接触点及接触频率。

髁道并不取决于颞下颌关节的颞下窝前壁的形态，而是由下颌窝、关节盘突顶面的形状和关节囊、韧带的紧张度及弹性、下颌运动肌群的牵引、接触状态等因素相互作用而决定的。前伸髁道在矢状面上的投影呈现向下弯曲的弧形，向前下方倾斜。前伸髁道与水平面的夹角，称为前伸髁道斜度（图 5-8）。

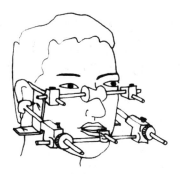

图 5-7 髁突运动轨迹描记仪

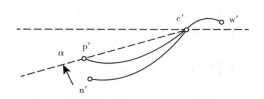

图 5-8 前伸髁道和前伸髁道斜度

注：c' 为髁突，p' 为髁突前伸位，c' p' 为前伸髁道，c' n' 为非工作侧髁道，∠a 为前伸髁道，c' w' 为工作侧髁道向后外侧运动的轨迹

（3）下颌侧方边缘运动时髁突运动轨迹在水平面与矢状面上的投影 下颌的侧方运动称为 Bennett 运动。工作侧是指髁突由 W_1 运动到 W_2 的距离。工作侧髁突的运动范围均为以髁突 W_1 为顶点，向外侧运动约 3mm 到 W_2 的 60° 圆锥体。在此范围内，髁突可做任何方向的运动。非工作侧髁突 B 向下、前、内侧运动的轨迹，在水平面上与矢状面所构成的

角度 G，称为 Bennett 角。髁突的运动通常并未沿由 C 到 B 的直线进行，而是一条弯曲的路线，其运动可有即刻侧移和渐进侧移等形式（图 5-9）。

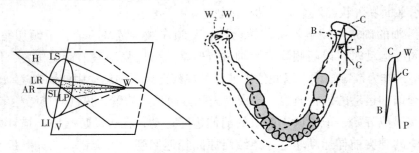

图 5-9　下颌侧方边缘运动时髁突运动轨迹在水平面与矢状面上的投影

（4）下颌作侧方及前伸边缘运动时髁突的运动轨迹　当下颌做侧方边缘运动时，非工作侧髁道是从前伸髁道的内侧（近中线侧）通过，而且在绝大多数情况下，向前下方倾斜的角度更大。从矢状面投影看，非工作侧髁道在前伸髁道的下方，两者之间的夹角称为 Fisher 角（图 5-10）。

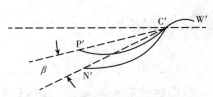

图 5-10　非工作侧髁道和 Fisher 角

注：C′ 为髁突，P′ 为髁突前伸位，C′ P′ 为前伸髁道，C′ N′ 为非工作侧髁道，∠β 前伸为髁道，C′ W′ 为工作侧髁道向后外侧运动的轨迹

髁突运动轨迹描记目前尚存在若干问题，这是由于髁突在活体无法直接观测；间隔数毫米厚的软组织，难以确定测量标志点且重复性差；髁突运动幅度小；描记针和描记板之间的接触制约了髁突的三维空间运动等。

第二节　咀嚼功能

扫码"学一学"

咀嚼（masticatory movement）是口颌系统最重要的功能。它是在神经系统的支配下，通过咀嚼肌的收缩，上颌骨、下颌骨、颞下颌关节、牙及牙周组织产生的一种节律性运动，具有一定的程序性和重复性。由于上述各部分的关系极为密切，可将其视为一个统一的整体，称为咀嚼系统。

一、咀嚼运动的过程和类型

咀嚼运动是下颌运动的一部分，运动形式有规律但较为复杂。一般情况下，咀嚼运动分为切割、捣碎和磨细 3 个基本动作，这 3 个动作有不同的生物力学相互依存，从而连续顺畅、重复进行，使咀嚼运动能发挥最大的效能。

（一）咀嚼运动的过程

1. 前牙的切割运动　切割主要是通过下颌的前伸运动，由上、下颌切牙进行前伸咬合来完成的。切割开始时，下颌从牙尖交错位或姿势位向下、前，然后上升，使上、下颌切牙相对切咬食物。食物一经穿透，上、下颌切牙即行对刃。随后，下颌切牙的切缘沿上切牙的舌面向后上滑行，回归牙尖交错位。其中，前伸过程为准备运动，切咬、对刃与后退才是切割的咀嚼运动。此运动的距离一般为 1~2mm，取决于前牙覆盖、覆𬌗的程度。一般深覆盖、深覆者运动距离较大，反之则较小。一个完整的切割运动以牙尖交错位为始终，经过前伸、对刃，构成了前牙的运动循环（图5-11），也就是前牙咀嚼运动的一个周期。在实际口腔功能运动中，切牙的这种连续的运动循环是不存在的，因为被切牙切割的食物进入固有口腔后，多经过后牙嚼细、吞咽，然后才进入第二个切割运动。

2. 后牙的捣碎和磨细运动　在正常咀嚼过程中，捣碎和磨细不是单一的，是综合进行的（图5-12）。捣碎主要是指通过下颌的开闭运动，即从垂直方向，由上、下颌前磨牙将食物压碎，多用于较酥碎的食物。磨细主要是通过下颌侧方运动，由上、下颌磨牙进行侧方咬合来实现的。开始时，下颌先向下、外（即向工作侧），继而向上，使工作侧同名牙尖彼此相对。然后，下颌磨牙颊尖的颊斜面，沿上颌磨牙颊尖的舌斜面向舌侧滑行，回归至牙尖交错位。在返回牙尖交错位的过程中，受食物的性质影响，如韧性强者，下颌磨牙颊尖的舌斜面往往需要从中央窝沿上颌磨牙舌尖的颊斜面再滑行，约至其一半处而分离，再重复上述运动，周而复始，称为后牙的𬌗运循环（occlusal movement circulation）。在此循环中，下颌向下、向工作侧均为准备运动，而上、下颌磨牙颊尖相对至颊舌尖分离，才是磨碎的咀嚼运动，其运动距离为2~4mm，此距离受磨牙牙尖斜度的影响。

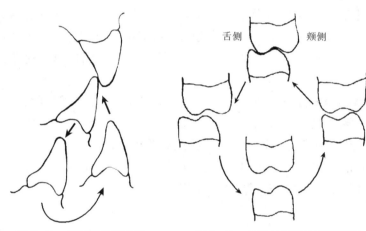

图5-11　前牙的切割运动　　　　图5-12　后牙的捣碎和磨细运动

（二）咀嚼运动的类型

咀嚼运动能够单侧、双侧或双侧交替进行，但个体的咀嚼类型受许多因素影响，不能仅依据牙列的完整性、𬌗关系和颞下颌关节有无障碍来确定。

1. 双侧交替咀嚼　多为多向、两侧交替的运动，有主次之分。对全部牙的支持组织起到了功能刺激，对𬌗的稳定和牙的自洁均是有利的。

2. 双侧同时咀嚼　常出现在咀嚼食物的末期，即吞咽之前。有些患者采用双侧同咀嚼，全口义齿患者更常用这种咀嚼方式。

3. 单侧咀嚼　多为颞下颌关节功能紊乱所致。单侧咀嚼时，下颌牙列经常向咀嚼侧运动，使牙列向咀嚼侧旋转，逐渐使咀嚼侧牙列趋于远中关系，失用侧则趋于近中关系，下颌前牙的中线亦向咀嚼侧偏移。单侧咀嚼者的颌面部两侧发育不对称，是因咀嚼肌及颞下颌关节均受到了影响。

考点提示　▷　咀嚼运动的类型。

知识拓展

　　成人的咀嚼运动和儿童乳牙的咀嚼运动不同。在侧方运动开颌时，儿童有较大的侧方滑动接触，因为乳牙的前导浅而恒牙的前导较深，这种较深的前导降低了侧方运动的幅度。直至12岁左右，儿童的咀嚼运动与成人基本一致。

二、咀嚼运动中的生物力学和肌运动

　　在咀嚼系统行使功能时，有较大的作用力施加于牙周组织、颅骨和颞下颌关节，对咀嚼系统有生理性刺激作用，能促进生长发育和生理性改造，但也可形成病理性创伤及破坏作用。

　　（一）咀嚼运动中的生物力学

　　1. 前牙切割运动中的生物力学　在切割运动中，以前牙切咬的食物为重点，颞下颌关节为支点，升颌肌群以咬肌颞肌为主要动力点，形成第Ⅲ类杠杆（图5-13），阻力臂长于动力臂，机械效能低，但前牙所承受的咀嚼力较小，有利于保护单根前牙及其牙周组织的健康。

　　2. 后牙𬌗运循环中的生物力学　在后牙𬌗运循环中，非工作侧髁突作为支点，虽向工作侧移动，但仍为翼外肌、颞肌和舌骨上下肌群所稳定，工作侧的升颌肌群以咬肌和翼内肌收缩为主要的力点，研磨食物处为重点，构成第Ⅱ类杠杆（图5-14）。此时动力臂长于阻力臂，可使机械效能增加，有利于提高咀嚼效率。在研磨食物的最后阶段，下颌接近牙尖交错𬌗时，则同时存在第Ⅱ类与第Ⅲ类杠杆作用。

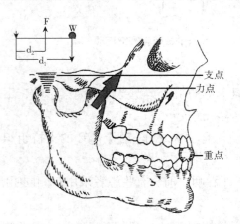

图5-13　前牙切割运动中的第Ⅲ类杠杆

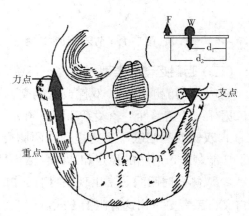

图5-14　后牙咀嚼运动中的第Ⅱ类杠杆

　　（二）咀嚼运动中的肌电图

　　咀嚼肌在发挥功能时，肌纤维会发生收缩，将其收缩时产生的生物电活动通过肌电传感器导入肌电仪，再通过电信号放大并显示于示波器上，形成一种波形，即肌电图（electromyogram，EMG）。肌活动受中枢神经支配，肌电图不仅反映了肌本身的兴奋，一定程度上也反映了支配该肌运动神经元的活动。因此，肌电图是研究神经肌肉系统功能必不可少的测试手段，为临床治疗提供了客观的科学依据。目前，肌电图在口腔科学领域内得到了广泛的应用，如研究咀嚼肌的生理功能、测定下颌姿势位、判断义齿修复的效果、发现错𬌗畸形及判断矫正效果、检查翼外肌痉挛及下颌运动异常等。因此，掌握正常肌电图，对口腔科有关疾病的检查、诊断、病因探讨及治疗均具有实用意义。

1. **正常肌电图** 正常肌肉在完全松弛时无生物电活动，不会出现电位变化，肌电图呈现一条直线，称为静息电位。有神经兴奋出现而肌肉开始收缩时，肌电图上可出现单个运动单位的动作电位。每一动作电位均有波形、波幅、持续时间和频率。动作电位的波形有单相、双相、三相、多相及干扰相（图 5-15），常见的波形为双相和三相。当肌收缩增强时，参与活动的运动单位增多，从电极上引出的不仅是单个运动单位的电位，同时受电极附近其他运动单位电位的影响，可出现频率增加、波幅增大、持续且互相干扰的不易辨认的干扰相。肌肉不同，产生的电位大小也不同，一般波幅在 400~3000mV 之间，持续时间 3~10 毫秒，频率为 5~30 次 / 秒。

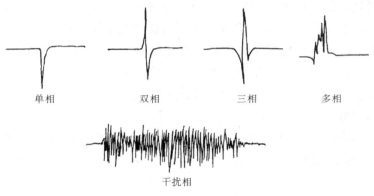

单相　　双相　　三相　　多相

干扰相

图 5-15　正常肌电图

2. **咀嚼运动中的肌电图**

（1）下颌开闭口运动肌电图　开口时二腹肌前腹及翼外肌下头电位明显；闭口时颞肌和咬肌有电位出现。

（2）牙尖交错位肌电图　牙尖交错位咬合时颞肌前中束、咬肌及翼内肌均有明显动作电位，波幅及频率均增加呈干扰相。

（3）下颌前、后运动及前伸肌电图　下颌前伸运动时二腹肌前腹有电位变化；下颌后退运动时颞肌后束有明显电位变化。对刃时，颞肌、咬肌均有电位变化。

（4）下颌侧向运动及侧方咬合肌电图　下颌向一侧运动时，该侧颞肌后束动作电位明显；当该侧同名牙尖形成侧方咬合时，该侧颞肌前中束、咬肌及翼内肌也有明显的电位变化。

三、咀嚼周期

咀嚼食物时，下颌运动有一定的顺序和重复性，即咀嚼周期（chewing cycle）（图5-16）。根据咀嚼时下颌运动的轨迹图形，咀嚼周期具有时间和形态的变化，具体如下。①轨迹图形似泪滴。②自牙尖交错位开口时

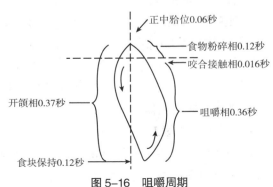

正中𬌗位0.06秒

食物粉碎相0.12秒

咬合接触相0.016秒

开颌相0.37秒

咀嚼相0.36秒

食块保持0.12秒

图 5-16　咀嚼周期

运动速度较快，近最大开口位时运动速度减慢，闭口运动开始速度又加快。闭口运动接近咬合接触时，运动速度又逐渐缓慢，近牙尖交错𬌗时速度急剧减慢趋于静止。③一个咀嚼周期所需平均时间为 0.875 秒，其中咬合接触时间平均为 0.2 秒，两者之比约为 4：1。

咀嚼周期中，每一程序所持续的时间和咀嚼运动的特征，可随食块的大小、硬度、滋味等特点及某些疾病的性质而异。

考点提示 咀嚼周期时间和形态变化特点。

四、咀嚼效率

咀嚼效率（masticatory efficiency）是指机体在单位时间内，对定量食物嚼细的程度。咀嚼效率是咀嚼作用的实际效率，也是衡量咀嚼能力大小的一个重要生理指标，常用百分数表示。影响咀嚼效率的因素如下。①牙周组织：由于疾病或某些原因，牙周组织受损，导致牙周组织耐受力下降，使咀嚼效率降低。②牙的功能性接触面积：在咀嚼功能正常的情况下，上、下颌牙齿的功能性接触面积越大，咀嚼效率越高。𬌗关系异常，牙的大小、形状、数目、排列等异常，牙体、牙列的缺损均可减少接触面积而导致咀嚼效率降低。③颞下颌关节疾病：可影响咀嚼运动，导致咀嚼功能下降，使咀嚼效率降低。④全身性疾病或口腔内软组织炎症、外伤后遗症等，均可影响咀嚼效率。⑤缺牙的位置：后牙缺失对咀嚼效率的影响大于前牙缺失。⑥全口义齿：与自然牙列的咀嚼效率相比，差异较明显，其仅为自然牙列的1/4~1/3。⑦其他因素：如疲劳过度、精神紧张和不良咀嚼习惯等，也可影响咀嚼效率。

考点提示 咀嚼效率的影响因素。

五、咀嚼肌力、咀嚼压力与牙周潜力

（一）咀嚼肌力

咀嚼肌力（masticatory muscle force）是指参与咀嚼的肌所能发挥的最大力量，又称咀嚼力。根据 Weber 测定法，正常肌横断面积所能发挥的力平均为 $10kg/cm^2$。成年人的颞肌、咬肌、翼内肌的横断面积分别为 $8cm^2$、$7.5cm^2$、$4cm^2$，共 $19.5cm^2$，应有咀嚼力 195kg，除去非垂直纤维，垂直纤维约为 $18cm^2$，即发出 180kg 的力。这是理论数据，实际咀嚼力的大小视参与咀嚼的肌纤维的多少而定，并存在个体差异。

（二）咀嚼压力

咀嚼压力是指上、下牙咬合时，牙周组织所承受的力。咀嚼时若咀嚼肌收缩的力量超过牙周膜的耐受阈值，由于疼痛可反射性地抑制升颌肌群，减小其收缩力。因此咀嚼活动时，咀嚼肌力并未用其全力，这种实际咀嚼肌力量称为𬌗力（piting force）。𬌗力的大小因人而异，同一个人年龄、健康状况及牙周膜的耐受力等都有所差异。具有单侧咀嚼习惯者，咀嚼侧牙较非咀嚼侧相应牙的𬌗力大。

（三）牙周潜力

最大𬌗力（maximal biting force）为牙周组织所能耐受的最大力。最大𬌗力男性大于女性，大小的顺序为：第一磨牙＞第二磨牙＞第三磨牙＞第二前磨牙＞第一前磨牙＞尖牙＞中切牙＞侧切牙。有时第一、二磨牙的差别不明显，也有第二磨牙＞第一磨牙的情况。日常生活中咀嚼食物所需要的殆力为3~30kg，约为最大力的一半，由此可见，正常牙周组织尚储备一定的承受力，称为牙周潜力（periodontal potential）或牙周储备力。

考点提示　咀嚼肌力、咀嚼压力与牙周潜力定义及特点。

六、咀嚼与牙的关系

（一）咀嚼时牙的运动

牙通过牙周膜纤维悬挂在牙槽窝内，咀嚼时，牙具有轻微的垂直向和水平向的生理运动。生理动度是由牙槽骨的高度、牙根的形态、牙周膜的厚度和性质以及施力的大小决定的。牙的这种生理动度可以在承受较大的冲击载荷时，由牙周膜吸收能量，起到缓冲作用。此外，牙的轻微运动还对牙髓的血液循环有调节作用。

（二）牙的磨耗与磨损

在咀嚼过程中，牙面与牙面、牙面与食物之间互相摩擦，造成牙齿硬组织缓慢、渐进性消耗的现象，称为磨耗（attrition）。磨损（abrasion）则不同，是一种病理现象，是指牙面与外物机械摩擦而产生的病理性的牙体损耗。如刷牙时引起的唇面、颊面的磨损。

磨耗随年龄的增长而明显，最常发生在牙的殆面、切嵴及邻面。侧方咬合时，由于上颌磨牙的舌尖及下颌磨牙的颊尖，无论在工作侧还是在非工作侧均有接触，故殆面磨耗以上述接触牙尖为多。前伸咬合时，上下颌前牙对刃后，下颌前牙切嵴即沿上颌前牙舌面向后上滑行回归至牙尖交错殆，故下颌前牙切嵴磨耗较多。咀嚼时，各牙均有其生理动度，相邻牙的接触点因相互摩擦产生邻面磨耗。

（三）磨耗的生理意义

均匀而适度的磨耗具有下列生理意义。①上、下颌牙在建殆初期，可能只出现少数早接触点，但通过磨耗，使殆面接触广泛。②随着年龄增长，牙周组织对外力的抵抗力逐渐减弱。磨耗使牙尖高度降低，可减少咀嚼时牙周组织所受的侧向压力，使牙尖形态与牙周组织功能相适应。③老年人牙周组织发生退缩，使得临床牙冠变长，甚至牙根部分暴露。牙冠磨耗可减少临床牙冠的长度，保持冠根比例协调，避免使牙周组织负担过重。④全牙列邻面持续地磨耗，可代偿牙弓持续地向前移动，使前牙不会因为后牙的推动而显得拥挤。

但是，过快、过多或不均匀的磨耗，不但可使牙体形态发生改变，牙列的殆关系也会受到影响，以致出现各种病理改变。例如，后牙殆面磨耗，前牙切嵴未能相应地磨耗，结果形成严重的深覆殆；下颌前牙切嵴沿上颌前牙舌面向后上滑行，致使髁突后移，颞下颌关节受到损伤。

考点提示　磨耗的生理意义及造成的病理改变。

七、口周组织在咀嚼中的作用

口腔咀嚼功能的完成需要神经肌肉调控、咀嚼肌群与颞下颌关节的共同作用，也需要口周组织的协同作用。

（一）唇、颊在咀嚼中的作用

唇的作用是感知食物、协助咀嚼过程的完成。感知食物包括温度觉、触觉；协助咀嚼包括帮助运转食物、防止食物从口腔溢出。颊的作用主要是容纳初步咀嚼过的食物并辅助食物的转运。

（二）舌在咀嚼中的作用

舌的作用在咀嚼活动中是极为复杂的，也是非常重要的，主要介绍如下。①推送并保持食物在上、下牙列间，以便对其切割、捣碎和磨细。②将食物从牙弓的一个部位运转到另一个部位，以便全牙弓得以均匀使用。③搅拌食物与唾液混合，以利吞咽和消化。④舌和口腔后部的感觉末梢，能选择咀嚼完善的食团，以备吞咽。⑤清扫食物残渣，保持口腔清洁。⑥辨认食物中有无可致创伤的物质。⑦挤压食物，舌背前 2/3 黏膜粗糙，咀嚼时可将食物压于硬腭表面或牙弓舌面之间，帮助压碎。

（三）腭在咀嚼中的作用

除与舌共同挤压食物外，硬腭对触觉敏感，能辨别食物粗糙程度。

八、咀嚼的作用

咀嚼对𬌗、颌、面生长发育有以下作用。①咀嚼能磨耗建𬌗初期少数牙的早接触点，从而达到建立正常的𬌗关系。②咀嚼肌大部分附着于上、下颌骨，咀嚼时咀嚼肌的收缩，能影响颌骨的解剖结构，如上颌骨的三对支柱结构、下颌骨表面的内外斜嵴及内部的牙力轨道和肌力轨道等。③咀嚼肌的功能刺激能促进血液循环和淋巴回流、增强代谢，因此，给予富有纤维性、粗糙和耐磨的食物，能增强儿童的咀嚼功能，刺激𬌗、颌、面的正常生长发育。

 知识拓展

牙齿磨耗率及磨耗程度均会伴随年龄增长而提升，有学者研究发现，20~24 岁年龄段牙磨耗发生率最低，55~71 岁年龄段牙磨耗率最高；男性人群的牙齿磨耗率远高于女性，分析其原因为男性与女性先天咬合力与饮食习惯不同。

第三节　口腔其他功能

一、吞咽功能

吞咽（swallowing）是指食物从口腔经咽、食管到达胃内的一系列的复杂反射活动。是口、咽、喉、颌、面、颈部各有关肌肉的共同作用结果，是一个复杂的反射活动。吞咽开始至食物到达贲门所需的时间与食物的性状、人的体位有关，如液体食物需 3~4 分钟；糊状食物约需 5 分钟；固体食物较慢，需 6~8 分钟，通常不超过 15 分钟。若身体倒置，固体食

扫码"学一学"

物从口腔至胃的时间较正常者长，正常范围内的体位改变对吞咽时间无明显影响。

（一）吞咽的神经支配

吞咽由一系列按顺序发生的动作协同完成，每一环节由特定的序列活动过程组成，前一环节的动作可以触发后一环节的动作。吞咽反射的感受器位于软腭、咽后壁、会厌和食管等处。

与吞咽有关的中枢神经结构有皮质高级中枢和脑干吞咽中枢。前者主要集中在初级感觉运动区皮质、运动前区、扣带前回、岛叶和顶枕区，启动和调节自主吞咽；后者又称中枢模式发生器，位于延髓迷走神经背核附近的网状结构中，参与调控由咽喉肌及其他肌完成的吞咽及咳嗽、呕吐等反射活动，并接受吞咽脑皮质的调节信号，整合处理后控制调节吞咽反射。

负责吞咽功能的传入神经有支配软腭的三叉神经和舌咽神经、支配咽后壁的舌咽神经、支配会厌的迷走神经和支配食管的迷走神经；传出神经有三叉神经、舌咽神经、迷走神经、副神经和舌下神经。对应的效应器官为舌、喉、咽部肌肉、食管等。

（二）吞咽过程及相应的解剖基础

吞咽是一个连续复杂的过程，根据食团在吞咽时所经过的解剖部位，一般将吞咽过程分为3期（图5-17）。

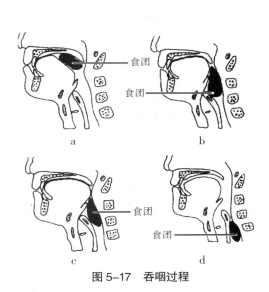

1. 第一期（食团由口腔至咽） 是在大脑皮质冲动影响下开始的随意运动。首先，咀嚼完善的食物由舌挑选搅拌成食团，将其置于舌背并轻抵硬腭，同时舌尖置于上颌切牙舌侧及硬腭，上、下牙列处于牙尖交错位，上下唇紧闭，然后下颌舌骨肌收缩，使舌背上抬，将食物向后方推送，软腭向下压以保证食物从口腔滑入咽部，同时由于气管关闭，舌肌及咽肌松弛，咽腔形成负压，食团便从口腔被吸入咽腔。

图5-17 吞咽过程

2. 第二期（食团由咽至食管上段） 通过一系列的急速反射动作而完成的运动。位于软腭上的感受器受到食团的刺激，引起一系列肌的反射性收缩。腭舌肌收缩可使舌骨和舌根部上抬，关闭口腔与咽腔的通道；腭帆提肌、腭帆张肌和腭垂肌收缩，可使软腭上提，咽后壁向前突出从而封闭口咽与鼻咽的通道。同时，声带内收，喉上升并向前紧贴会厌，封闭喉口，此时呼吸暂停；由于喉上升前移，食管上口张开，食团就从咽腔被挤入食管。

3. 第三期（食团由食管下行至胃） 通过食管肌按顺序的收缩实现，是食管蠕动的结果。蠕动波在食团下端呈现舒张波，上端呈现收缩波，从而使食团沿食管不断下降。蠕动波到达贲门使其松弛，食团便被挤入胃内。食团沿食管下降的速度在各段并不相同，因为食管上段是随意的骨骼肌，下段是不随意的平滑肌，所以食团在食管上段下降速度较下段快。

（三）吞咽对颌面、𬌗生长发育的影响

吞咽是消化系统功能活动的重要组成部分，对儿童颌、𬌗、面的生长发育起着非常重要的作用。

1.吞咽时，舌体从内侧向牙弓和上、下颌骨施加向前、侧方的压力。与此同时，唇、颊肌及咽上缩肌构成水平肌链，从外侧向牙弓和上、下颌骨施加压力，使牙弓和上、下颌骨内外侧的生长压力趋于平衡，从而保持了颌面部的生长发育。异常吞咽时，唇部不能闭合，牙齿不能咬合，牙弓和上、下颌骨的内外失去正常的动力平衡，舌施加于弓和上、下颌骨的压力可逐渐造成上牙弓前突和开𬌗畸形。

2.吞咽时，升颌肌群将下颌固定于牙尖交错位，降颌肌群收缩牵引舌骨向上方，这种牵引力能刺激下颌骨的生长发育。异常吞咽时，由于上、下颌牙未咬合，下颌被降颌肌群向后下方牵引，可逐渐发展为下颌后缩畸形。

3.吞咽时，口腔、鼻腔与咽腔的交通隔绝，使口腔内产生暂时性的负压，负压可刺激腭部下降及向前、侧方增长，有助于鼻腔的发育。

考点提示 正常吞咽对生长发育的作用。

二、言语功能

言语（speech）是人与人交往中表达意识活动和思维过程的基本方式，俗称说话。言语功能可因外伤或疾病而延缓发育，也可由口腔部分缺损或畸形发生障碍。

（一）言语与语言、呼吸的关系

1.言语与语言的关系 言语与语言不同，言语包括产生声音的一系列活动，涉及呼吸、发音、共鸣等；语言是人与人之间用来交流信息的一种符号化的工具，如文字和手势等。简单来说，前者是在某种情况下个人说话的活动，后者是语言种类的总称。

2.言语与呼吸的关系 机体在进行新陈代谢时需要不断地从环境中摄取氧气和二氧化碳，这种机体与环境之间的气体交换，称为呼吸。言语时，有规律的呼吸受阻，在句末和句首时吸气迅速产生，呼气则延续在言语进行之中。呼吸可控制声音的响度，呼气的压力增加时，声音的响度也增加。

（二）声音的调节机制

发音的基础是声带的振动。呼吸肌（腹肌、膈肌、胸肌）收缩，使肺内空气呼出，气流通过声门，内收的声带受气流的冲击出现振动产生声音。正常呼吸时，声门处于自然外展状态，空气通过时无振动。正常的声音必须具备符合性别及年龄的音调、悦耳的音质、足够的音强。

1.音调 声带的振动频率决定音调的高低，振动频率高者音调高，反之则低。振动频率又与声带的紧张度、声带的形状、声带颤动部分的长短及声门的大小有关。声带紧张度增强、颤动部分变短、形状变薄，均可以使音调升高。儿童和女性的声带较短，因此，声音较高。青春期声带急速加长，因而发音突然变得低沉。成年男性的声带平均长15mm，女性长约11mm，所以男音低于女音。发高音时，声带内缘变薄，声门裂前宽后窄，声带紧张度不一致；发低音时，声带内缘钝厚，声门裂成一均匀缝隙，全声带紧张度一致。

2.音质（音色） 与共鸣关系较大，与声带关系较小。人的共鸣腔（如口腔、咽腔、喉腔和鼻旁窦等）形状与特性各不相同，因此，每个人的音质也各有特点。即使同一个体也可因疾病或意识控制而使共鸣腔的形状及特性发生变化，从而使音质不同。

3.**音强（音量）**　由声波的振幅决定，振动频率相同的声波，振幅大者则音强大，反之则弱。振幅的大小又与呼出的气流压力大小有关。

（三）语音与共鸣

1.**语音**　由元音和辅音两部分组成。元音不受阻挡、气流较弱、不间断，是声带发出的音，随口腔、咽腔形态的变化有改变，发音各部分器官保持均衡的紧张。辅音是气流出声门后，在咽腔或口腔的某些部位受到阻挡而发出的音，呼出的气流强，只有形成阻碍的那一部分发音器官会变得紧张，音短促并且间断。

2.**共鸣**　是指某一音调的声波通过一种介质如空气和某一物体如空腔相遇时，如该物体的振动频率与声波相同，该物体也随之发生振动。人体的共鸣器官有胸腔、口腔、颌面部窦腔等。声带所发出的音，不经过"加工"不能成为语音。所谓"加工"就是指改变共鸣腔的形态，或在共鸣腔的某些部位对气流加以阻挡，使声带发出的音波发生改变。

（四）发音器官的神经支配

1.**大脑皮质与言语活动**　言语中枢（图5-18）是人类大脑特有的，大脑皮质存在多种与言语活动有关的中枢。①运动性言语中枢（说话中枢）：又称Broca区，位于额下回后部。该区受损时，虽然与发音有关的唇、舌、咽喉肌肉未瘫痪，但丧失了言语功能，临床上称为运动性失语症。②感觉性言语中枢（书写中枢）：位于额中回后部。该处受损后，虽然其他运动功能仍然保存，但却丧失写字或绘画的能力，临床上称为失写症。③听觉性言语中枢：位于颞上回后部。此处受损时，患者虽能言语、书写并能看懂文字，能感知他人的发音，但不能理解他人言语的含义，临床上称为感觉性失语症。④视觉性言语中枢（阅读中枢）：位于顶下小叶的角回。该区受损时，视觉无障碍，其他言语功能亦健全，但不理解文字的含义，不能阅读，临床上称为失读症。失语症严重者可同时出现上述4种言语功能障碍。

管理言语功能的中枢常集中在一侧大脑半球，即言语中枢的优势半球。优势半球主要是后天形成的，12岁以前左侧优势尚未完全建立，此时若伤及左侧大脑半球的有关部位，尚有可能在对侧半球建立起此种优势，言语功能得以恢复。若已成年，由于左侧优势已经建立，损伤后则难于在右侧大脑半球重新建立语言功能。

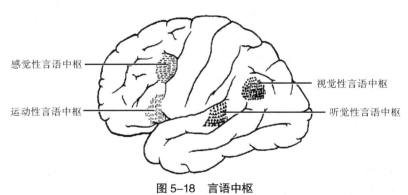

图5-18　言语中枢

2.**与言语有关的脑神经及其分布**　与言语有关的神经主要有三叉神经、面神经、迷走神经、舌下神经。参与言语活动部位的神经分布及功能介绍如下。①声带：由迷走神经的喉返神经支配，可开大声门。②口咽腔：由迷走神经的咽支支配，可缩小咽腔。③口腔后部：由迷走神经的分支支配，可升降软腭。④口腔前部：由舌下神经的分支支配，可运动舌尖。

⑤口腔中部：也由舌下神经的分支支配，可升降舌背。⑥口腔前庭：由面神经的分支支配，可使上、下唇运动。⑦口腔全部空间：由三叉神经的分支支配，可支配下颌运动。

（五）口、鼻腔的形态异常对语音的影响

1. 口腔形态异常对语音的影响　口腔既参与发音，也是语音的共鸣器官，如果受到损伤或出现畸形，则必然影响言语功能。舌缺失或畸形时，发元音和辅音中的舌齿音受到影响，如舌系带过短则影响发 r，s 和 z 音。腭裂使口腔与鼻腔相互交通，致使所有语音都带有鼻音成分。唇裂或唇缺损者发双唇音受影响。下颌后缩或过小者上颌相对突出而形成深覆盖和深覆𬌗，上、下唇闭合困难，因而不易发出双唇音。下颌前突或过大对发齿音和唇音都有影响。牙缺失尤其是上颌前牙缺失对齿音和唇齿音影响较大。戴修复体影响发音的清晰度。

2. 鼻腔形态异常对语音的影响　鼻腔的大小影响鼻腔共鸣，正常软腭必须快速运动以获得口、鼻共鸣的平衡，软腭升高或降低可导致鼻咽大小改变，致使口鼻共鸣失调造成严重鼻音。如感冒或腺样体肥大阻塞鼻道时，失去鼻腔共鸣作用，发出的声音也会改变。

三、唾液的分泌和功能

唾液（saliva）是口腔环境的重要组成部分，是口腔三对大唾液腺（腮腺、下颌下腺、舌下腺）和众多的小唾液腺（唇腺、颊腺、腭腺、舌腺）所分泌的混合液的总称。唾液与口腔的咀嚼、吞咽、味觉等功能有密切关系，并且有保护牙、黏膜免受细菌侵害的功能。

（一）唾液的性质和成分

1. 唾液的性质　唾液为泡沫状、稍混浊、微呈乳光色的黏稠液体，比重为 1.004~1.009，pH 在 6.0~7.9 之间，但存在个体和分泌时间的差异。在无刺激状态下，如睡眠或晨起时多呈弱酸性，进餐后可呈现弱碱性。唾液的渗透压也随分泌率的变化而有所不同，分泌率低时，其渗透压可低至约 50mOsm/L；在最大分泌率时，其渗透压可高达 300mOsm/L。唾液中电解质成分也随分泌率的变化而不同，原因是分泌液在流经导管时，导管上皮细胞对电解质的吸收不同。

2. 唾液的成分　唾液中水分约占 99.4%，固体物质约占 0.6%（其中有机物约占 4%、无机物约占 0.2%）。唾液中的有机物主要为黏蛋白，还有球蛋白、氨基酸、尿酸和唾液淀粉酶、麦芽糖酶、溶菌酶等。唾液中的黏液主要是黏蛋白，因而具有黏稠性质。唾液中的无机物主要有钠、钾、钙、氯化物、碳酸氢盐和无机磷酸盐等，其次为镁、硫酸盐、碘化物和氟化物等。唾液中还可混有脱落的上皮细胞、细菌、白细胞和龈沟液。

考点提示　唾液的性质与成分。

（二）唾液的分泌和调节

1. 唾液的分泌　正常成人每天的唾液分泌量为 1.0~1.5L，其中绝大多数来自三对大唾液腺。在无任何刺激的情况下，下颌下腺的分泌量最大，占 60%~65%；腮腺占 25%~30%，但对于进食等刺激的反应大于下颌下腺；舌下腺占 2%~4%；小唾液腺占 7%~8%。唾液的分泌量可有生理性改变，其中最重要的是进食。

唾液腺的分泌直接受大脑皮质控制，腺体分泌的初级中枢位于脑桥的上泌涎核和延髓的下泌涎核，高级中枢则位于下丘脑和大脑皮质（图 5-19）。控制唾液腺分泌的传出神经包括交感神经和副交感神经。交感神经自脊髓胸段发出，在颈上神经节交换神经元后，其节后纤维随到达唾液腺的动脉分布于腺体。副交感神经经舌咽神经至耳神经节交换神经元，其节后纤维随耳颞神经分布于腮腺；经面神经的鼓索随舌神经至下颌下神经节交换神经元，其节后纤维分布于下颌下腺和舌下腺。

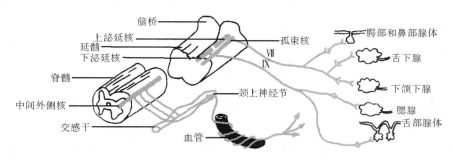

图 5-19　唾液分泌的中枢神经系统控制中心

2. 唾液分泌的调节　是神经反射性调节，包括非条件反射和条件反射两种。反射的初级中枢位于延髓，高级中枢则分布于下丘脑和大脑皮质。

（1）非条件反射　食物对口腔的机械、化学和温度刺激可引起口腔黏膜、舌和牙周神经末梢兴奋，冲动沿传入神经（舌神经→三叉神经、鼓索→面神经、舌咽神经、迷走神经）到达中枢，再由传出神经（交感神经和副交感神经）到达唾液腺而引起分泌。

刺激副交感神经，其末梢释放乙酰胆碱可引起唾液腺的分泌量增加，但唾液稀薄含固体成分少，故临床上常使用拟乙酰胆碱类药物作为催唾剂，抗乙酰胆碱类药物抑制唾液分泌；刺激交感神经则分泌浓稠的唾液。同时刺激副交感神经和交感神经则唾液分泌量显著增加，说明两者具有协同作用而非相互拮抗。

（2）条件反射　引起条件反射的唾液分泌为后天所获得，即通过视、听、嗅觉等产生。食物的形状、颜色、气味以及进食的环境都能形成条件反射而引起唾液分泌，"望梅止渴"就是条件反射性唾液分泌的典型例证。在日常生活中尝到喜爱的食物时，唾液分泌量可大大超过尝到厌恶食物时。婴儿的唾液分泌大都属于非条件反射，而成年人的唾液分泌通常包括条件反射和非条件反射。

3. 唾液分泌的影响因素　唾液的分泌量不稳定，常因情绪、气候和年龄的不同而变化较大，如精神恐惧、心理紧张则抑制分泌，冬季分泌量较多而夏季较少。其分泌量与全身水代谢有关，出汗多则唾液分泌量减少。美味食物和酸类食物可引起唾液分泌量增加，无味食物则难以引起唾液分泌。

（三）唾液的作用

1. **保护和润滑作用**　黏蛋白吸附到口腔黏膜表面形成一层薄的渗透性屏障，可以对抗组织脱水，阻止外源性刺激物进入黏膜内。黏蛋白牢固地附着在牙表面，可修复和保护牙牙釉质表面，影响特异口腔微生物对牙面的附着。

2. **消化作用**　唾液内含淀粉酶，能将食物中的淀粉分解成糊精，进而水解成麦芽糖。

3. **溶媒作用**　有味的溶液可以直接刺激味蕾，但固体食物必须先溶解于唾液中才能弥漫刺激味蕾兴奋。

4. **清洁作用**　唾液分泌和吞咽形成的唾液流，能机械地冲洗口腔黏膜和牙，将黏附的食物碎屑和细菌冲除。

5.杀菌和抗菌作用 溶菌酶能水解细菌细胞壁上的糖胺聚糖或黏多肽某些成分，使细胞膜变脆易破裂而起到抗菌作用。乳铁蛋白能抑制细菌生长，对生长过程中需铁的微生物特别敏感。唾液过氧化物酶－硫氰酸盐抗菌系统主要对需氧菌产生作用，也能抑制某些厌氧菌生长。

6.稀释和缓冲作用 刺激性强的食物进入口腔后唾液分泌增加，以稀释其浓度；过冷过热的刺激也可借以缓冲，以保护口腔组织。

7.黏附和固位作用 唾液具有黏着力，与嚼碎的食物混合后黏成食团，便于吞咽。全口义齿基托组织面与牙槽嵴之间有唾液存在，可增加义齿的附着力而起到固位作用。

8.缩短凝血时间 血液与唾液混合后则凝血时间缩短，起到及时止血的作用。

9.排泄作用 血液中的异常或过量成分可通过唾液排出，如过量的汞、铅等重金属元素。循环血液中的感染物质也可在体无病变时进入唾液，如乙肝病毒通过唾液传播。

考点提示 唾液的作用。

四、口腔感觉功能

口腔是人体多种感觉较为集中的部位，除具有躯体感觉功能，如痛觉、温度觉、触觉和压觉外，还具有特殊的味觉功能。在上述多种感觉的相互配合和协助下，口腔才得以顺利地完成复杂的功能。

（一）味觉

味觉是食物对味觉器官化学感受系统刺激时口腔产生的一种特殊感觉，能刺激唾液分泌、促进食欲，有助于咀嚼、吞咽等功能的进行。

知识拓展

一些研究发现新生儿已表现出对味觉刺激的辨别能力，这说明此种能力是先天的，不需要任何经验，但是对咸味的反应是在后天发育中形成的。

1.味觉感受器 为味蕾，主要分布于轮廓乳头、菌状乳头和叶状乳头内。此外，软腭、咽和会厌等处的黏膜上皮内也有味蕾分布。儿童的味蕾较成年人分布广泛；在45岁左右，味蕾因变性萎缩而数量减少，老年时可减至成人的1/3。

2.味觉传导 舌前2/3味蕾接受的刺激经面神经的鼓索传导；舌后1/3的两侧部味觉经舌咽神经传导；舌后1/3的中部和软腭、咽、会厌等处味蕾接受的刺激，则经迷走神经传导。味觉冲动经面神经、舌咽神经和迷走神经的轴突进入脑干后终止于孤束核上部，交换神经元后，再经背侧丘脑到达岛盖部的味觉中枢（图5-20）。

3.味觉特征 味觉虽然多种多样，但基本味觉仅有4种，即酸、甜、苦、咸，人类其他的味觉，都是这4种基本味觉相互配合形成的。此外，口腔内有大量的触压觉和温度觉感受器，特别是嗅觉，在中枢神经系统内将这些感觉综合起来，就会形成多种多样的复合感觉。味蕾所接受的酸、甜、苦、咸4种基本味觉，在舌的不同部位其敏感性也有差异。

舌尖对甜味最敏感，舌边缘对酸味敏感，舌根对苦味敏感，舌的各部分均对咸味敏感（图5-21）。另外，腭、咽、会厌等处也能感受味觉刺激，腭部主要感受酸、苦味，软、硬腭交界处对酸、苦味甚至较舌更为敏感。

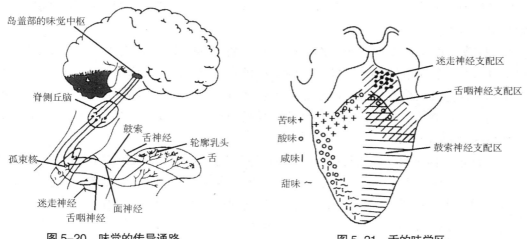

图 5-20　味觉的传导通路　　　　图 5-21　舌的味觉区

4. 影响味觉的因素　内、外环境的变化均可影响味觉，常见的影响因素如下。①嗅觉和味觉感受器都是特殊分化的外部化学感受器，两者关系密切、相互影响；如感冒时嗅觉功能发生障碍，味觉也受较大影响。②局部组织病变，如溃疡等使味蕾受损，可引起暂时性味觉丧失。③妇女处于围绝经期或娠期时，因激素调节内环境的变化，味觉也受到影响。④精神异常或喜、怒、哀、乐等情绪变化也可降低或增强味觉。⑤胃肠道消化功能发生病理变化时味觉也会受到影响，全身疾病导致发热、口腔干燥时亦可影响味觉。⑥味觉的敏感度常受食物或其他刺激物的温度影响，食物在 20~30℃时味觉的敏感度最高，药物可通过中枢味觉传导通路改变神经信息的传递而产生影响，也可通过唾液而影响味觉。⑦上颌义齿基托的后缘邻近软、硬腭交界处，如修复体材料不良或非生理性修复等，也会影响酸、苦味的感受等。

 知识拓展

　　长期给味蕾以某种有味物质的刺激，其阈值就会迅速降低，此种现象称为味觉适应；但是这也会使舌对其他的味道变得更加敏感，此现象称为交叉反应。如适应酸味后，既可对甜味特别敏感，又可对苦味敏感。

（二）触压觉

触压觉包括触觉和压觉。触觉（tactile sensation）是外界物体轻微接触皮肤或口腔黏膜未引起变形形成的感觉，对此种感觉适应较快；压觉（pressure sensation）是接触物体后皮肤或口腔黏膜、深部组织发生变形形成的感觉，对此种感觉适应较慢。

1. 触压觉感受器 ① Meissner 小体：具有结缔组织鞘的卵圆形结构，为触觉感受器，散在分布于舌尖和唇部。② Meckel 环形小体：为压觉感受器，主要分布于口腔黏膜和唇部。③牙周韧带本体感受器：为压觉感受器，分布于牙周韧带内，能感受牙体承受力的大小及方向。④游离神经末梢：由失去髓鞘和神经膜的树突构成，不仅能感受疼痛刺激，也参与感受触觉和本体感觉。

2. 触压觉的特点 口腔黏膜各部分触压觉的敏感度不同，最敏感处为舌尖和硬腭前部，较迟钝处是颊、舌背和牙龈。口腔黏膜的角化程度随年龄增长而增高，黏膜对触压觉的敏感度则逐渐减退。口腔黏膜表面对触觉的敏感度与该处触点的分布密度成正比，自切牙区黏膜、尖牙区黏膜、前磨牙区黏膜至磨牙区黏膜的触点依次减少，牙龈乳头、龈缘、牙龈和颊黏膜移行区亦依次减少。

牙周韧带本体感受器极为敏感，牙冠的任何部分受到极轻微的触压即可引起触压觉反应，并可感受出承受力的强度及方位。牙周的触觉感受阈无性别、年龄差异，但可因炎症、疲劳等不同因素而有所波动。牙周韧带的触压觉对于调节咀嚼压力、协调咀嚼肌和颞下颌关节运动，以便顺利进行咀嚼活动是必不可少的。

（三）痛温觉

1. 痛觉（pain sensation） 是机体受到伤害性刺激时所产生的一种复杂感觉，常伴随不悦的情绪活动和防御反应。口腔黏膜的痛阈较皮肤高，且分布不均匀。牙龈缘处的痛觉最为敏感，与第二磨牙相对的颊黏膜区有触点而无痛点。自颊侧黏膜中央至口角的一段带状区的痛觉较迟钝，温度和触、压觉也较迟钝。牙龈、硬腭、舌尖、口唇等处分布有痛点，自前牙区至磨牙移行区的黏膜痛点依次减少。牙髓及牙周膜的痛阈，前牙低于后牙。牙周韧带内的感受器密度为：前牙＞前磨牙＞磨牙。

2. 温度觉（thermal sensation） 口腔黏膜的温度觉包括两个不同的感觉系统，即热觉与冷觉。口腔前部的冷点和温点数量多于口腔后部。舌尖、舌边缘、牙龈、硬腭、唇颊等黏膜处的冷点较多；温点分布于上、下颌前牙的周围，硬腭前部仅有冷点而无温点。口唇黏膜对冷、热的耐受力各处不一，上唇的黏膜与皮肤移行部为 55~60℃，口腔黏膜为 60~65℃。

 知识拓展

口腔感觉通过黏膜、牙齿和牙周感受器接受口腔内各种感觉刺激，经感觉神经将信息传到大脑皮质感觉区，产生相应的感觉。口腔温度觉受温度刺激产生的感觉强度与刺激的面积大小有关。人类口腔温度刺激从外周向中枢传导，口腔通过黏膜感受器接受口腔内温和冷感觉刺激，经鼓索神经纤维、三叉神经和舌神经纤维传导，汇聚到双侧三叉神经脊束核尾核，将温痛觉信息进一步传向丘脑的腹后内侧和外侧核，在此换神经元后进一步向大脑皮质传递信息。

本章小结

下颌运动由中枢神经系统控制，口颌肌肉收缩完成，同时受来自颞下颌关节、牙周等部位的神经冲动反馈调节。下颌运动分为开闭口运动、前伸后退运动及侧方运动3种基本形式。下颌边缘运动、咀嚼运动目前关注较多，可通过切牙切点的运动轨迹描记进行评价分析。

咀嚼活动作为人体一种基本的生理活动，对人体的意义十分重大。人体通过咀嚼系统各个部分相互协调分工，将食物进行切割、研磨、捣碎后，运送至消化系统，为人体提供营养。咀嚼运动具有一定的重复性和程序性。咀嚼运动能够单侧、双侧或双侧交替进行。咀嚼时，咀嚼肌产生的咀嚼肌力受牙周膜本体感受器的调节，形成适合的咀嚼压力。咀嚼效率是衡量咀嚼能力的生理指标，在咀嚼过程中，牙面与牙面之间，牙面与食物之间可形成摩擦，使牙齿形成生理性的磨耗，磨耗随着年龄的增长而逐渐明显。在咀嚼过程中，牙齿有轻微的动度，可促进和维持颌、牙合、面部的正常发育。

口腔功能对颌面部的生长发育起到了极其重要的促进作用，本章主要介绍了口腔的吞咽功能、言语功能、唾液的分泌及作用、感觉功能等，只有了解这些功能特点和意义，才可以为口腔疾病的临床诊断和治疗打下良好基础。

习 题

扫码"练一练"

一、单项选择题

1.恒牙中，咀嚼力最大的牙和最小的牙通常是

A.第二磨牙最大，侧切牙最小   B.第二磨牙最大，中切牙最小

C.尖牙最大，侧切牙最小   D.第一磨牙最大，侧切牙最小

E.第一磨牙最大，中切牙最小

2.磨耗是

A.非生理性的   B.牙硬组织自然消耗的生理现象

C.刷牙引起的   D.以上都对

E.以上都不对

3.口腔最主要的功能是

A.咀嚼功能   B.吞咽功能

C.言语功能   D.感觉功能

E.分泌功能

4.咀嚼力是指

A.咀嚼肌实际发出之力   B.咀嚼肌所能发挥的最大力

C.成组牙所能发挥的最大咬合力   D.牙周膜所能耐受的最大力

E.以上都不是

5.恒牙中，𬌗力最大的牙和最小的牙通常是

A.第二磨牙最大，侧切牙最小　　　　　B.第二磨牙最大，中切牙最小

C.尖牙最大，侧切牙最小　　　　　　　D.第一磨牙最大，侧切牙最小

E.以上都不是

6.咀嚼运动中的动力是

A.牙　　　　　　　　　　　　　　　　B.下颌运动

C.咀嚼肌　　　　　　　　　　　　　　D.TMJ

E.以上都不是

7.对咀嚼系统最有利的生物杠杆是

A.Ⅰ类　　　　　　　　　　　　　　　B.Ⅱ类

C.Ⅲ类　　　　　　　　　　　　　　　D.以上都是

E.以上都不是

8.提高咀嚼效率的最佳选择是

A.进食较多的食物　　　　　　　　　　B.延长咀嚼时间

C.改正生活习惯　　　　　　　　　　　D.恢复患牙的正常功能

E.以上都不是

9.磨耗是

A.非生理性的　　　　　　　　　　　　B.牙硬组织自然消耗的生理现象

C.刷牙引起的　　　　　　　　　　　　D.以上都是

E.以上都不是

10.磨耗现象经常发生于牙的什么部位

A.唇面、𬌗面　　　　　　　　　　　　B.切缘、𬌗面

C.切缘、牙颈部　　　　　　　　　　　D.切缘、𬌗面、邻面

E.以上都不是

二、思考题

1.唾液的性质和功能分别是什么？

2.简述磨耗与磨损的区别及磨耗的生理意义。

（王　琳）

第六章

口腔颌面、颈部局部解剖

学习目标

1. **掌握** 口腔的境界及表面标志；唇、颊、腭、舌、舌下区的局部解剖；面侧深区、腮腺咬肌区解剖范围以及内容。

2. **熟悉** 面部的分区及表面解剖标志；口腔颌面部蜂窝组织间隙的境界及连通。

3. **了解** 颈部分区与颈筋膜的层次结构；下颌下三角、气管颈段、颈动脉三角的范围及解剖结构。

第一节　口腔局部解剖

一、口腔的境界及表面标志

（一）口腔的境界

口腔（oral cavity）是消化道的起始部，具有重要的生理功能，参与消化过程，具有一般和特殊的感觉功能，并辅助呼吸。口腔内许多解剖结构是构音的重要器官，完成构音、协助发音。

口腔经口裂与外界相通，后经咽门与口咽部相续，前壁为唇，两侧为颊，上下壁分别由腭和舌下区组成。闭口时，由上下牙列、牙龈及牙槽骨弓将口腔分为两部分，前外侧部称口腔前庭（oral vestibule），后内侧部为固有口腔（oral cavity proper）（图 6-1）。

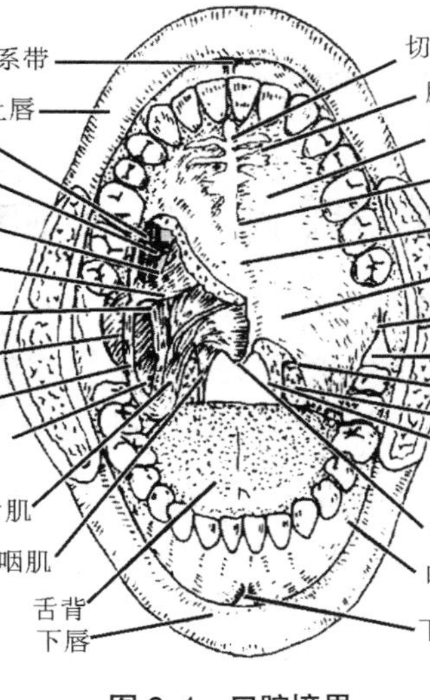

扫码"学一学"

图中标注：
上唇系带　切牙乳头
上唇　腭皱襞
腭大动脉　硬腭
腭大静脉　腭缝
腭前神经　腭凹
腭帆张肌　软腭
翼钩　翼下颌皱襞
颊肌　磨牙后区
翼下颌韧带　腭舌弓
咽上缩肌　腭扁桃体
腭舌肌　腭咽弓
腭咽肌　腭垂
舌背　口腔前庭沟
下唇　下唇系带

图 6-1　口腔境界

（二）口腔前庭的表面解剖标志

口腔前庭为位于唇、颊与牙列、牙龈及牙槽黏膜之间的蹄铁形的潜在腔隙，在下颌姿势位时，此腔隙经间隙与固有口腔有广泛交通；在牙尖交错位时，口腔前庭主要在其后部经翼下颌皱襞与最后磨牙远中面之间的磨牙后间隙与固有口腔相通，牙关紧闭或颌间固定的患者，可经此间隙输入流体营养物质。固有口腔前界和外侧界为牙列、牙龈，后至咽门，

157

上壁为腭，下壁为封闭口腔底的软组织和舌。在口腔前庭各壁上，有以下临床常用的表面解剖标志。

1. 口腔前庭沟 即口腔前庭的上、下界，呈蹄铁形，为唇、颊黏膜移行于牙槽黏膜的转折处。前庭沟黏膜下组织松软，是口腔局部麻醉穿刺及手术切口的常用部位。

2. 上、下唇系带 为前庭沟中线上呈扇形或线形的黏膜小皱襞。上唇系带一般较下唇系带明显，制作义齿时，基托边缘应有适当的缓冲。儿童的上唇系带较为宽大，并可能与切牙乳头直接相连，导致上颌中切牙之间出现间隙。随着儿童年龄的增长，唇系带也应逐渐缩短，如果持续存在，则该间隙不能自行消失，影响上颌中切牙的排列，需要手术治疗。

3. 颊系带 为口腔前庭沟相当于上、下尖牙或前磨牙区的扇形黏膜皱襞，数目不定。一般上颊系带较明显，义齿基托边缘在此也应适当缓冲。

4. 腮腺乳头 为在平对上颌第二磨牙牙冠的颊黏膜上的一乳头状结构，是腮腺导管开口的部位。做腮腺造影或腮腺导管内注射治疗时，须找到此乳头。

5. 磨牙后区 由磨牙后三角及磨牙后垫组成。

（1）磨牙后三角 位于下颌第三磨牙的后方，该三角的底朝前，为下颌第三磨牙远中面的颈缘，其尖朝向后方。

（2）磨牙后垫 为覆盖于磨牙后三角上的软组织。

6. 翼下颌皱襞 为延伸于上颌结节后内侧与磨牙后垫后方之间的黏膜皱襞，其深面为翼下颌韧带所衬托。该皱襞是下牙槽神经阻滞麻醉和翼颌间隙、咽旁间隙口内切口的重要标志。

7. 颊脂垫尖 在大张口时，颊黏膜上可见一个底朝前尖朝后的三角形隆起，称颊脂垫。其尖称颊脂垫尖，向后邻近翼下颌皱襞前缘，此尖约相当于下颌孔平面，也可作为下牙槽神经阻滞麻醉的参考标志。但颊脂垫是一脂肪团，因而颊脂垫尖的位置有时不恒定。

考点提示 口腔境界及其表面标志。

二、唇、颊、腭、舌、舌下区的局部解剖

（一）唇

1. 唇（lips）的境界 唇上界为鼻底，下界为颏唇沟，两侧以唇面沟为界，其中部有横行的口裂将唇分为上唇和下唇两部分（图 6-2）。

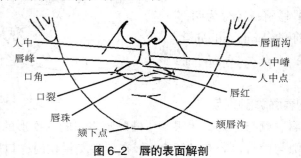

人中　　　　　　　　　　　　　　　　唇面沟
唇峰　　　　　　　　　　　　　　　　人中嵴
口角　　　　　　　　　　　　　　　　人中点
口裂　　　　　　　　　　　　　　　　唇红
唇珠　　　　　　　　　　　　　　　　颏唇沟
颏下点　　　　

图 6-2 唇的表面解剖

2. 唇的表面解剖标志

（1）口角　是指口裂两端，其正常位置约相当于尖牙与第一前磨牙之间，施行口角开大或缩小术时，应注意此关系。

（2）唇红　是指上、下唇的游离缘，系皮肤与黏膜的移行区。

（3）唇红缘（唇缘）　是指唇红与皮肤交界处。

（4）唇弓　是指上唇呈弓背状的全部唇红缘。

（5）人中点（人中切迹）　是指唇弓在正中线处稍低并微向前突处。

（6）唇峰（唇弓峰）　是指在人中点两侧的唇弓最高点。

（7）唇珠（上唇结节）　是指上唇正中唇红呈珠状向前下方突出处。

（8）人中　是指上唇皮肤表面正中由鼻小柱（鼻中柱）向下至唇红缘的纵行浅沟。人中的上、中 1/3 交点为人中穴，是抢救昏迷患者常用的按压穴位。

（9）人中嵴　人中两侧各有一条纵行的皮肤嵴，自鼻孔底伸延至唇峰。

上述解剖部位在唇裂手术及外伤修复中，均为重要的标志。

3. 唇的层次　唇的构造由外向内分为 5 层（图 6-3）。

（1）皮肤　较厚，与浅筋膜及表情肌结合紧密，并富含毛囊、皮脂腺和汗腺，是疖、痈的好发部位。

（2）浅筋膜　较疏松，炎症时常发生明显水肿。

（3）肌层　主要为口轮匝肌，手术或外伤应将其对位缝合，以免愈合后形成较宽的瘢痕或隐裂。

（4）黏膜下层　内含有上、下唇动脉及黏液腺。唇部手术时可用唇夹或手指夹住口唇暂时止血。黏液腺则可发生黏液腺囊肿。

（5）黏膜　有黏液腺开口，排出的黏液可润滑黏膜。

4. 唇的血管、淋巴管及神经　唇的血液供应主要来自上、下唇动脉。静脉血经面静脉回流。唇的淋巴管丰富（图 6-4），上唇及下唇外侧部的淋巴管注入下颌下淋巴结，上唇的淋巴管有时可注入耳前淋巴结或颈深上淋巴结，下唇中部的淋巴管注入颏下淋巴结，下唇中线或近中线的淋巴管，尚可相互交叉至对侧，下唇外 1/3 的淋巴管还可通过颏孔进入下颌骨。唇的感觉神经来自上、下颌神经的分支，运动则由面神经支配。

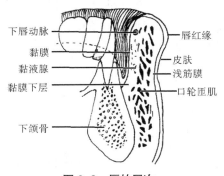

图 6-3　唇的层次

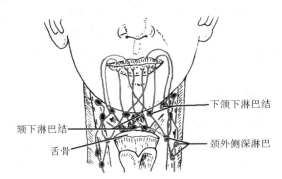

图 6-4　唇的淋巴回流

（二）颊

1. 颊（cheeks）的境界 颊的上界为颧骨下缘，下界为下颌骨下缘，前界为唇面沟，后界为咬肌前缘（图6-5）。

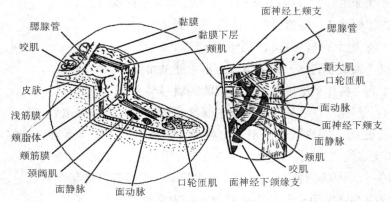

图6-5 颊的层次结构

2. 颊的层次 颊由外向内分为6层。

（1）皮肤 血运丰富，富有韧性和弹性。

（2）皮下组织 较面部其他部位发达。在颊肌表面和颊、咬二肌之间，有一团被菲薄筋膜包裹的脂肪，即颊脂垫。在皮下组织中有神经血管等穿行。根据其行走方向，可分为横行和斜行两组。横行组自上而下依次为面神经颧支、上颊支、腮腺导管、下颊支和下颌缘支；斜行组为面动脉及其后方伴行的面静脉。

（3）颊筋膜 位于皮下组织的深面，覆盖于颊肌表面；向后被覆于咽肌表面者，称咽筋膜。颊、咽筋膜在颊肌和咽肌之间增厚，形成翼下颌韧带（颊咽肌缝），是翼内肌前缘的标志。

（4）颊肌 起自翼下颌韧带及其上、下颌骨的毗邻部分，肌纤维向前加入口轮匝肌中，该肌有腮腺导管穿过。

（5）黏膜下层 含有黏液腺，又称颊腺。

（6）黏膜 上有腮腺导管的开口。

3. 颊的血管、淋巴管及神经 颊部的血液供应主要来自面动脉、眶下动脉和面横动脉，彼此之间有众多的吻合支，因此结扎一支动脉，不致影响该区的血供。静脉血主要回流至面静脉。淋巴管注入下颌下淋巴结。感觉神经为三叉神经的上、下颌神经，运动神经为面神经。

（三）腭

腭（palate）位于口腔顶，为口腔上壁，分隔口腔和鼻腔，参与发音、言语及吞咽等活动。腭分为前2/3的硬腭及后1/3的软腭两部分（图6-6、图6-7）。

1. 硬腭（hard palate） 占腭的前2/3，呈穹窿状，是以骨为基础，表面覆盖黏膜构成，有牙弓围绕。

（1）表面解剖标志 在硬腭的口腔面可见或触及以下常用的临床表面解剖标志。

1）腭中缝 为硬腭中线上纵行的黏膜隆起。

2）切牙乳头 又称腭乳头，为一黏膜隆起，位于腭中缝前端，左右上颌中切牙之间的腭侧，其深面为切牙孔，切牙乳头是鼻腭神经局部阻滞麻醉的表面标志。

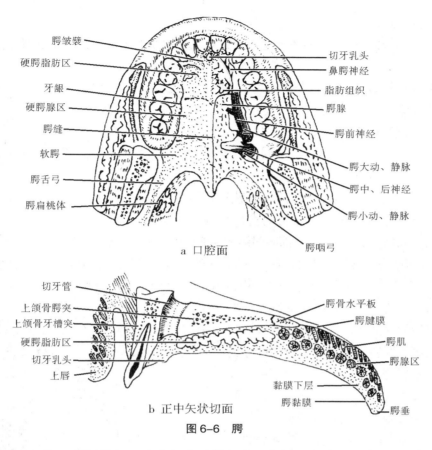

a　口腔面

b　正中矢状切面

图6-6　腭

3）腭皱襞　位于硬腭前部，为自腭中缝前部向两侧略呈辐射状的软组织嵴，其形态不规则。有辅助发音的功能。

4）上颌硬区及上颌隆突　在硬腭中央，黏膜薄而缺乏弹性，称为上颌硬区。在硬区前部有时可出现不同程度的骨质隆起，即上颌隆突。制作义齿时，此处应缓冲。

5）腭大孔　位于硬腭后缘前方约0.5cm处，约相当于腭中缝至上颌第三磨牙（或最后一个磨牙）的腭侧龈缘弓形连线的中、外1/3处（直线连线的中点）。肉眼观察此处黏膜稍显凹陷，其深面即腭大孔，黏膜凹陷处即为腭大孔阻滞麻醉的表面标志。

6）蝶骨翼突钩　位于上颌第三磨牙后内方1~1.5cm处黏膜下。其与腭裂手术有关。

（2）硬腭的层次　硬腭由上颌骨腭突及腭骨水平部构成支架，表面覆以软组织，除腭中缝处无黏膜下层外，其余部分均覆以黏膜及黏膜下层。结构特点如下。

1）黏膜下层在硬腭的前、后部各不相同，前部含少量脂肪组织，无腺体；后部则有较多的腭腺，故腭腺肿瘤多发生在硬腭后部。

2）硬腭的黏膜、黏膜下层和骨膜连接非常紧密，腭裂手术时应将黏膜、黏膜下层和骨膜视为一层从骨面剥离，以便形成一个血运充足的组织瓣，用于修复腭裂。

3）黏膜、黏膜下层和硬腭骨膜结合紧密，合称为黏骨膜（mucoperiosteum）。黏骨膜在中线处甚薄，在两侧近后牙牙槽骨部分却显著增厚，其中有腭腺、神经和血管。黏骨膜为咀嚼黏膜，移动性小，能耐受摩擦和咀嚼压力。

（3）硬腭的血供、淋巴和神经

1）血液供应　主要由上颌动脉的分支同腭降动脉通过腭大孔的大动脉供应，腭前部由蝶动脉的终末支鼻腭动脉通过切牙孔供应，两个终末支在腭部吻合。静脉血回流至翼丛。

161

2）淋巴回流　主要引流至颈深上淋巴结。

3）神经分布和支配　同部的感觉神经来自三叉神经上颌支，其分支出腭大孔及切牙孔分布于腭部。

2.软腭（soft palate） 占腭的后 1/3，为一能动的肌性膜样隔，厚约 1cm，附着于硬腭后缘并向后延伸。

（1）表面解剖标志

1）腭小凹　为软腭前端中线两侧的黏膜，左右对称各有一个，可作为全口义齿基托后缘的参考标志。

2）腭帆　为软腭后缘游离斜向后下形成。

3）腭垂　为腭帆中央伸向下方的指状突起。

4）腭舌弓和腭咽弓　软腭后部向两侧形成前后两条弓形皱襞，前方向下移行于舌根，称腭舌弓；后方移行于咽侧壁，称腭咽弓。两弓间的三角形凹陷，称扁桃体窝，容纳腭扁桃体。

5）咽门　腭帆、腭舌弓和舌根共同围成咽门，咽门是口腔与咽的分界。

（2）软腭的层次　主要由黏膜、黏膜下层、腭腱膜及腭肌等构成。软腭黏膜与硬腭黏膜相延续。黏膜下层中含有较多的黏液腺。黏膜下层在腭垂、腭舌弓及腭咽弓等处特别疏松，发生炎症时易出现水肿。在黏膜下层深面为腭腱膜及腭肌。腭腱膜位于软腭前 1/3，构成软腭的支架，向前附着于硬腭后缘，腭腱膜主要由腭帆张肌的腱膜组成，其他腭肌也附着其上。腭肌位于软腭的后 2/3，前续腭腱膜，腭肌细小，共计 5 对（图 6-7）。①腭帆张肌：作用为紧张腭帆及

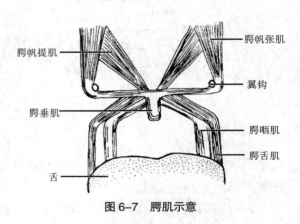

图 6-7　腭肌示意

开大咽鼓管。②腭帆提肌：作用为上提腭帆。③腭舌肌：作用为下降腭帆，紧缩咽门。④腭咽肌：作用为上提咽喉，并使两侧腭咽弓接近。⑤腭垂肌：作用为上提腭垂。

腭肌与咽肌协调运动，控制腭咽闭合。所谓腭咽闭合是指鼻咽部的咽腔缩小，与上提的软腭形成广泛而密切的接触，从而分隔鼻咽腔与口咽腔。因而腭咽闭合是言语时获得清晰语言的前提，也为吞咽初期避免食物进入鼻腔提供了保证。可见腭、咽各肌在吞咽、呼吸、言语等功能中起重要的作用。

（3）软腭的血管、淋巴管和神经

1）血液供应　腭部的血液主要由腭降动脉的分支腭大动脉和腭小动脉供应，软腭尚有咽升动脉和腭升动脉分布。静脉血回流至翼静脉丛。

2）淋巴回流　淋巴主要引流至颈深上淋巴结。

3）神经分布和支配　腭部感觉神经来自三叉神经上颌支，软腭尚有舌咽神经分布。软腭运动主要由副神经的延脑根经迷走神经咽支支配，但腭帆张肌由三叉神经支配。

（四）舌

舌（tongue）为口腔内重要器官，在言语、咀嚼、协助吞咽、感受味觉等功能活动中起重要作用。此外，舌又是观察全身某些疾病的重要窗口，中医早就将舌诊视为辨证施治的

依据之一。舌以骨骼肌为基础，表面覆以黏膜分上、下两面。

1. 舌背 是指舌的上面拱起（图6-8）。按形态结构和功能，舌背可分为前2/3的舌体与后1/3的舌根。两部以"V"形界沟分界。界沟尖端黏膜有一个小凹称为舌盲孔，为胚胎甲状舌管咽端的遗迹。此管如未消失则可形成甲状舌管囊肿。舌体前端称舌尖，舌体为舌活动较大的部分，舌根参与咽前壁的构成。舌背黏膜粗糙与舌肌紧密相连。舌根的黏膜无舌乳头，但有许多结节状淋巴组织，称舌扁桃体。舌前2/3遍布乳头，有下列4种类型。

（1）丝状乳头 数目最多，呈丝绒状，布于舌体上面，司一般感觉。

（2）菌状乳头 数目较少，呈红色圆点状，分散于丝状乳头之间，内有味蕾，司味觉。

（3）轮廓乳头 一般为7~9个，体积最大，排列于界沟前方。乳头周围有深沟环绕，沟内有味蕾，司味觉。

（4）叶状乳头 为5~8条并列皱襞，位于舌侧缘后部，含味蕾，司味觉。

2. 下面 又称舌腹（图6-9），黏膜薄而平滑，与舌下区的黏膜相延续，并在中线形成舌系带。舌系带两侧的口底黏膜上各有一小突起，称为舌下阜。舌系带过短或附着过于靠前方，常造成吮吸、咀嚼和言语障碍，需要手术治疗。舌系带活动性很大，制作义齿时应注意此特点。舌系带两侧各有一条黏膜皱襞称伞襞，行向前内方行至舌尖。左、右伞襞与舌腹中线间的三角区内，有舌神经及舌深血管穿行，其中舌深静脉靠近伞襞，位置表浅，透过黏膜，清晰可见。手术时，应注意上述血管、神经的位置和走向，以免损伤。

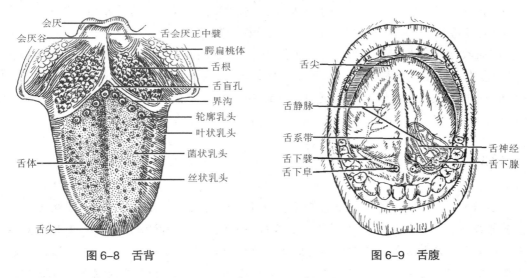

图6-8 舌背　　　　　　　　　　图6-9 舌腹

3. 肌层 舌肌为骨骼肌，分为舌内肌和舌外肌两部分。

（1）舌内肌（图6-10） 舌本身的肌，起止均在舌内，肌纤维分为纵行、横行、垂直3种，包括舌上纵肌、舌下纵肌、舌横肌和舌垂直肌。舌上、下纵肌分为小束呈前后方向走行；舌横肌则靠近舌背走行，一般不跨过舌中隔；舌垂直肌则穿插于纵、横肌束之间，与舌背黏膜结合紧密。舌肌纤维纵、横、垂直交织，收缩时可改变舌的形态；舌上、下纵肌同时收缩，使舌变短；分别收缩，能使舌向上、下卷曲；舌横肌收缩，使舌体变窄加厚；舌垂直肌收缩，可使舌增宽变薄。舌内肌内尚有舌腺，其分泌液混入唾液中。

（2）舌外肌（图6-11） 主要起自下颌骨、舌骨和茎突而止于舌，分为颏舌肌、舌骨舌肌、茎突舌肌和腭舌肌，收缩时依肌纤维方向变换舌的位置。

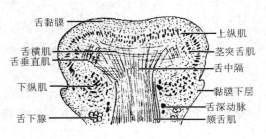

图 6-10 舌内肌（额状切面）

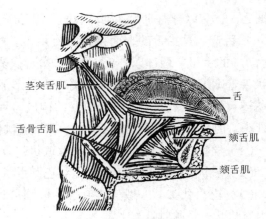

图 6-11 舌外肌

1）颏舌肌 是一对强有力的肌，起自下颌体内面的上颏棘，肌纤维呈扇形向后方止于舌中隔两侧。左、右侧颏舌肌同时收缩牵拉舌向前下方，即伸舌；单侧收缩可使舌尖伸向对侧。

2）舌骨舌肌 起自舌骨体和舌骨大角，肌纤维向上方止于舌后部的腹外侧。收缩时牵舌向后下外侧。

3）茎突舌肌 起自茎突下段和茎突舌骨韧带上部分，肌束向前下方走行的过程中逐渐加宽，在翼内肌和舌神经的深面止于舌。收缩时可牵舌向后上方。

4）腭舌肌 不是真性腭舌肌，肌束最小，自软腭下行至舌背的后外侧，与表面的黏膜皱襞一起形成腭舌弓。功能为下降软腭，提高舌根，紧缩咽门。

舌内肌收缩时可改变舌的形态，舌外肌收缩时改变舌的位置，舌内、外肌同时收缩则使舌具有复杂且灵活的功能活动。在正常清醒状态下，舌内肌和舌外肌均维持一定的张力，但深度昏迷时舌肌松弛易后坠阻塞气道，导致窒息而危及生命。因此，须将患者下颌推向前方或将舌牵出。

📋 **知识拓展**

咬舌自尽并没有科学依据，在现实生活中可以见到许多由于各种原因发生舌损伤甚至部分缺失，但仍然存活的例子。咬舌后会出现以下 3 种情况。①神经源性休克 – 痛死：成功的概率不高，从舌根部咬断舌，可能会造成足够强的痛觉信号，由此引发呼吸系统和循环系统混乱。②窒息死：一是极度疼痛中强迫自己将舌咽下，可能会导致噎死；二是被自己的血液呛死，因为吞和吐均需要舌的辅助，没有舌又有大量出血，血液大量进入气管可造成窒息。③失血性休克致死。

4. 舌的血管、淋巴管及神经

（1）舌的血管 舌的血液供应来自舌动脉，此外，舌后 1/3 有咽升动脉的分支。舌的静脉较为特殊，存在舌动脉的伴行静脉，向后方汇入舌静脉。

（2）舌的淋巴管 其引流分为 4 组（图 6-12）。①舌尖淋巴管大部分注入颏下淋巴结，另一部分注入颈肩胛舌骨肌淋巴。②舌前 2/3 的边缘或外侧淋巴管一部分至下颌下淋巴结，另一部分引流至颈深上淋巴结。③舌中央淋巴管引流舌中缝两旁的淋巴液，经颏舌肌之间下行，然后向左右汇入颈深上淋巴结，亦有穿过下颌舌骨肌注入下颌下淋巴结。靠近正中面的淋巴管，部分交叉至对侧的淋巴结。④舌根的淋巴管注入颈深上淋巴结。

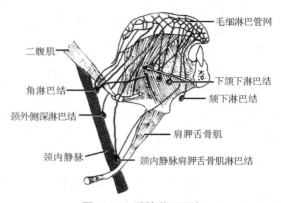

图 6-12　舌的淋巴回流

舌的淋巴管极为丰富，引流广泛和血运充足，加之舌运动频繁，可促使舌癌转移，因此，熟悉舌的淋巴流向，对于舌癌的转移诊断及确定手术中淋巴清扫的范围，均有重要的临床意义。

（3）舌的神经　舌前 2/3 的一般感觉由舌神经管理；味觉由加入舌神经的鼓索（面神经的分支）味觉纤维所管理；舌后 1/3 的一般感觉及味觉由舌咽神经所管理（但舌后 1/3 的中部则由迷走神经管理）。因为舌后 1/3 的黏膜感觉较敏锐，在检查咽部用压舌板时应压于舌体处。舌的运动由舌下神经管理。

（五）舌下区

舌下区（sublingual region）位于舌和口底黏膜之下、下颌舌骨肌及舌骨舌肌之上，前面及两侧为下颌体的内侧面，后部止于舌根。由起自下颌骨颏棘的颏舌肌和颏舌骨肌将其分为左、右两半，两者前端在舌系带深面彼此相通。其后端借下颌舌骨肌与舌骨舌肌之间的裂隙连通下颌下间隙（图 6-13）。

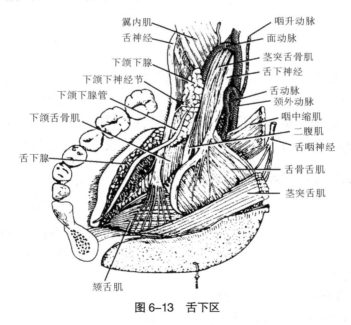

图 6-13　舌下区

1. 表面解剖标志

（1）舌下阜　当舌向上方翘起时，可见舌系带两侧的口底黏膜上各有一小突起，称舌下阜，是下颌下腺导管及舌下腺大管的共同开口处。

（2）舌下襞　舌下阜两侧各有一条向后外斜行的舌下襞，是舌下腺小管的开口部位，也是下颌下腺导管的表面标志。

2. 舌下区重要结构　在口底黏膜深面，从两侧向中线排列有以下重要结构。

（1）舌下腺和下颌下腺深部　舌下腺呈扁杏核状，较小，位于口底舌下襞的深面，由蜂窝组织鞘包绕。该腺前端与对侧舌下腺相接，后端与下颌下腺的深部相邻，外侧为下颌骨的舌下腺窝。舌下腺的内侧与颏舌骨肌之间有下颌下腺导管、舌神经、舌下神经和舌下动脉等结构。

（2）下颌下腺管和舌神经　下颌下腺管位于舌下腺内侧，由后向前，由深至浅，贯穿舌下间隙，开口于舌下阜。舌神经在舌骨舌肌前缘处，绕下颌下腺导管外下至其内侧向舌侧行进。舌神经与下颌下腺导管交叉的部位多位于下颌第二磨牙舌侧的下方，有时可稍向后移。

（3）舌下神经　与其伴行静脉越过舌骨舌肌浅面，发出分支布于舌外肌；经舌骨舌肌前缘进入舌内，布于舌内肌。

（4）舌动脉　在平舌骨大角处起于颈外动脉，行向内上，继而弯向前下，于舌骨舌肌深面进入舌内，发出分支营养舌、腭扁桃体和舌下腺等。在舌下腺摘除和舌系带手术时应注意此动脉。

考点提示　①唇的表面解剖标志。②软、硬腭的表面解剖标志。③舌的外形、舌肌及其淋巴回流。④舌下区的表面解剖标志、内容及排列关系。

第二节　面部局部解剖

扫码"学一学"

颌面部为颜面部的组成部分。颜面部系指上起发际，下达下颌骨下缘，两侧至下颌支后缘之间的部位。通常以经过眉间点及鼻下点的两水平线为界，将颜面部分为上 1/3、中 1/3 和下 1/3 三等份，颌面部系由颜面部的中 1/3 和下 1/3 两部分组成。

面部有眉、眼、鼻、唇等器官和部，又是容颜的代表区，在临床手术时既要注意视觉、嗅觉、呼吸、咀嚼、吸吮、吞咽、言语和面部表情等生理功能，又要避免影响容貌美观。

一、面部分区和表面解剖标志

（一）面部分区

根据解剖学的特点并结合临床应用，可将颌面部划分为 11 区（图 6-14），即额面区、颞面区、眶区、鼻区、唇区、颏区、眶下区、颧区、颊区、腮腺咬肌区及面侧深区等，本节只介绍腮腺咬肌区及面侧深区。

（二）表面解剖标志、测量点和体表投影

1.表面解剖标志　颌面部常用的表面解剖标志如下（图 6-15）。

（1）睑裂　上、下眼睑之间的裂隙，常作为面部垂直比例的标志。

（2）内眦和外眦　分别为睑内、外侧联合所成的角，内眦呈钝圆形，外眦呈锐角形，外眦较内眦高 3~4mm。

（3）鼻根、鼻尖和鼻背　外鼻上端连于额部者称为鼻根；前下端隆起处称鼻尖；鼻根与鼻尖之间称为鼻背。

（4）鼻底和鼻前孔 锥形外鼻之底称鼻底；鼻底上有左、右卵圆形的孔，称为鼻前孔。

（5）鼻小柱和鼻翼 两侧鼻前孔之间的隆嵴称鼻小柱；鼻前孔外侧的隆起称鼻翼。

（6）鼻面沟 为外鼻两侧与面部之间的凹陷。沿鼻面沟做手术切口，愈合后瘢痕不明显。

（7）唇面沟 为上唇与颊部间的斜行凹陷。沿唇面沟做手术切口，愈合后瘢痕不明显。在矫治修复时，唇面沟常作为判断面容恢复情况的指征。

（8）鼻唇沟 鼻面沟与唇面沟合称为鼻唇沟。

（9）口裂 为上唇与下唇之间的横形裂隙。

（10）口角 为口裂两端，其正常位置约相当于尖牙与第一前磨牙之间，施行口角开大术或缩小术时，应注意此关系。

（11）颏唇沟 为下唇与颏部之间的横形凹陷。

（12）耳屏 为外耳道前方的结节状突起，临床常在其前方、颧弓根部之下，检查下颌骨髁突的活动情况。在耳屏前方约 1cm 可触及颞浅动脉的搏动。

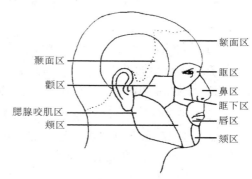

图 6-14 面部的分区

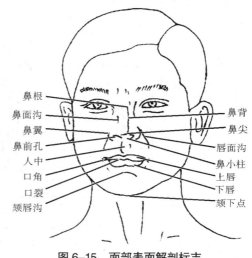

图 6-15 面部表面解剖标志

2. 常用测量点

（1）眉间点 左、右侧眉之间的正中点处。

（2）鼻根点 位于鼻根最凹处的稍上方，为鼻额缝与正中矢状面的交点处。

（3）鼻尖点 鼻尖部的最突出处。

（4）鼻下点 鼻小柱与上唇的连接点。

（5）鼻翼点 鼻翼外侧缘的最突出处。

（6）颏上点 颏唇沟与正中矢状面的交点处。

（7）颏前点 为颏部最前点。

（8）颏下点 为颏部最低点，常作为测量面部垂直距离的标志。

3. 体表投影

（1）眶下孔 位于眶下缘中点下 0.5~0.8cm 处。相当于鼻尖至外眼角连线的中点。眶下孔是眶下神经阻滞麻醉的进针部位。

（2）颏孔 位于下颌体外侧面，成人多位于第二前磨牙或第一、二前磨牙之间的下方，下颌体上、下缘中点稍上方，一般距正中线 2~3cm。颏孔是颏神经阻滞麻醉的进针部位。

（3）腮腺导管的体表投影 为鼻翼与口角相连取中点与耳垂之间连线的中 1/3 段。颊部手术时应避免腮腺导管的损伤。

（4）面神经出茎乳孔的位置 成人位于乳突前缘中点或乳突尖端上方约 2 cm 处，一般距皮肤 2~3 cm。

（三）面部的比例关系

1. 三停　系指面部长度的比例，即面部水平比例，可分为大三停、小三停和侧三停（图6-16）。

（1）大三停　经眉间点和鼻下点分别作水平线，可将面部分为水平三等份。自发迹中点至眉间点为面部上1/3，自眉间点至鼻下点为面部中1/3，自鼻下点至颏下点为面部下1/3。眼和鼻位于中1/3，口位于下1/3。颌面畸形时主要表现为中1/3与下1/3的比例失调。

（2）小三停　经口裂点和颏上点分别作水平线将面部下1/3又分为三等份。自鼻下点至口裂点为上1/3，自口裂点至颏上点为中1/3，自颏上点至颏下点为下1/3；其中上1/3为上唇高度，下2/3为下唇和颏部的高度。

（3）侧三停　以耳屏为中心向发迹中点、眉间点、鼻尖点和颏前点分别作连线，从而形成3个夹角，其夹角差小于10°则符合容貌美观的要求。

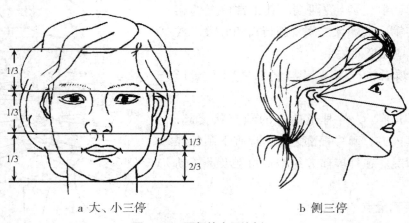

a 大、小三停　　　　　　　　　　　　b 侧三停

图6-16　面部的水平比例

2. 五眼　系指面部的垂直比例，即面部正面宽度的比例。经两眼的内、外和耳轮外侧缘的垂线，将面部在睑裂水平分为5等份，每一等份的宽度与一个睑裂的宽度相等（图6-17），约35mm。五眼的5等份基本相等，符合容貌美观的要求，上、下颌骨发育畸形可使五眼比例失调。

（四）面部浅层软组织的特点

面部的皮肤薄且柔软，浅筋膜较疏松，皮肤易于伸展移动，有利于外伤缝合和整形美容手术；但颏部尤其是鼻翼的皮肤与浅筋膜结合紧密，不易剥离，手术时应注意以避免引起缝合困难。面部的皮肤富含皮脂腺、毛囊和汗腺，有利于排出新陈代谢的产物，若腺管阻塞或细菌繁殖则可出现皮脂腺囊肿和疖。

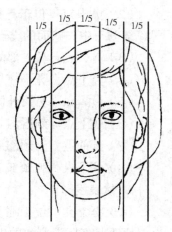

图6-17　面部的垂直比例

面部浅层软组织内血管密集，血运丰富，因而组织再生和抗感染能力强，有利于创口愈合，为美容及整形手术提供了便利条件，但创伤时出血较多，浅静脉与颅腔内硬脑膜窦的关系密切，发生炎症时有向颅腔内蔓延的可能。面部皮肤的真皮内含有大量胶原纤维和弹性纤维，使皮肤富有弹性和韧性，是保持面部皮肤紧张度及维持容貌美观的重要因素。

面部皮肤是表情肌的止点处，表情肌收缩时牵拉皮肤使面部出现各种表情，手术时应注意处理每一块表情肌与皮肤之间的关系，以防损伤表情肌的功能。浅筋膜内有面神经、血管和腮腺管等穿行，手术时除应注意皮肤皱纹线及沟的走行外，还应注意避免损伤神经、血管和导管等重要结构。

考点提示 ▶ 面部的解剖标志及体表投影。

二、腮腺咬肌区解剖结构特点及临床应用

腮腺和咬肌及其浅面的软组织合称腮腺咬肌区（parotideomasseteric region）。

（一）境界、表面标志及体表投影

腮腺咬肌区前界为咬肌前缘，后界为胸锁乳突肌、乳突及二腹肌后腹的前缘，上界为颧弓及外耳道，下界为下颌骨下缘，内侧界为咽旁间隙，外侧以皮肤为界。

从耳屏至眼眶外下缘的连线，为颧弓在颜面部的体表投影。在颧弓与下颌切迹所围成的半月形的中点，为咬肌神经封闭及上、下颌神经阻滞麻醉刺入点的表面标志。从耳屏至咬肌前下角附丽于下颌骨下缘处的连线中点，为下颌孔的体表投影。因而可从下颌骨下缘经下颌支内侧，施行下牙槽神经阻滞麻醉的口外注射法。

（二）层次

由浅入深依次如下。

1. 皮肤 血管密集，组织再生和抗感染能力强；真皮内含有大量的胶原纤维和弹性纤维，保持面部皮肤的紧张度。此处皮肤薄且柔软，有弹性，含较多皮脂腺、汗腺、毛囊。是皮脂腺囊肿和疖的好发部位。

2. 皮下组织 内含颈阔肌上部。在腮腺区有耳前淋巴结及耳大神经，在咬肌区有面神经分支及腮腺导管。

3. 腮腺咬肌筋膜 来自颈深筋膜浅层，筋膜在腮腺后缘分为浅、深二层，包被腮腺，形成腮腺鞘。浅、深层在腺体前缘复合为一，向前覆盖于咬肌表面形成咬肌筋膜。腮腺鞘浅层连于颧弓；深层附着于颅底，在腮腺与下颌下腺之间增厚形成茎突下颌韧带。

腮腺鞘具有下列特点。①浅层特别致密，但其深层薄弱，在茎突和翼内肌之间有一裂隙（图6-18），腮腺深叶经此与咽旁间隙和翼颌间隙相通。故腮腺化脓时，脓液不易向浅层穿破，可通过深层薄弱部位，形成咽旁脓肿。②腮腺鞘与其腺体紧密结合，并发出许多间隔，伸入腺体，将其分为多数小叶，化脓时形成独立散在的小脓灶，因而难以扪及典型的波动，切开引流时应注意分开各腺叶的脓腔，以使引流通畅。③腮腺鞘上部与外耳道紧密相连，并发出条索状纤维束，伸入外耳道前下壁软骨部的裂隙中，腮腺内的小动、静脉及神经也经该裂隙进入外耳道，外耳道前下部的淋巴亦经此裂隙流入腮腺区的耳前淋巴结。由于上述解剖特点，化脓性感染可在腮腺与外耳道之间互相蔓延。

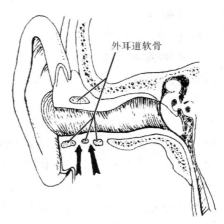

外耳道软骨

图6-18 裂隙

（三）腮腺（parotid gland）

1.位置、形态及毗邻 腮腺位于外耳道的前下方。上缘邻近颧弓、外耳道和颞下颌关节，下缘平下颌角；向前邻近咬肌、下颌支和翼内肌后缘，向后方邻接乳突前缘和胸锁乳突肌上部的前缘。

腮腺呈不规则的楔形，分为底、尖和浅、上、前内侧、后内侧4面（图6-19）；底朝外，尖向内侧伸向咽旁。腮腺的浅部多呈三角形或不规则的卵圆形向前方延伸，覆盖于咬肌后缘的前面；深部位于下颌后窝内和下颌支的深面，向内侧伸至咽侧壁。

腮腺的浅面与浅筋膜内的耳大神经末梢和腮腺浅淋巴结相邻；上面呈凹状，邻接外耳道和下颌关节后面；前内侧面邻接咬肌、下颌支和翼内肌后部；后内侧面与乳突、胸锁乳突肌、二腹肌后腹、茎突及茎突诸肌、颈内动脉、颈内静脉和第Ⅸ～Ⅻ对脑神经相毗邻。

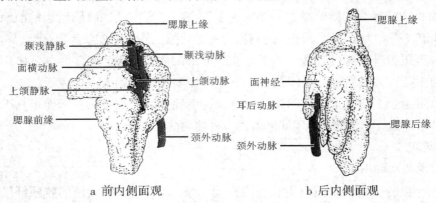

a 前内侧面观　　　　　　　b 后内侧面观

图6-19 腮腺的前后内侧面

2.腮腺导管 长5~7cm，自腮腺浅部的前缘发出，在颧弓下缘1.5cm处穿出腮腺鞘，向前走行于腮腺咬肌筋膜浅面，与颧弓平行，在咬肌前缘穿入颊肌，开口于上颌第二磨牙牙冠颊面相对的颊黏膜上的腮腺乳头。临床上可经此乳头插管施行腮腺造影。腮腺管的上方有面神经的上颌支和面横动、静脉，下方有面神经的下颊支，故腮腺管可作为寻找面神经颊支的解剖标志。

3.副腮腺 在颧弓与腮腺管之间或有形态大小不同的孤立小腺体，为副腮腺，其腺管汇入腮腺管。副腮腺与腮腺结构一致，累及腮腺的病变也可以累及副腮腺，因此手术治疗腮腺肿瘤时，为防止复发应同时将副腮腺切除。

4.腮腺淋巴结 位于腮腺的表面和腺实质内，浅淋巴结回流耳郭、颅顶前部和面上部的淋巴，深淋巴结回流外耳道、中耳、鼻、腭和颊深部的淋巴，浅、深淋巴结的输出淋巴管均注入颈外侧淋巴结。

5.腮腺与神经、血管的关系 腮腺内有神经、血管纵横穿行，纵行结构主要有颈外动脉、下颌后静脉、浅动脉、浅静脉和耳神经，横行结构主要有上动脉上颌静脉、面横动脉、面横静脉和面神经的分支（图6-20）。由于上述解剖关系，腮腺发生炎症或肿瘤时，除使腮腺肿大外，尚可产生压迫症状：如耳颞神经受压，除感腮腺部位疼痛外，尚可放射至耳、颞下颌关节及颞区等处；面神经及其分支受侵，可出现面肌瘫痪；静脉受压，可出现面部水肿等症状。

（1）腮腺与面神经的关系 面神经在颅外的走行，依据其穿经的腮腺分为3段：第一段为面神经干自茎乳孔穿出至进入腮腺以前的部分；第二段为腮腺内段，面神经在腮腺内彼此交织成丛；第三段为面神经穿出腮腺以后的部分，面神经的5组分支分别自腮腺浅部的上端、前缘和下端穿出，呈扇形分布于相应区域，支配面肌的运动。

（2）穿经腮腺的主要神经、血管的位置关系　穿经腮腺的神经、血管由浅入深主要有面神经、下颌后静脉和颈外动脉等。

（3）腮腺浅部边缘的神经、血管　在腮腺浅部边缘有许多神经、血管和腮腺导管（图6-21）。主要为面神经的分支、耳颞神经、腮腺导管和颞浅动、静脉等，从后向前依次为颞浅静脉、耳颞神经、颞浅动脉、面神经颞支及颧支；腮腺浅叶前缘也有一排神经血管，还有腮腺导管，从上向下依次为面横动脉、面神经颧支、面神经上颊支、腮腺导管、面神经下颊支及下颌缘支；腮腺浅叶下缘神经血管从前向后依次为面神经下颌缘支、面神经颈支、下颌后静脉。

（4）腮腺深叶深面的神经血管　腮腺深叶的深面与茎突及茎突咽肌、茎突舌肌、茎突舌骨肌和颈内动脉、颈内静脉、第Ⅸ～Ⅻ对脑神经相毗邻，其周围是疏松结缔组织，腮腺犹如侧卧其上，故将腮腺深面的结构称为"腮腺床"（图6-22）。其中，茎突诸肌及颈内静脉紧邻腮腺深叶的深面，更深层则为颈内动脉和第Ⅸ～Ⅻ对脑神经。

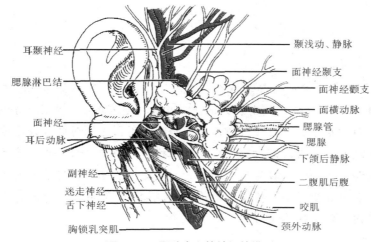

图 6-20　腮腺内血管神经的排列

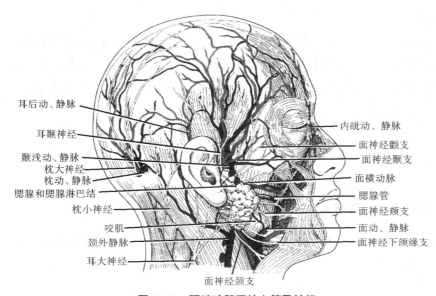

图 6-21　腮腺咬肌区的血管及神经

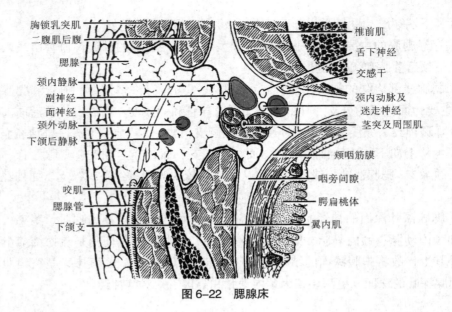

胸锁乳突肌
二腹肌后腹
腮腺
颈内静脉
副神经
面神经
颈外动脉
下颌后静脉

椎前肌
舌下神经
交感干
颈内动脉及
迷走神经
茎突及周围肌
颊咽筋膜
咽旁间隙
腭扁桃体
翼内肌

咬肌
腮腺管
下颌支

图 6-22　腮腺床

知识拓展

　　"腮腺床"内各重要的血管、神经可以以寰椎横突和茎突作为标志进行辨认。寰椎横突约位于乳突尖端与下颌角连线的上、中 1/3 交界处；茎突位于乳突的前内侧。在寰椎横突的前方及茎突的深面有颈内动、静脉和第Ⅸ～Ⅻ对脑神经通过，颈外动脉则位于茎突的浅面。第Ⅸ～Ⅻ对脑神经在寰椎横突的前方分散下行，舌咽神经向前下方走行于颈内动脉浅面和二腹肌后腹的深面，迷走神经垂直下行于颈内动、静脉的后方；副神经走行向后外下方，越过颈内静脉的浅面；舌下神经走行向前下方，在下颌角下方越过颈内、外动脉的浅面。

（四）咬肌

　　咬肌（masseter）起自颧弓的下缘及其深面，止于下颌支外面和咬肌粗隆。该肌后上部被腮腺浅部所覆盖，表面覆以咬肌筋膜，浅面有面横动脉、面横静脉、腮腺管和面神经颊支、下颌缘支横行经过。咬肌位于腮腺咬肌筋膜深面，在咬肌深面与下颌支之间有咬肌间隙。

考点提示 ▶ 腮腺咬肌区解剖特点及腮腺与面神经的关系。

三、面侧深区解剖结构特点及临床应用

　　面侧深区（deep region of lateral face）位于腮腺咬肌区前部的深面（图 6-23）。

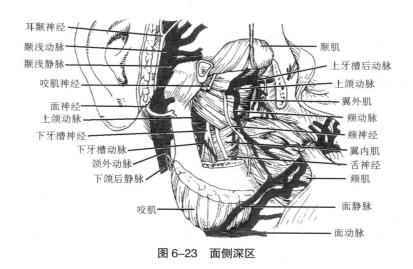

图 6-23 面侧深区

（一）境界

前界为上颌骨的后面，后界为腮腺深叶，内界为翼外板，外界为下颌支，即颞下间隙及翼颌间隙的范围。

（二）层次

面侧深区中有大量的血管和神经位于下颌支、翼内外肌与翼外板之间，并为蜂窝组织所包绕。血管神经走向复杂，层次排列不很明显，由浅入深，大略分层如下。

1. 翼内肌、翼外肌 翼内肌起自翼窝，肌纤维斜向外下方，止于下颌支内侧面的翼肌粗隆；翼外肌有上、下头，上头起自蝶骨大翼的颞下面，下头起自翼外板的外侧面，两束肌纤维均斜向外后方，止于下颌骨髁状突颈部的关节翼肌窝。

翼内肌、翼外肌分别位于颞下间隙的下内侧、上外侧部，两肌肉之间及其周围的疏松结缔组织内有神经、血管交错穿行。

2. 翼丛 除去下颌支后，首先见到翼丛浅部，其位于颞肌与翼外肌之间及翼内、外二肌之间。施行上颌结节阻滞麻醉时，应注意翼丛的位置关系，以免刺破发生血肿。

3. 上颌动脉 约平下颌颈高度起自颈外动脉，在下颌颈的深面进入颞下间隙，走行于翼外肌的浅面或深面，经翼上颌裂进入翼腭间隙。

上颌动脉以翼外肌为标志分为 3 段：第一段位于下颌颈的深面，自其起始处至翼外肌下缘，主要分支有脑膜中动脉和下牙槽动脉等；第二段位于翼外肌的浅面或深面，发出分支分布于咀嚼肌，其中较大的分支为颊动脉；第三段位于翼腭间隙内，主要分支有上牙槽后动脉、眶下动脉、腭降动脉和蝶腭动脉等。

 知识拓展

翼丛向前上方与眼下静脉连通，向上方经破裂孔导血管和卵圆孔静脉丛与颅腔内的海绵窦相交通，向前下方经面深静脉与面静脉相吻合，故面部的感染等可经翼丛蔓延至颅腔内。在上颌结节处施行阻滞麻醉时，应注意此处的翼丛，以防刺破静脉丛而发生血肿。

上颌动脉距翼突上颌缝较近，约 5mm，手术需分离该缝时应慎重，勿损伤经过此处的上颌动脉。上颌动脉行经下颌髁突颈部的深面，髁突颈部骨折时可伤及该动脉；临床上施行下颌关节成形术或髁突切除术时，应注意保护上颌动脉。施行上颌骨切除术时，可在翼外肌的上、下头之间显露并结扎上颌动脉，以替代颈外动脉结扎术。

4. 下颌神经与翼外肌 两者关系密切，下颌神经经卵圆孔出颅后走行于翼外肌的深面，分出脑膜支（棘孔神经）和翼内肌神经后再发出数个分支。

（1）自翼外肌上缘穿出的神经 颞深前、后神经和咬肌神经从翼外肌上缘穿出，分别分布于颞肌和咬肌。

（2）自翼外肌上、下头之间穿出的神经 颊神经从翼外肌两头之间穿出，行于舌神经的前方，分布于颊部黏膜、皮肤和下颌第二前磨牙至第三磨牙的颊侧牙龈。

（3）自翼外肌下缘穿出的神经 下牙槽神经和舌神经自翼外肌下缘穿出，下牙槽神经下行至翼下颌间隙，与其后方的同名血管相伴行，经下颌孔进入下颌管，分支分布于下颌牙及牙周膜、牙槽骨等；舌神经接受面神经的鼓索，下行于下颌支与翼内肌之间，经口底黏膜的深面分布于舌下腺、舌侧牙龈和舌前 2/3 黏膜等。

（4）翼外肌深面的神经 翼外肌神经位于翼外肌的深面，分支分布于翼外肌的上、下头。

（5）翼外肌浅面及下颌颈深面的神经 耳颞神经以两根发自下颌神经，向后方经翼外肌和下颌颈深面至下颌颈的后方，上行进入腮腺并自腮腺浅部的上端穿出。

此外，在卵圆孔下方的下颌神经深面有耳神经节，其副交感根来自岩小神经，在耳神经节内交换神经元后，节后纤维随耳颞神经分布于腮腺，控制腮腺的分泌。

考点提示 面侧深区的层次及结构。

四、颌面部间隙的境界及连通

颌面部间隙（图 6-24），是指位于筋膜间、筋膜与肌肉间、肌肉与骨膜间以及骨膜与骨膜间的潜在性间隙，只有感染后间隙才明显出现。间隙均为疏松结缔组织所充满，故又称为蜂窝组织间隙，在间隙内除疏松结缔组织外，有血管、神经等穿行，某些间隙还含有唾液腺及淋巴结。疏松结缔组织伴随血管神经束，从一个间隙进入另一个间隙，使相邻的间隙彼此相通。间隙感染后，可局限于一个间隙内，也可沿上述途径或破坏邻近的组织由近而远波及一个或数个间隙。因此，了解各间隙的位置、内容及其相互连通关系，是正确诊断和治疗间隙感染的重要基础。

颌面部筋膜间隙包括眶下间隙、颊间隙、咬肌间隙、翼颌间隙、颞下间隙、颞间隙、咽旁间隙、腮腺间隙、翼腭间隙和舌下间隙。

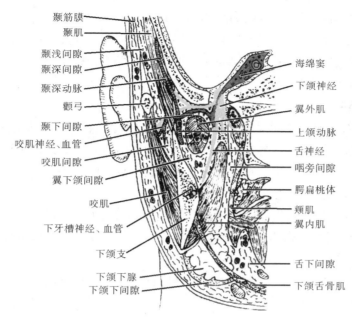

图 6-24　面部的间隙（平咬合面的水平切面）

（一）眶下间隙

位于眼眶前部的下方，上界为眶下缘，下界为上颌骨牙槽突，内界为鼻侧缘，外以颧骨为界。其底为以尖牙窝为中心的上颌体前外侧面，浅面覆盖有面部表情肌。狭义的眶下间隙指上唇方肌与提口角肌之间的区域，提口角肌与尖牙窝之间的间隙，又称尖牙窝间隙。

眶下间隙内有蜂窝组织和出入眶下孔的眶下神经、血管，有时还有眶下淋巴结。上颌前牙及前磨牙、鼻侧部和上唇感染可侵及该间隙。其中大多为牙源性感染引起。此间隙向后可达颊间隙，因有面动、静脉经过，炎症可通过面静脉、内眦静脉、眼静脉逆流而蔓延至海绵窦。

（二）颊间隙

位于颊肌与咬肌之间，略呈倒立的锥形，前界为咬肌前缘，后界为下颌支前缘及颞肌前缘。间隙内有颊神经、颊动脉、面深静脉及脂肪组织。颊间隙与翼颌间隙、咬肌间隙、眶下间隙、颞下间隙及颞间隙等处的脂肪组织相连，成为感染相互扩散的途径。颊间隙与磨牙邻近，磨牙根尖的炎症可侵入颊间隙。

（三）咬肌间隙

又称咬肌下间隙或咬肌下颌间隙，位于咬肌与下颌支之间。前邻磨牙后区，后界为腮腺。间隙感染多来自下颌第三磨牙。咬肌间隙与翼颌、颊、颞及颞下诸间隙相连通。

（四）翼颌间隙

又称翼下颌间隙，位于下颌支内侧面与翼内肌之间。前为颞肌及颊肌，借颊肌与口腔分隔，后为腮腺，上为翼外肌下缘，下为翼内肌附着于下颌支处。间隙内有舌神经、下牙槽神经、血管通过。

翼颌间隙向上与颞下间隙及颞间隙相通,向前通颊间隙,向下与舌下间隙及颌下间隙相通,向后与腮腺间隙及咽旁间隙相通,向外通咬肌间隙。此外,尚可沿颅底血管、神经向上通颅腔。该间隙感染常来自下颌磨牙的炎症。进行下牙槽神经阻滞麻醉时,可因消毒不严将感染原带入而波及该间隙。

(五)颞下间隙

位于颞下窝内,在翼颌间隙的上方。前界为上颌骨的后面,后界为茎突及茎突诸肌,内界为翼突外侧板,外界为下颌支上份及颧弓,上界为蝶骨大翼的颞下面及颞下嵴,下界为翼外肌下缘平面。该间隙处于颌面深部诸间隙的中央,间隙内有翼丛、上颌动脉及其分支和上、下颌神经的分支通过。

颞下间隙中的疏松结缔组织随上述血管神经伸入邻近的各间隙中,使颞下间隙与翼颌间隙、颊间隙、颞间隙、翼腭间隙及咽旁间隙相通,并经眶下裂与眶内相通,经卵圆孔和棘孔与颅腔相通,借翼丛与海绵窦相通。因此,该间隙的感染很少单独存在,常与相邻间隙感染同时存在。上颌第二、三磨牙的急性炎症可引起颞下间隙感染。

(六)颞间隙

位于颞窝,以颧弓和颞下嵴的平面与颞下间隙分界。颞间隙可分为两部分,即颞浅间隙和颞深间隙。①颞浅间隙:位于颞深筋膜与颞肌之间。②颞深间隙:位于颞肌与颞窝之间。

颞间隙的解剖结构特点为:颞深筋膜致密;颞肌坚厚;颞窝骨质以颞鳞处最薄,其内、外骨板之间板障很少。因此,颞部脓肿形成后难以自行穿破,脓液过久积存于颞鳞表面,压迫骨密质使其坏死,发生骨髓炎,感染由此可直接向颅内或通过邻近脑膜的血管蔓延,导致脑膜炎、脑脓肿等并发症。颞间隙与颊间隙、咬肌间隙、翼颌间隙及颞下间隙相通。

(七)咽旁间隙

又称咽侧间隙,位于翼内肌、腮腺深叶与咽侧壁之间,上达颅底,下至舌骨平面。前界为翼下颌韧带,后界为椎前筋膜的外侧份。咽旁间隙被茎突及茎突诸肌分为前、后两部分,前部称咽旁前间隙或称茎突前间隙;后部称咽旁后间隙或茎突后间隙。

(八)翼腭间隙

又称翼腭窝,位于眶尖的下方,颞下窝的前内侧,为一三角形间隙,前界为上颌体,后界为蝶骨翼突,内以腭骨垂直板为界,上界为蝶骨大翼。翼腭间隙内主要有上颌神经、翼腭神经节、上颌动脉的第三段及其分支。翼腭间隙向前经眶下裂通眼眶,向内经蝶腭孔通鼻腔,向外经翼上颌裂通颞下间隙,向下经翼腭管通口腔,向后上经圆孔通颅腔(图6-25)。

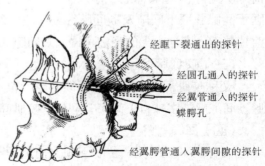

经眶下裂通出的探针
经圆孔通入的探针
经翼管通入的探针
蝶腭孔
经翼腭管通入翼腭间隙的探针

图6-25 翼腭间隙

(九)舌下间隙

位于舌下区,呈蹄铁形,上界为口底黏膜,下界为下颌舌骨肌及舌骨舌肌,前外侧为下颌骨体内侧面骨壁,后界止于舌根。该间隙被颏舌肌和颏舌骨肌分为对称的左、右两部分,两者经舌系带深面相交通。舌下间隙内有舌下腺、颌下腺的深部及其导管、舌神经、舌下神经及舌下动、静脉等结构。舌下间隙向后通颌下间隙,向后上通翼颌间隙,向后内通咽旁间隙。下颌前牙及第一前磨牙的牙源性感染若破坏下颌骨的内侧骨板，则进入舌下间隙引起该间隙的感染。

由于面部相邻间隙之间有血管神经束或疏松结缔组织穿行，间隙彼此连通，感染时炎症既可局限于一个间隙，也可波及邻近的一个或数个间隙，甚至向上方侵入颅腔内或向下方侵至纵隔。

考点提示 ▶ 颌面部各间隙的位置。

第三节 颈部局部解剖

颈部（neck）位于头部与胸部、上肢之间，以脊柱颈段为支柱，前方正中有呼吸道和消化管颈段，两侧为纵行排列的大血管、神经等，颈根部有胸膜顶、肺尖以及连接上肢的血管、神经干；颈部诸结构之间被疏松结缔组织所填充，并形成筋膜鞘和筋膜间隙。颈部的淋巴结较多，主要沿浅静脉和深部血管、神经排列，肿瘤转移时常易累及，手术清扫淋巴结时应避免损伤血管、神经。颈部的肌可使头颈部灵活运动，并参与呼吸、吞咽和发音等。

扫码"学一学"

一、颈部分区与颈筋膜的层次结构

（一）境界与分区

颈部以下颌体下缘、下颌角、乳突尖、上项线和枕外隆凸的连线与头部为界，以胸骨颈静脉切迹、胸锁关节、锁骨上缘和肩峰至第 7 颈椎棘突的连线分别与胸部、上肢为界。

颈部以斜方肌前缘为界分为两部分，两侧斜方肌前缘之间和脊柱颈段前方的部分为固有颈部，即通常所指的颈部；斜方肌覆盖的深部与脊柱颈段后方之间的部分为项部（图 6-26）。

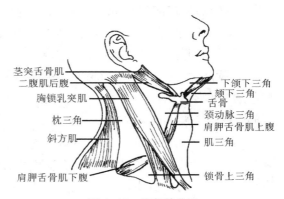

图 6-26 颈部的分区

固有颈部以胸锁乳突肌前、后缘为界分为颈前区、胸锁乳突肌区和颈外侧区。

1. 颈前区 前界为颈前正中线，后界为胸锁乳突肌前缘，上方以下颌体下缘为界。二腹肌和肩胛舌骨肌上腹又将其划分如下。

（1）下颌下三角 位于二腹肌前、后腹和下颌体下缘之间。

（2）颈动脉三角 位于胸锁乳突肌、二腹肌后腹和肩胛舌骨肌上腹之间。

（3）肌三角 位于胸锁乳突肌、肩胛舌骨肌上腹和颈前正中线之间。

（4）颏下三角 位于两侧的二腹肌前腹与舌骨之间。

2. 胸锁乳突肌区 为胸锁乳突肌及其浅面、深面覆盖的区域。

3. 颈外侧区 前界为胸锁乳突肌后缘，后界为斜方肌前缘，下方以胸骨中 1/3 为界。颈外侧区被肩胛舌骨肌下腹划分如下。

（1）枕三角　位于肩胛舌骨肌下腹的上方，由斜方肌、胸锁乳突肌和肩胛舌骨肌下腹围成。

（2）锁骨上三角　又称锁骨上窝，位于肩胛舌骨肌下腹的下方，由胸锁乳突肌后缘、肩胛舌骨肌下腹和锁骨围成。

（二）颈部外形及解剖标志

在颈部可见或触及许多具有临床意义的体表标志，如舌骨、甲状软骨、环状软骨及其气管颈段、胸锁乳突肌、锁骨上窝和胸骨上窝等。

1. 舌骨　位于颈前区内，相当于第3颈椎平面。舌骨大角是寻找或结扎舌动脉的重要标志。

2. 甲状软骨　位于舌骨下方，甲状软骨前上部形成成年男性的喉结。颈总动脉分叉处约平甲状软骨上缘。

3. 环状软骨　位于甲状软骨的下方，约相当于第6颈椎平面。甲状软骨下缘和环状软骨上缘之间有环甲膜，当因阻塞性窒息（如喉阻塞）发生呼吸困难而来不及进行气管切开时可行环甲膜切开术进行急救。

4. 气管颈段　为环状软骨下缘向下至胸骨颈静脉切迹之间的部分，正常位置居于正中。

5. 胸骨上窝　为胸骨颈静脉切迹上方的凹陷，气管颈段在此可触及。

6. 胸锁乳突肌　是颈侧区重要的肌性标志，转头时，该肌肉更加明显。胸锁乳突肌前、后缘为颈部分区的境界。该肌肉浅面有颈外静脉越过，深面有颈总动脉、颈内静脉和迷走神经经过。

7. 锁骨上窝　位于锁骨上方。在锁骨上缘处可扪及锁骨下动脉的搏动。

8. 颈总动脉和颈外动脉　颈外动脉为颈总动脉在颈部的分支，颈外动脉在颈部有很多分支。出血时可以压迫相对应的动脉进行止血。

（三）颈筋膜、筋膜间隙及其连通

1. 颈筋膜（cervical fascia）　是临床上手术分层的标志，筋膜之间存在筋膜间隙，是炎症蔓延的途径，由浅到深分为：颈浅筋膜、颈深筋膜浅层、颈深筋膜中层、颈脏器筋膜、颈深筋膜深层5层（图6-27）。

（1）颈浅筋膜　为全身浅筋膜的一部分，颈阔肌位于此层内。颈阔肌是手术中的分层标志，颈丛的皮支、颈外静脉和颈前淋巴结位于颈阔肌与颈深筋膜浅层之间，缝合切口时应将切断的颈阔肌及其筋膜对位缝合，以免形成明显的瘢痕。

（2）颈深筋膜浅层　上方附着于下颌体下缘、颧弓、乳突基底、上项线和枕外隆凸，下方附着于胸骨柄的前缘、锁骨、肩峰和第7颈椎棘突，形成一个完整的封套包绕颈部，故又称封套筋膜。除颈阔肌及其浅层的血管、神经外，几乎包裹着颈部的全部结构。此筋膜包裹斜方肌和胸锁乳突肌、腮腺和下颌下腺时为两层包裹，其余部分均为一层包裹。

（3）颈深筋膜中层　呈梯形，上方连于舌骨，两侧至肩胛舌骨肌外侧缘，向下方附着于锁骨和胸骨柄的后缘，并包裹舌骨下肌群形成肌鞘。颈深筋膜浅、中两层在颈中线处结合形成宽2~3cm的颈白线，此处的血管较少，颈部手术可经此处分离舌骨下肌群。在胸骨柄上方约3cm处，颈深筋膜浅、中层又分为两层，形成胸骨上间隙和锁骨上间隙，内有颈静脉弓等。

（4）颈脏器筋膜　包绕颈部的脏器如喉、气管、甲状腺、咽和食管等。其分为脏、壁两层。脏层紧贴所包裹脏器表面，壁层包于脏器最外层从而形成颈鞘。颈鞘又称颈动脉鞘，其是颈深筋膜在颈部大血管和迷走神经周围形成的筋膜鞘，向上起自颅底，向下连续纵隔，内有颈总动脉、颈内动脉、颈内静脉和迷走神经等。

（5）颈深筋膜深层 又称椎前筋膜，覆盖于椎前肌和斜角肌的前方，向上方到达颅底，向下方延续为胸内筋膜。其浅面有颈外侧深淋巴结和颈动脉鞘内的大血管、神经，深面有膈神经、颈交感干和颈丛，向外下方包裹锁骨下血管和臂丛，并随大血管进入腋腔形成腋鞘。

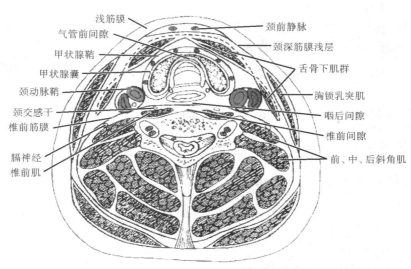

图 6-27 颈筋膜（平第 7 颈椎横切面）

2. 颈筋膜间隙 在颈深筋膜各层之间，存在着潜在性筋膜间隙（图 6-28）。

（1）下颌下间隙 主要位于下颌下三角内，由颈深筋膜浅层在下颌下腺处分为浅、深层所形成。浅、深层向上方分别附着于下颌体下缘和下颌舌骨线。深层在下颌舌骨肌与舌骨舌肌的裂隙处较疏松，借此处与舌下间隙相交通。下颌下间隙内含有下颌下腺、下颌下淋巴结和面动、静脉。下颌下间隙与舌下间隙、颏下间隙、翼下颌间隙和咽旁间隙相交通。由于下颌磨牙和下颌第二前磨牙的牙根尖常位于内斜线的下方，上述诸牙的牙根尖炎症可穿破下颌骨舌侧骨板侵入下颌下间隙。

（2）颏下间隙 上界为下颌体的正中联合，下界为舌骨，两侧为二腹肌前腹；下颌舌骨肌形成此间隙的底，借此与舌下间隙相分隔；颈深筋膜浅层形成此间隙的顶。颏下间隙内主要有颏下淋巴结。

因下颌舌骨肌在下颌体前部的附着处位于下颌前牙和第一前磨牙的牙根尖的下方，故颏下间隙的牙源性感染较少，但颏下淋巴结收纳下唇中部、颏部、下颌前牙和舌尖等处的淋巴，上述部位的感染可侵及颏下淋巴结，故腺源性感染较多见。

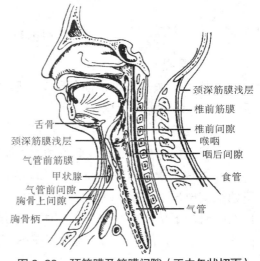

图 6-28 颈筋膜及筋膜间隙（正中矢状切面）

（3）内脏周围间隙　包括气管前间隙、咽后间隙、食管后间隙和咽旁间隙、内脏旁间隙等。

1）气管前间隙　为颈脏器筋膜脏、壁两层与气管之间围成的潜在性间隙，内有淋巴结和血管等。此间隙向下方连通上纵隔，间隙内的感染可沿气管和颈动脉鞘蔓延至前纵隔，前纵隔的气肿也可以上行扩散至颈部。

2）咽后间隙　位于咽后壁与椎前筋膜之间，向上方起自颅底，向下方连通食管后间隙，外侧以颈动脉鞘为界，此间隙向下方连通后纵隔，间隙内的感染因易于扩散至后纵隔而特别危险，故又称"危险地带"。

3）食管后间隙　为咽后间隙向下方的延续。

4）咽旁间隙　见颌面部间隙的境界及连通。

5）内脏旁间隙　为咽旁间隙向下方的延续，向前方连通气管前间隙，向后方连通食管后间隙。

（4）椎前间隙　位于椎前筋膜与椎骨骨膜之间。

二、下颌下三角

下颌下三角（submandibular triangle）又称为下颌下区（图6-29）。

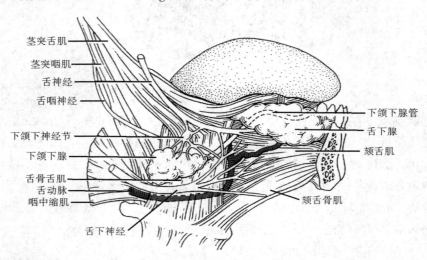

图6-29　下颌下三角内的结构

（一）境界

上界为下颌体下缘，前下界为二腹肌前腹，后下界为二腹肌后腹，底由下颌舌骨肌、舌骨舌肌和咽上缩肌等构成。

（二）层次

由浅入深为皮肤、颈浅筋膜和颈深筋膜浅层。

1. 颈浅筋膜　在颈阔肌深面的浅筋膜内，有面神经的下颌缘支和颈支走行。约20%的下颌缘支出现于下颌下三角，具体位置关系为：在咬肌前下角以后距下颌骨体下缘约1cm，但在咬肌前下角以前则多平下颌体下缘并越过面静脉及面动脉的浅面（少数越过其深面）。因此下颌下三角的手术切口常在低于下颌角和下颌体下缘1.5~2.0cm处进行，以避免损伤下颌缘支。

2. 颈深筋膜浅层　分为浅、深层，形成下颌下腺鞘。浅层附着于下颌体下缘，深层附着于内斜线，其间含有下颌下腺、下颌下淋巴结和面动、静脉等。

（三）内容及毗邻结构

1. 下颌下腺　呈"U"形，腺体与鞘之间连以疏松结缔组织，易于分离。腺体浅面的上部与下颌体内侧面的下颌下腺窝及翼内肌下部邻接，下部越过下颌体下缘，位于下颌下腺鞘浅层的深面。腺体的深面与下颌舌骨肌、舌骨舌肌等相邻。腺体内侧有一深部（其为延长部位）及下颌下腺导管，行走于舌骨舌肌浅面，并经过下颌舌骨肌深面与舌下区相通。

2. 下颌下淋巴结　有3~6个，主要位于下颌下腺与下颌体下缘之间。由于下颌下淋巴结与下颌下腺的关系密切，在行口腔颌面部恶性肿瘤手术时，常将下颌下淋巴结连同下颌下腺一并摘除。

3. 面动脉　经茎突舌骨肌和二腹肌后腹的深面，穿过下颌下腺鞘，出鞘后，在咬肌附着端的前缘，勾绕下颌体下缘至面部。行下颌下腺手术分离以显露面动脉近心端时，应注意处理，以免引起严重出血。面动脉发出腺支营养下颌下腺。

4. 面静脉　在面动脉的稍后方与面动脉并列于咬肌附着端的前缘，越过下颌下体下缘，向后下方行走于下颌下腺后部的浅面，经二腹肌后腹的浅面，进入颈动脉三角。

5. 舌神经、下颌下腺管和舌下神经　三者均位于下颌下腺的深面，在舌骨舌肌的浅面，自上而下依次排列为舌神经、下颌下腺管和舌下神经。自后向前经下颌舌骨肌的深面进入舌下区。舌下神经位于二腹肌中间腱的上方，手术分离下颌下腺下缘时，慎勿将舌神经当作下颌下腺管而误切断。

三者的鉴别方法如下。①从联系上，舌神经的下方连于下颌下神经节，节后纤维与下颌下腺相连；下颌下腺管直接发自下颌下腺的深部。②从位置关系上，在舌骨舌肌的表面，舌神经位于下颌下腺管的上方，若将下颌舌骨肌的后缘向前方拉开，则可见舌下区的舌神经，自外上方勾绕下颌下腺管，经其下方转至其内侧和上方。③从形态上，舌神经较下颌下腺管粗而略扁且坚韧。

考点提示　下颌下三角的内容及毗邻结构。

三、气管颈段

气管颈段（cervical segment of trachea）位于肌三角内，向上与环状软骨相接，向下平胸骨颈静脉切迹与气管胸段相延续，长约6.5cm，由6~8个气管软骨环组成。正常情况下气管颈段位于舌骨下区下部的正中部位，颈部或纵隔内器官病变可推挤或牵引气管，使其偏向一侧。

（一）气管颈段前方层次及毗邻

气管颈段前方（图6-30）由浅入深为皮肤、颈浅筋膜、颈深筋膜浅层、颈深筋膜中层及其包裹的胸骨舌骨肌和胸骨甲状肌。在颈部中线皮肤和颈浅筋膜的深面，有颈深筋膜浅、中两层结合形成颈白线。在颈深筋膜中层与气管颈段前面之间，有由颈脏器筋膜壁、脏两层形成的气管前间隙，其中主要有甲状腺奇静脉丛、甲状腺下静脉，有时还有甲状腺最下动脉。做低位气管切开术时，应注意此关系。

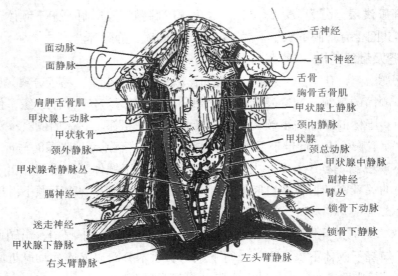

面动脉
面静脉
肩胛舌骨肌
甲状腺上动脉
甲状软骨
颈外静脉
甲状腺奇静脉丛
膈神经
迷走神经
甲状腺下静脉
右头臂静脉

舌神经
舌下神经
舌骨
胸骨舌骨肌
甲状腺上静脉
颈内静脉
甲状腺
颈总动脉
甲状腺中静脉
副神经
臂丛
锁骨下动脉
锁骨下静脉
左头臂静脉

图6-30 气管颈段前方

（二）气管颈段位置的移动性

气管颈段周围有蜂窝组织，具有一定的移动性。气管颈段的正常位置在近环状软骨处最浅，距皮肤仅 1~2cm；近胸骨颈静脉切迹处则可深达 3~4cm。但其深、浅、长、短与头的俯仰有密切关系，即头俯时，气管颈段位置深而较短；头仰时，其位置浅而较长。故气管切开术多采用仰卧位，使头后仰，以利于显露气管。当头向一侧旋转时，气管即移向该侧，不利于显露，故气管切开术时，头部应处于正中位。

临床上行气管切开术时应注意如下几点。①采取头部后仰正中位，使气管位置变浅，防止损伤颈动脉鞘内的结构。②在第 3~5 气管软骨环切开，不宜过深，以免损伤气管后壁甚至伤及食管。③勿向上损伤环状软骨，以防止术后引起喉狭窄。④不宜低于第 5 气管软骨环，以免造成头臂干等损伤。幼儿的胸腺、左头臂静脉、头臂干和主动脉弓等常高出胸骨颈静脉切迹，向上方到达气管颈段的前方，故临床上施行幼儿气管切开术时应注意不宜低于第 5 气管状骨环，以免损伤以上诸结构。

考点提示 气管切开的注意事项。

四、颈动脉三角

颈动脉三角（carotid triangle）位于胸锁乳突肌上部的前方（图 6-31）。

（一）境界

颈动脉三角由二腹肌后腹、肩胛舌骨肌上腹和胸锁乳突肌围成。颈深筋膜浅层形成该三角的顶，其底由咽中缩肌和下缩肌、甲状舌骨肌及舌骨大角构成。

（二）层次结构

由浅入深为皮肤、颈浅筋膜和颈深筋膜浅层。

（三）内容及毗邻

1. 颈总动脉 沿气管和喉的外侧上行，约平甲状软骨上缘处分为颈内动脉和颈外动脉。

2. 颈内动脉和颈外动脉 自颈总动脉分出后，两者均经二腹肌后的深面上行。颈内、外动脉的鉴别要点如下。①颈内动脉先走行于颈外动脉的后外侧，继而转至其后内侧。②颈内动脉在颈部无分支，颈外动脉在颈部发出舌动脉、面动脉等分支。③暂时阻断颈外动脉，触摸颞浅动脉或面动脉，如无搏动，即可证实被阻断的是颈外动脉。临床施行颈外动脉结扎的主要危险之一是将颈内动脉误认为是颈外动脉加以结扎，误扎后可能导致偏瘫甚至死亡。

3.**颈内静脉** 位于颈内动脉和颈总动脉的外侧，接受面总静脉和舌静脉等属支。

4.**面总静脉** 在下颌角的下后方，由面静脉和下颌后静脉前支汇合而成，越过舌下神经和颈外、内动脉的浅面，约平舌骨高度注入颈内静脉。

5.**舌下神经** 经二腹肌后腹的深面进入颈动脉三角，呈弓形跨越颈内、外动脉的表面。在舌骨大角上方，经二腹肌后腹的深面进入下颌下三角。

6.**喉上神经** 发自迷走神经，分布于喉和环甲肌。

7.**二腹肌后腹** 为颈动脉三角的上界，但其与颈动脉三角内的血管、神经的位置关系密切。在二腹后腹的深面至该肌下缘，有重要血管、神经经过颈动脉三角，自后向前依次为副神经、颈内静脉、舌下神经、颈内动脉、颈外动脉和面动脉。在二腹肌后腹附近及其深面施行手术时，切勿伤及上述血管、神经。

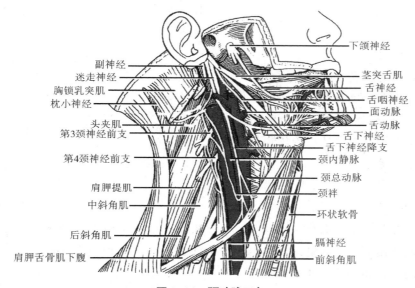

图 6-31 颈动脉三角

考点提示 颈动脉三角中颈内动脉和颈外动脉的鉴别。

本 章 小 结

本章按口腔、颌面、颈部局部解剖的顺序进行介绍。

口腔局部解剖主要介绍口腔、唇、颊、腭、舌、舌下区的境界、表面标志、解剖层次、血供、神经支配及淋巴回流等内容；颌面部解剖主要介绍颌面部分区、表面解剖标志、面部的蜂窝间隙等；颈部解剖介绍了颈部的分区、筋膜层次和重要的局部解剖标志，并详细描述了下颌下三角、气管颈段、颈动脉三角的境界及层次内容。

学习本章内容，对于口腔局部麻醉、手术切口设计、面型塑造等都有重要意义，为今后的临床工作打下坚实的基础。

习 题

扫码"练一练"

单项选择题

1. 下列关于口腔境界叙述错误的是

A. 下界为舌下区　　　　　　　　　　B. 后界为咽门

C. 两侧为颊　　　　　　　　　　　　D. 上界为腭

E. 前界为上、下牙

2. 下列关于固有口腔境界描述错误的是

A. 前界为牙列　　　　　　　　　　　B. 两侧为颊

C. 下界为舌下区　　　　　　　　　　D. 上界为腭

E. 后界为咽门

3. 以下不属于口腔前庭的解剖标志的是

A. 上、下唇系带　　　　　　　　　　B. 腮腺乳头

C. 磨牙后区　　　　　　　　　　　　D. 颊脂垫尖

E. 翼下颌韧带

4. 腮腺乳突的位置

A. 平对上颌第一磨牙牙冠的颊侧黏膜处

B. 平对上颌第二磨牙牙冠的颊侧黏膜处

C. 平对上颌第三磨牙牙冠的颊侧黏膜处

D. 平对下颌第一磨牙牙冠的颊侧黏膜处

E. 平对下颌第二磨牙牙冠的颊侧黏膜处

5. 磨牙后区由下列哪一项组成

A. 磨牙后三角和磨牙后垫　　　　　　B. 磨牙前三角和磨牙后垫

C. 磨牙前三角和磨牙前垫　　　　　　D. 磨牙后三角和磨牙前垫

E. 磨牙后三角和磨牙前区

6. 下列论述哪一项是错误的

A. 口角位于口裂两端，正常位置相当于尖牙和第一前磨牙之间

B. 唇红为上下唇的游离缘，是皮肤黏膜的移形区

C. 唇弓为全部唇红呈弓背状

D. 唇红缘为唇红和皮肤的交界处

E. 唇峰为唇弓最高点

7. 硬腭表面解剖标志不包括

A. 腭中缝　　　　　　　　　　　　　B. 切牙乳头

C. 腭大孔　　　　　　　　　　　　　D. 蝶骨翼突钩

E. 腭小凹

8. 以下对于舌乳头描述错误的是

A. 丝状乳头数目最多　　　　　　　B. 菌状乳头数目最多

C. 轮廓乳头体积最大　　　　　　　D. 叶状乳头位于舌侧缘后部

E. 菌状乳头分布于丝状乳头之间

9. 对于舌的淋巴回流描述错误的是

A. 舌尖的淋巴大部分回流至颏下淋巴结

B. 舌前 2/3 边缘或外侧淋巴回流至下颌下淋巴结和颈深上淋巴结

C. 舌中央的淋巴回流至颈深上淋巴结

D. 舌后 1/3 的淋巴回流至颈深上淋巴结

E. 舌尖的淋巴大部分回流至颈深上淋巴结

10. 以下哪一项不是舌下区的内容

A. 舌神经　　　　　　　　　　　　B. 下颌下腺导管

C. 舌下神经　　　　　　　　　　　D. 舌下动脉

E. 下牙槽神经

11. 以下叙述错误的是

A. 眶下孔位于眶下缘中点下方约 0.5cm

B. 眶下孔的体表投影为鼻尖至外眦连线的中、外 1/3 处

C. 眶下孔是眶下神经阻滞麻醉的进针部位

D. 腮腺管为自鼻翼与口角之间的连线的中点至耳屏切迹之间连线的中 1/3 段

E. 颏孔是颏神经阻滞麻醉的进针部位

12. 以下叙述正确的是

A. 腮腺浅部的上缘神经血管的排列：自上而下依次为颞浅静脉、耳颞神经、颞浅动脉、面神经颞支、面神经颧支

B. 腮腺浅部的前缘神经血管的排列：自上而下依次为面横动脉、面神经颧支、面神经上颊支、腮腺导管、面神经下颊支及下颌缘支

C. 腮腺浅叶的下缘神经血管的排列：从后向前依次为面神经下颌缘支、面神经颈支、下颌后静脉

D. 腮腺浅部的前缘神经血管为：自上而下依次为面横动脉、面神经颧支、面神经上颊支、腮腺导管、面神经下颊支

E. 腮腺浅部的下缘神经血管为：自上而下依次为面横动脉、面神经颧支、面神经上颊支、腮腺导管、面神经下颊支及下颌缘支

13. 腮腺床是

A. 位于腮腺浅面

B. 位于腮腺浅面和深面

C. 包括颈内动脉、颈内静脉、第 Ⅸ ~ Ⅻ 脑神经

D. 包括颈外静脉、第 Ⅸ ~ Ⅻ 脑神经

E. 包括颈内静脉、第 Ⅸ ~ Ⅻ 脑神经

14. 翼下颌间隙向后可通向

A. 颊间隙　　　　　　　　　　　　B. 颞深间隙

C. 腮腺间隙　　　　　　　　　　　D. 翼腭间隙

E. 咽旁间隙

15. 翼下颌间隙感染一般不会累及

A. 颞下间隙　　　　　　　　　　　B. 咬肌间隙

C. 眶下间隙　　　　　　　　　　　D. 咽旁间隙

E. 颌下间隙

16. 关于颈筋膜的层次结构叙述错误的是

A. 颈浅筋膜：颈阔肌在此层内

B. 颈深筋膜浅层：形成完整的封套包绕颈部，除颈阔肌和浅层的脉管、神经外，几乎包被颈部全部结构

C. 颈深筋膜中层：包被舌骨下肌群

D. 颈脏器筋膜：包被颈部脏器，如喉、气管、甲状腺、咽及食管等

E. 椎前筋膜（颈深筋膜深层）：只覆盖于椎前肌

17. 临床行气管切开时注意事项中错误的是

A. 采取头正中后仰位

B. 在第 3~5 气管软骨环的范围内切开

C. 切开时注意深度，以免伤及气管后壁，甚至伤及食管

D. 勿切第一气管软骨环，以免术后发生喉部狭窄

E. 切开不应低于第 4 气管软骨环，以免引起无名动脉等损伤

18. 属于面侧深区的解剖结构是

A. 翼丛、颌外动脉、翼外肌　　　　B. 颌外动脉、翼丛、下颌神经

C. 翼丛、翼外肌、下颌神经　　　　D. 颌外动脉、翼外肌、翼内肌

E. 翼丛、翼内肌、下颌神经

19. 颌下区舌骨舌肌浅面，自上而下依次排列

A. 舌神经、颌下腺导管和舌下神经　　B. 颌下腺导管、舌神经和舌下神经

C. 舌神经、舌下神经和颌下腺导管　　D. 颌下腺导管、舌下神经和舌神经

E. 舌下神经、舌神经和颌下腺导管

20. 颈内动脉和颈外动脉的鉴别正确的是

A. 颈内动脉先走行于颈外动脉的后外侧，继而转至后内侧

B. 颈内动脉先走行于颈外动脉的前内侧，继而转至前内侧

C. 颈内动脉在颈部有分支，颈外静脉在颈部没有分支

D. 两者在颈部都有分支

E. 暂时阻断颈内动脉，触摸颞浅动脉或面动脉，如无搏动，即可证实被阻断的是颈内动脉

（林利荣　杨中锐）

实训指导

实训一　离体牙牙体测量和牙体形态雕塑方法

【目的要求】

1. 学会牙体测量和使用游标卡尺。

2. 学会握刀方法和雕塑要领。

【实训内容】

1. 牙体观察与形态测量。

2. 牙体形态雕塑。

【实训器材】

上颌中切牙、游标卡尺、大小雕刻刀、小蜡刀、铅板或纸板、雕刻蜡块、红蜡条、酒精灯、雕刻器一套等。

【方法与步骤】

（一）牙体测量

1. **全长**　从牙切缘或牙尖顶至牙根尖的垂直距离。

2. **冠长**　从牙切缘或牙尖顶至颈缘最低点之间的垂直距离。

3. **根长**　从颈缘的最低点至根尖的垂直距离。此项一般不需测量，用牙体全长减去冠长即是根长。

4. **冠宽**　牙冠近、远中面上最突点（接触点）之间的水平距离。

5. **冠厚**　牙体唇（颊）面与舌面最突点之间的水平距离。

6. **颈宽**　牙冠唇（颊）面颈缘处与远、近中缘交点之间的水平距离。

7. **颈厚**　牙冠唇（颊）面与舌面颈缘最低点的水平距离。

8. **近、远中面颈曲度**　近中面或远中面颈缘在唇侧和舌侧缘交点的连线与颈缘最凹点之间的垂直距离。

（二）牙体形态雕塑

1. **减蜡法（雕刻法）**　按一定程序切除多余的蜡，雕刻成符合要求的解剖形态。

（1）**竖切法**　与切其他物体时的握刀法同，即示指按于刀背，其余4指平握刀柄，手掌的小部分也可以压着刀柄的远端。此种握刀法多在切蜡时使用（图1）。

（2）**横削法**　将刀柄全部握在第2、3、4、5指内，刀的根部位于示指的第2、3指间关节处。使用时，刀口向着雕刻者，对准雕刻物，同时用另一手握住雕刻物，并以握刀手的拇指顶住

187

雕刻物作支点。这种握刀法多在修切牙冠各面时使用（图2）。

（3）握笔法　是最常用的一种方法，和拿钢笔的方法相似，主要握刀的手指是拇指、示指和中指，无名指和小指用于顶住雕刻物作支点。这种握刀法多在进行比较细微的雕刻时使用（图3）。根据需要刀口可以向下，也可以向上。若是进行细微的雕刻，则中指为主要支点。

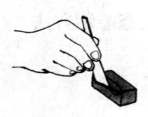

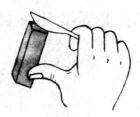
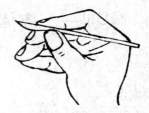

图1　竖切法　　　　　　图2　横削法　　　　　　图3　握笔法

（4）注意事项

1）雕牙时必须熟知该牙的解剖形态，按照比例进行操作。

2）握刀时必须注意支点的稳定，只有支点稳定用刀的力量才有节制，可防止刀滑误伤另一只手。

3）在进行雕刻时，应先将白帕铺在桌上，再将玻璃板放在白帕上。整个切割的过程均应在玻璃板上操作，以免损坏桌面。

4）在蜡面上绘图前，应先清洁蜡面并整理光洁，再用铅笔画图，但用力不宜过大。

5）雕刻时，注意刀刃应略倾斜，若刻得浅则略平。

6）在雕刻过程中，避免养成用口吹粉末的不良习惯，可以用手轻轻拍打蜡块，使粉末自去。这是因为将来的工作对象是患者，不可能用口吹。

7）若刀不锋利应予磨利，磨刀的方法与磨解剖刀相同。

8）桌面及各种工（用）具应保持清洁，雕刻下来的碎屑应放在白帕内，积攒到一定量时集中放到指定地点。实训结束应将桌面及工（用）具擦干净。

2. 堆蜡法（塑牙法）　根据牙的外形，按一定顺序加蜡，堆成正确的解剖外形。为使学生熟练掌握塑牙方法，在做牙模堆塑前，必须反复进行基本方法练习。

（1）图形练习　将雕刻器在火上烤热，立即置于蜡上，黏带适量的蜡液，做多种图形（如三角形、方形、圆形、曲线等）的线状堆蜡法练习，以便在牙模上制作各种嵴和沟。

（2）直立堆练习　直立蜡堆的形成是堆牙尖的关键，在堆塑牙模前，必须在铅板或硬纸板上做直立堆蜡练习。操作过程中，应注意支点的应用和较熟练地使用雕刻器。

将雕刻器在火上烤1分钟左右，立即置于蜡上并黏带适量的蜡液，然后将雕刻器竖直使蜡缓缓往尖端流，当液态蜡在尖端呈水滴状时，立即置铅板上，同时轻轻做小圆圈运动，在蜡凝固前移开雕刻器，蜡堆形成，形似圆锥体。

在形成直立蜡堆的过程中，应掌握移开雕刻器的时机，太快则蜡堆高度不够，太慢则蜡堆尖顶残缺似火山爆发。

【反馈及测评】

评定学生对牙体测量和雕刻方法掌握的熟练程度（表1）。

表 1　牙体测量和雕刻方法技术评分

内容	分值	得分
掌握牙体测量方法	3	
数据记录准确	3	
掌握雕刻方法（雕刻法）	4	

评分：

教师签名：

日期：

实训二　三倍体牙体形态的描绘——上颌中切牙

【目的要求】

1. 能够认识上颌中切牙的解剖形态。

2. 学会牙体描绘的方法步骤。

【实训内容】

绘制上颌中切牙。

【实训器材】

透明三角尺、直尺、绘图铅笔、橡皮、白纸张（或坐标纸）、牙体标本、挂图、模型。

【方法与步骤】

（一）了解上颌中切牙各部位尺寸

上颌中切牙各部位尺寸见表 2。

表 2　上颌中切牙各部位尺寸（单位：mm）

比例	冠长	根长	冠宽	冠厚	颈宽	颈厚	近中面颈曲度	远中面颈曲度
1：1	10.5	13.0	8.5	7.0	7.0	6.0	3.5	2.5
放大 3 倍	31.5	39.0	25.5	21.0	21.0	18.0	10.5	7.5

（二）定点

1. 确定牙体长轴线 d，根据冠长、根长，垂直于 d 线用铅笔画出 a、b、c 3 条平行线，然后以 d 为中心，根据冠宽、颈宽分别作冠宽线和颈宽线（图 4）。

2. 作牙冠唇面切颈方向三等分线，并在切 1/3 处分别找出近中与远中接触区（即牙冠最突的部分，近中接触区距切角近，远中接触区距切角远）标出"×"。

3. 根据右上颌中切牙唇面冠根外形特点（近中缘较直，远中缘较突，近中切角近似直角，远中切角较圆钝，牙根较粗直，根尖点略偏远中），并对照标本模型描绘出唇面的冠根外形轮廓（图5）。

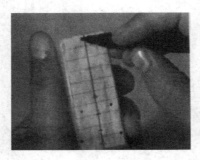 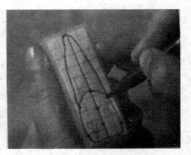

图4　定点　　　　　　　　图5　描绘唇面冠根外形轮廓

（三）近中面形态描绘

1. 确定牙体中线 d 及冠长、根长，以 d 为中心，根据冠厚、颈厚，分别作出牙冠和根颈的厚度线。唇面颈缘最低点与颈厚点在同一水平线上，颈宽点与冠厚点在同一水平线上。

2. 作牙冠近中面切颈方向三等分线，并在颈 1/3 处分别找出唇面、舌面外形高点和切缘的厚度标出 "×"（切点位于牙体长轴的唇侧），根据近中面颈曲线曲度在中线上标出 "×"。

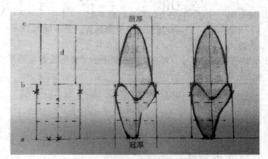

图6　描绘近中面冠根外形轮廓

3. 根据右上颌中切牙近中面冠根外形特点（唇面较平，有颈峰，舌面有舌窝，舌隆突，根尖位于牙体长轴上），并对照标本模型描绘出近中面的冠根外形轮廓（图6）。

【反馈及测评】

评定学生描绘上颌中切牙的操作水平（表3）。

表3　上颌中切牙描绘评分

内容	分值	得分
定点准确		
牙体长轴线	0.5	
冠宽线和颈宽线	0.5	
牙冠唇面切颈方向三等分线	0.5	
切 1/3 处标出 "×"	0.5	
唇面的冠根外形轮廓		
近中缘较直，远中缘较突	1.0	
近中切角近似直角，远中切角较圆钝	1.0	
牙根较粗直，根尖点略偏远中	1.0	
近中面形态描绘		
颈宽点与冠厚点在一水平线上	1.0	

续表

内容	分值	得分
颈 1/3 处分别找出唇面、舌面外形高点	1.0	
根据近中面颈曲线曲度在中线上标出"×"	1.0	
描绘出近中面的冠根外形轮廓	2.0	

评分：

教师签名：

日期：

实训三　放大 3 倍上颌中切牙的雕刻

【目的要求】

1. 能够说出上颌中切牙的解剖形态及其生理功能的特点。

2. 学会雕刻方法、操作技术和正确使用工具。

【实训内容】

上颌中切牙的雕刻。

【实训器材】

雕刻刀、游标卡尺、蜡块（85 mm × 40 mm × 35 mm）、酒精灯、上颌中切牙雕刻标本一套、玻板或硬板纸、笔、直尺、坐标纸。

【方法与步骤】

可边示教边实训，操作方法如下。

1. 复习上颌中切牙的特点及各部位尺寸。

2. 按数据在坐标纸上反复练习描绘右上颌中切牙唇面和近中邻面的形态。

3. 初步形成唇面（图 7）。取蜡块，选 85 mm × 40 mm 光滑的一面为唇面，按放大 3 倍的数据，画出冠、根唇面外形图，要求标出冠宽、颈宽的尺寸，从垂直方向逐步切除牙冠和牙根近中面及远中面多余的蜡。留下的蜡型可比唇面稍大 1 mm，以便进一步修改。

4. 初步形成近中面（图 8）。画出近中面外形线，在不规则的近中面绘出中切牙近中面形态（绘图时注意牙长轴），从垂直方向切除唇、舌多余的蜡，但多留 1 mm 的蜡。

5. 形成雏形。完成唇舌及远中面的雕刻，同时削去唇舌近中和远中多余的蜡。将各面相交的线角刮圆钝，并在各轴面形成合适的外形高度及接触点，完成中切牙的雏形。

须注意，舌面须较唇面略小，远中面较近中面略小，根面为圆三角形。切缘平直，切缘远中略倾向舌侧，切嵴不宜做得太薄，其厚度为 1.5~2 mm，近中切角近乎直角，远中切角稍圆钝。

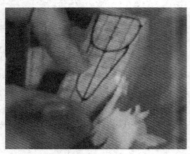
图7 形成唇面

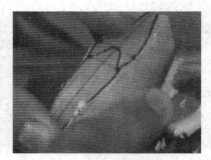
图8 形成近中面

6. 形成颈缘曲线。在牙冠的各面绘出颈曲线，近中颈曲度大于远中颈曲度，完成颈部雕刻，使颈缘处牙冠较根稍圆而突出。

7. 修整完成。

【注意事项】

1. 唇面雕刻时，应注意近、远中切角处不可去蜡过多，尤其是远中切角处。

2. 舌窝的雕刻深度及大小要合适。

3. 在整个雕刻过程中要保护牙根的粗度，特别是根尖不能过细。

4. 颈缘曲线的雕刻不可操之过急，在雕刻过程中要保留牙冠的长度，颈曲线的雕刻应在轴面的雏形完成后进行。

【反馈及测评】

评定学生雕刻的熟练程度（表4）。

表4 3倍上颌中切牙雕刻评分

内容	分值	得分
形成唇面冠根雏形	2	
形成邻面，完成颈缘雕刻		
颈缘处略突于根部，呈三角形	1	
远中面较近中面小而突	1	
形成舌面外形线		
形成舌面隆凸及近远中边缘嵴	1	
修出舌面窝、边缘嵴和舌面隆凸	2	
形成冠根雏形	1	
修整完成		
各轴面相交处较圆钝	1	
唇面发育沟在切 1/3 处	1	

评分：

教师签名：

日期：

实训四　放大 3 倍上颌尖牙的雕刻

【目的要求】

　　1. 能够说出上颌尖牙的解剖形态及其生理功能的特点。

　　2. 学会雕刻方法、操作技术及正确使用工具。

【实训内容】

　　上颌尖牙的雕刻。

【实训器材】

　　雕刻刀、游标卡尺、蜡块（85 mm×40 mm×35 mm）、酒精灯、上颌尖牙雕刻标本一套、玻板或硬板纸、笔、直尺、坐标纸。

【方法与步骤】

　　可边示教边实训，操作方法如下。

　　1. 复习上颌尖牙的特点及各部位尺寸（表 5）。

表 5　上颌尖牙各部位尺寸（单位：mm）

比例	冠长	根长	冠宽	冠厚	颈宽	颈厚	近中面颈曲度	远中面颈曲度
1：1	10.0	17.0	7.5	5.5	8.0	7.0	2.5	1.5
放大 3 倍	30.0	51.0	22.5	16.5	24.0	21.0	7.5	4.5

　　2. 按数据在坐标纸上反复练习描绘右上颌尖牙唇面和近中邻面的形态。

　　3. 初步形成唇面。取蜡块，选 85 mm×40 mm 光滑的一面为唇面，按放大 3 倍的数据，画出冠、根唇面外形图，要求标出冠宽、颈宽的尺寸，从垂直方向逐步切除牙冠和牙根近中面及远中面多余的蜡。留下的蜡型可比唇面稍大 1 mm，以便进一步修改。

　　4. 初步形成近中面。画出近中面外形线，在不规则的近中面绘出中切牙近中面形态（绘图时注意牙长轴），从垂直方向切除唇舌多余的蜡，但多留 1 mm 的蜡。

　　5. 形成唇面的唇轴嵴与两斜面。使切 2/3 的部分形成近、远中两个斜面及唇轴嵴（唇轴嵴偏近中，近中斜面小于远中斜面）。

　　6. 形成雏形。完成唇舌及远中面的雕刻，同时削去唇、舌近中和远中多余的蜡。将各面相交的线角刮圆钝，并在各轴面形成合适的外形高度及接触点，完成尖牙的雏形，使舌面较唇面略小，远中面较近中面略小。

　　7. 形成颈缘曲线。在牙冠的各面绘出颈曲线，近中颈曲度大于远中颈曲度，完成颈部雕刻，使牙冠在颈缘处稍圆而突出。

　　8. 修整完成。

【注意事项】

1. 唇面雕刻时，应注意牙尖呈 90° 偏近中，近中斜面小于远中斜面。

2. 舌窝的雕刻深度及大小要合适，近中舌窝小于远中舌窝。

3. 在整个雕刻过程中要保护牙根的粗度，特别是根尖不能过细。

4. 颈缘曲线的雕刻不可操之过急，在雕刻过程中要保留牙冠的长度，颈曲线的雕刻应在轴面的雏形完成后进行。

【反馈及测评】

评定学生雕刻的熟练程度（表 6）。

表 6　3 倍上颌尖牙雕刻评分

内容	分值	得分
形成唇面冠根雏形		
牙尖呈 90° 偏近中	2.0	
唇轴嵴突出，将唇面分为两个斜面	2.0	
近中斜面小于远中斜面	1.0	
形成邻面，完成颈缘雕刻		
远中面较近中面小而突	0.5	
形成舌面外形线		
形成舌面隆凸及近远中边缘嵴	0.5	
修出舌轴嵴、舌窝	1.0	
修出边缘嵴和舌面隆凸	0.5	
形成冠根雏形	0.5	
修整完成		
各轴面相交处较圆钝	1.0	
唇面发育沟在切 1/3 处	1.0	

评分：

教师签名：

日期：

实训五　放大 3 倍上颌第一前磨牙的雕刻

【目的要求】

1. 能够说出前磨牙的解剖形态及其生理功能的特点。

2. 学会前磨牙雕刻的方法、步骤。

3. 学会握笔式和掌拇指握式雕刻方法，并能自如地运用支点。

【实训内容】

上颌第一前磨牙的雕刻。

【实训器材】

蜡块（85 mm×40 mm×35 mm）、上颌前磨牙雕刻标本一套、雕刻刀、游标卡尺、玻板或硬纸板、笔、坐标纸。

【方法与步骤】

可边示教边实训，其操作方法如下。

1. 复习上颌第一前磨牙的特点及各部位尺寸（表7）。

表7 上颌第一前磨牙各部位尺寸（单位: mm）

比例	冠长	根长	冠宽	冠厚	颈宽	颈厚	近中面颈曲度	远中面颈曲度
1∶1	8.5	14.0	7.0	5.0	9.0	8.0	1.0	0.0
放大3倍	25.5	42.0	21.0	15.0	27.0	24.0	3.0	0.0

2. 按表7数据在坐标纸上画出上颌第一前磨牙颊面和近中面的形态。从垂直方向逐步切除牙冠和牙根近中面及远中面多余的蜡。留下的蜡型可比颊面稍大1 mm，以便进一步修改。

3. 初步形成颊面。可以不切牙尖，以便邻面画图，画出近中面外形线，在不规则的近中面绘出尖牙近中面形态，从垂直方向切除颊、舌多余的蜡，但多留1 mm的蜡。

4. 初步形成近中面。完成舌面及远中面的雕刻，使舌面较颊面略小，表面圆突，远中面较近中面略小且突，然后用雕刻刀进行初步修整，使牙冠面形成六边形，各轴面相交线角圆钝，外形高点及接触点适宜。

5. 形成轴面雏形。在牙冠各面绘出颈曲线，近中颈曲度大于远中颈曲度，完成颈部雕刻，使牙冠在颈缘处略突于根部。

6. 形成颈缘曲线。

7. 雕刻𬌗面，具体如下。

（1）初步形成近远中向沟 在邻面画出"V"线表示沟形状，沟底约位于颊、舌侧边缘的距离相等处，沟底深度不超过𬌗1/3的2/3长，然后用雕刻刀按标志线雕出两斜面，形成近远中向沟。

（2）形成𬌗面轮廓 在𬌗面上确定颊尖、舌尖顶的位置，使颊尖顶偏远中，舌尖顶偏近中，然后画出𬌗面外形线。颊侧宽于舌侧，远中边缘嵴长于近中边缘嵴。再用雕刻刀修去𬌗面外形以外多余的蜡，形成𬌗面轮廓。

（3）形成𬌗面雏形 由颊尖顶至舌尖顶画一直线，为颊舌尖三角嵴的标志。然后在三角嵴线两旁画出近远中窝及边缘嵴的位置，根据近远中窝、边缘嵴的位置，用雕刻刀形成近远中边缘嵴，沿三角嵴标志线分别斜向近、远中两侧雕刻出近、远中两个斜面，形成三角嵴。按斜线所示，完成𬌗面雏形。

（4）完成𬌗面雕刻 用雕刻刀修整近远中窝，形成中央沟、近中沟及远中沟。近中沟要越过近中边缘嵴到达近中面，𬌗面各个形态表面圆突光滑。

【注意事项】

1. 颊面的颊轴嵴和斜面的形成与上颌尖牙唇面的唇轴嵴和斜面的形成方法相同，只是颊轴嵴不如上颌尖牙唇轴嵴明显。

2. 𬌗面雕刻时一定要参照标本模型，掌握颊舌尖、三角嵴、近远中窝及沟的大小、长宽以及与各个轴角、近中边缘嵴、远中边缘嵴的关系。

3. 𬌗面窝及沟的深度一定要适当，颊舌尖三角嵴连接处应低于边缘嵴。

4. 雕刻过程中要始终保持牙冠长度。

【反馈及测评】

评定学生雕刻的熟练程度（表8）。

表8　上颌第一前磨牙雕刻评分

内容	分值	得分
画出颊面和近中面的形态	1	
初步形成颊面	1	
初步形成近中面	1	
形成轴面雏形	1	
颊舌尖、三角嵴、近远中窝及沟的大小、长宽合适	2	
各个轴角、近中边缘嵴、远中边缘嵴的关系准确	2	
𬌗面窝及沟的深度适当	1	
颊舌尖三角嵴连接处低于边缘嵴	1	

评分：

教师签名：

日期：

实训六　放大3倍上颌第一磨牙的雕刻

【目的要求】

1. 能够说出上颌第一磨牙的解剖形态及其生理功能的特点。

2. 学会雕刻方法、操作技术及正确使用工具。

【实训内容】

上颌第一磨牙的雕刻。

【实训器材】

蜡块（70 mm×40 mm×35 mm）、上颌磨牙雕刻标本一套、雕刻刀、游标卡尺、玻板或硬纸板、笔、坐标纸。

【方法与步骤】

可边示教边实训，操作方法如下。

1. 了解上颌第一磨牙的特点及各部位尺寸（表 9）。

表 9　上颌第一磨牙各部位尺寸（单位: mm）

比例	冠长	根长	冠宽	冠厚	颈宽	颈厚	近中面颈曲度	远中面颈曲度
1：1	7.5	颊侧 12.0 舌侧 13.0	10.0	11.0	8.0	10.0	1.0	0.0
放大 3 倍	22.5	颊侧 36.0 舌侧 39.0	30.0	33.0	24.0	30.0	3.0	0.0

2. 按数据在坐标纸上反复练习描绘上颌第一磨牙颊面和近中邻面的形态。

3. 确定基准面。取蜡块，选 75 mm×35 mm 的一面为颊侧面，75 mm×40 mm 的一面为近中面。

4. 画出颊侧外形线。按表 9 数据画出颊面外形线。

5. 初步形成颊面。沿颊面观牙体外形线垂直切除根尖 1/3 以上的多余蜡。

6. 初步形成近中面。在近中面，按放大 3 倍的数据，画出近中面外形线，同样沿近中面观牙体外形线垂直切除根尖 1/3 以上的多余蜡。

7. 完成轴面雏形。完成各轴面的雕刻，舌面小于颊面，远中面较近中面小而突，牙冠呈斜方形，各轴面相交线圆钝，外形高点及接触点适宜。

8. 形成颈缘曲线。在蜡牙各轴面绘出颈曲线，完成颈部雕刻，使牙冠在颈缘处略突于根部。

9. 雕刻𬌗面，具体如下。

（1）雕出近远中向"V"形沟，使沟底约位于中线上且深度不超过𬌗 1/3 的 2/3 长，即沟的深度约与牙尖高度相等。然后在面三角嵴适当留出颊舌侧边缘嵴宽度，沿两条平行虚线，按"V"形线所示形态和深度雕出两斜面，形成一近远中向沟。

（2）初步形成𬌗面形态。首先确定 4 个尖的大小和位置，再画出发育沟走行方向及三角嵴的标志线。

（3）雕刻牙尖。牙尖有 4 个斜面和 4 个嵴，先画出这些嵴的标志线，然后由牙尖顶沿标志线斜向切削形成各斜面。

（4）完成𬌗面雕刻。参照标本模型仔细修改各尖窝沟嵴形态，并使相交的棱角圆钝，𬌗面各部位光滑。

【注意事项】

1. 冠部整体形态应是斜方形，颊舌径大于近远中径，颊面由近中向远中舌面倾斜度较小。

2. 雕刻斜嵴时，注意斜嵴的连接位置在远中颊尖和近中舌尖的对角线上偏远中。

3. 雕刻面三角嵴时应留出𬌗面边缘嵴的宽度。

【反馈及测评】

评定学生雕刻的熟练程度（表10）。

表 10　上颌第一磨牙雕刻评分

内容	分值	得分
初步形成颊面	1	
初步形成近中面	1	
完成轴面雏形		
使舌面小于颊面，远中面较近中面小而突	1	
使牙冠呈斜方形，各轴面相交线圆钝	1	
外形高点及接触点适宜	1	
形成颈缘曲线	1	
雕刻出𬌗面		
相交的棱角圆钝，𬌗面各部位光滑	1	
斜嵴的连接位置正确	1	
冠部整体形态是斜方形，颊舌径大于近远中径	1	
颊面由近中向远中舌面倾斜度较小	1	

评分：

教师签名：

日期：

实训七　放大 3 倍下颌第一磨牙的雕刻

【目的要求】

1. 能够说出下颌第一磨牙的解剖形态及其生理功能的特点。

2.学会雕刻方法、操作技术及正确使用工具。

【实训内容】

下颌第一磨牙的雕刻。

【实训器材】

蜡块（70 mm×40 mm×35 mm）、下颌磨牙雕刻标本一套、雕刻刀、游标卡尺、玻板或硬纸板、笔、坐标纸。

【方法与步骤】

可边示教边实训，操作方法如下。

1.了解下颌第一磨牙的特点及各部位尺寸（表11）。

表11 下颌第一磨牙各部位尺寸（单位：mm）

比例	冠长	根长	冠宽	冠厚	颈宽	颈厚	近中面颈曲度	远中面颈曲度
1：1	7.5	14.0	11.0	10.5	9.0	9.0	1.0	0.0
放大3倍	22.5	42.0	33.0	31.5	27.0	27.0	3.0	0.0

2.按数据在坐标纸上反复练习描绘下颌磨牙颊面和近中邻面的形态。

（1）确定牙体长轴线d，根据冠长（22.5 mm）、根长（42.0 mm），垂直于d线用铅笔画出a、b、c 3条平行线：ab=22.5 mm，bc=42.0 mm，然后以d为中心，根据冠宽（33.0 mm）、颈宽（27.0 mm）分别作冠宽线和颈宽线。

（2）作牙冠颊面三等分线，并在1/3处分别找出近中与远中接触区标出"×"。然后在缘上根据颊面3个颊尖的比例关系（近中颊尖等于远中颊尖，而且是远中尖的2倍），作近中颊尖（占冠宽2/5）、远中颊尖（占冠宽2/5）、远中尖（占冠宽1/5），近中颊尖高于远中颊尖和远中尖，标出"×"。

（3）根据右下颌第一磨牙颊面冠根外形特点（近中缘直长，远中缘短突，颈缘中分突向根方；颊尖圆钝，近中颊沟长，末端有凹陷），并对照标本、挂图、模型描绘出冠根外形轮廓。

从垂直方向逐步切除牙冠和牙根近中面和远中面多余的蜡。留下的蜡型可比颊面稍大1 mm，以便进一步修改。

3.初步形成颊面。沿颊面观牙体外形线垂直切除线外多余的蜡，形成颊面初步轮廓。

4.描绘形成近中面形态，具体如下。

（1）用上述方法，确定牙体长轴线d，画出冠长、根长的平行线a、b、c，ab=15.0 mm，bc=28.0 mm，然后以d为中心，根据冠厚（21.0 mm）、颈厚（18.0 mm）分别作出牙冠和颈根的厚度线。

（2）作牙冠近中面三等分线，分别找出颊面、舌面外形高点标出"×"，以及颊尖、舌尖在缘上的位置（颊尖距颊侧边缘1/3冠厚，舌尖距舌侧边缘1/6冠厚，颊尖较舌尖稍低，颊尖约占颊舌径的3/5）标出"×"。根据近中面颈曲线曲度（2.0 mm），在颈1/3区的中线d上标出"×"。

（3）根据右下颌第一磨牙近中面冠根外形特点，参照标本、模型或挂图描绘出近中面的冠根外形轮廓。

完成舌面及远中面的雕刻，舌面较颊面略小、表面圆突，远中面较近中面略小且突，然后用雕刻刀进行初步修整，使牙冠面呈长方形，各轴面相交线角圆钝，外形高点及接触点适宜。

𬌗面观察要求：𬌗面外形应是长方形，颊面向远中舌侧倾斜，远中颊角较其他角圆钝；舌侧高于颊侧，近中高于远中；颊缘宽于舌缘，近中边缘长直，远中边缘短突。

在牙冠各面绘出颈曲线，其中近中颈曲度大于远中颈曲度，并完成颈部雕刻，使牙冠在颈缘处略突于根部。

5.形成颈缘曲线。在蜡牙各轴面绘出颈曲线，完成颈部雕刻。

6.雕刻𬌗面，具体如下。

（1）初步形成近远中向沟　在邻面画出"V"线表示沟形状，沟底约位于颊侧边缘与舌侧边缘的距离比为3∶2处，沟底深度不超过𬌗1/3的2/3长，然后用雕刻刀按标志线雕出两斜面，形成近、远中向沟。

（2）初步形成𬌗面轮廓　首先确定5个牙尖的大小位置，标出发育沟走行方向及三角嵴的标志线。在边缘处，留出边缘嵴宽度用雕刻刀雕出斜面，此斜面与颊舌侧三角嵴斜面形成近远中窝。然后根据所画的标志线，用雕刻刀分别沿三角嵴线向两旁雕出斜面，两斜面相交突起为三角嵴，相交凹陷处为发育沟，初步形成𬌗面形态。

（3）雕刻牙尖　参照每个牙尖大小位置在颊面及舌面上分别画出5个牙尖的牙尖嵴、颊、舌轴嵴的标志线，用雕刻刀依次形成斜面。颊面的两斜面相交突起为颊轴嵴，两颊轴嵴间凹陷处为颊沟；舌面的两斜面相交突起为舌轴嵴，两舌轴嵴间凹陷处为舌沟。

（4）完成𬌗面雕刻　参照标本模型的形态，用雕刻刀仔细修改尖、窝、沟、嵴形态，使相交的棱角修整圆钝，各部位光滑。

【注意事项】

1.牙冠向舌侧倾斜，颊尖低而圆钝，舌尖高而锐。

2.𬌗面5个牙尖顶的位置要正确，各个牙尖的三角嵴的长、宽比例要适当，窝沟的深度要合适。

3.在雕刻𬌗面窝沟时一定要留出适当的边缘嵴厚度。

【反馈及测评】

评定学生雕刻的熟练程度（表12）。

表12　下颌第一磨牙雕刻评分

内容	分值	得分
完成轴面雏形	3	
雕刻𬌗面		
相交的棱角圆钝，各部位光滑	1	

续表

内容	分值	得分
牙冠向舌侧倾斜，颊尖低而圆钝，舌尖高而锐	2	
𬌗面 5 个牙尖顶的位置要正确	1	
各牙尖三角嵴的长、宽比例适当，窝沟深度要合适	2	
远中颊合角较圆钝，远中尖位于此处	1	

评分：

教师签名：

日期：

实训八　髓腔形态观察

【目的要求】

1. 能够认识髓腔的解剖标志、形态特征、增龄变化和病理变化。

2. 能够明确髓腔与牙冠的关系、根管与牙根的关系、髓腔特点和临床的关系。

【实训内容】

髓腔的观察。

【实训器材】

恒牙组及乳牙组各个牙的剖面全套切片标本、透明牙标本、髓腔铸型标本、各种牙的 X 线片、牙剖面模型、挂图。

【方法与步骤】

（一）髓腔的观察方法

1. **切片观察法**　将牙体从各个不同方向剖开观察髓腔的形态，如近远中切面、唇舌向切面和横切面，以了解髓腔的大小、位置及其与牙体外形的关系。此方法简便易行，但不能直接观察到髓腔的全貌。

2. **透明标本观察法**　是目前观察牙体及髓腔整体形态较好的一种方法，立体感很强。制备的方法是：先在根尖或牙冠某处做一孔并向髓腔内注入墨汁或合成树脂，然后将其放入 5% 的硝酸钠溶液中 5~6 天，使其脱钙，继之用水冲洗，酒精脱水，浸入含二甲苯溶液中，最后放入与牙本质有机质具有相同屈光率的油（如冬绿油或松节油精等）中，牙体即呈透明。这样可通过透明的牙体观察髓腔的形态，并能将内形和外形结合起来观察，建立完整的立体感。

3. 髓腔铸型观察法 去除牙髓组织后，将树脂或聚乙烯等合成树脂注入并充满髓腔，然后将牙体浸入 40% 的氢氧化钠溶液中，使牙体组织腐蚀溶解，余留部分则是髓腔铸型。此法有立体感，能观察髓腔的全貌，但不能了解髓腔与牙体外形的关系。

4. X 线照相观察法 从不同方向进行 X 线照相来观察髓腔的形态，临床上多用此法了解髓腔及根管的情况。

（二）认识髓腔各部位

1. 髓室位置和外形，髓室顶、髓角、髓室各轴壁、髓室底及根管口。

2. 根管外形和数目及粗细、根尖孔位置及数目、侧支根管、副根管、根管分歧。

（三）了解髓腔的变化及根管形态的分类

通过标本对比观察、了解髓腔的增龄性变化和病理性变化，以及根管形态的分类。

【反馈及测评】

评定学生对髓腔形态的认识情况（表 13）。

表 13　髓腔形态认识评分

内容	分值	得分
髓腔各部位名称	2	
髓室位置与外形	2	
髓室顶、髓角	2	
髓室各轴壁、髓室底及根管口	2	
根管形态的分类	2	

评分：

教师签名：

日期：

实训九　下颌运动轨迹描记

【目的要求】

了解下颌运动轨迹描记仪（mandibular kinesiograph，MKG）的基本工作原理，了解下颌运动轨迹的生理学和病理学意义。

【实训内容】

1. 讲解下颌运动轨迹描记仪的结构及工作原理。

2. 测量下颌边缘运动和自然开闭口运动的轨迹。

【实训器材】

MKG 下颌运动轨迹描记仪、干棉球、酒精棉球、复合树脂或黏固粉、硅橡胶咬合记录材料、光固化基树脂、玻璃离子黏合剂。

【方法与步骤】

1. 讲解 MKG 的工作原理，见第五章第一节。

2. 选择一名同学作为受试者，端坐于专用检查椅，用酒精棉球和干棉球擦拭受试者下颌中切牙唇面，用复合树脂或黏固粉将磁钢粘贴在下颌中切牙唇面，"N"极指向受试者左侧，面中线平分磁钢。磁钢长轴与平面平行，其位置以不影响牙尖交错位咬合为准。

3. 为受试者依次带上眼镜架、磁敏传感器面架和位置指示器。

4. 嘱受试者在牙尖交错位咬合，调整传感器陈列位置直至磁钢位于其中央，此时位置指示器上的指示灯熄灭，表示磁钢周围的磁场强度相同。

5. 调增益开关至 5，方式开关至 X — Y，选择开关至矢状面／冠状面（sagittal／frontal），按下显示按钮，可见示波器屏幕出现 2 个亮点。

6. 嘱受试者按以下顺序做下颌边缘运动和开闭口运动。

（1）下颌边缘运动矢状面投影　ICP 咬合→下颌前伸至上下切牙对刃→最大前伸位→最大开口→闭口至 ICP →后退至 RCP →最大张口位→闭合至 ICP。

（2）下颌边缘运动水平面投影　将选择开关换至速度／水平面（velocity／horizontal），按下显示按钮，记录 CP 咬合→向左至最大→回到 ICP →向右至最大→回到 ICP →前伸至对刃→最大前伸位→回到 ICP →后退至 RCP →回到 ICP。

（3）自然开闭口运动（将选择开关换回至矢状面／冠状面）　受试者在 ICP 咬合后做自然开闭口运动，闭口终点为 ICP。

7. 通过张口度与张口型、侧方边缘运动范围、轨迹图的对称性和可重复性、轨迹的平滑程评价下颌边缘运动。

【反馈及测评】

评定学生对下颌运动轨迹的测量情况（表 14）。

表 14　下颌运动轨迹的测量情况评分

内容	分值	得分
熟悉下颌运动轨迹描记仪的结构及工作原理	2	
测量下颌边缘运动的轨迹	4	
测量下颌开闭口运动的轨迹	4	

评分：

教师签名：

日期：

实训十　咀嚼效率的测定

【目的要求】

通过对不同个体咀嚼效率的测定，了解其咀嚼功能的强弱。要求根据所测结果，准确计算其咀嚼效率，并分析影响咀嚼效率的因素。

【实训内容】

学习两种测定咀嚼效率的方法。

【实训器材】

1. 称重法　烤熟的花生（每份 4g）、称量天平、小铜筛（筛孔直径约为 2 mm）、恒温烤箱、检查盘、量筒（1000ml、10ml 各 1 个）、漱口杯、玻璃棒。

2. 吸光度法　烤熟的杏仁（每份 2g）、紫外分光光度计 1 台、1000ml 烧杯、试管、吸管、漱口杯、玻璃棒。

【方法与步骤】

（一）称重法

1. 将口腔充分漱干净。

2. 取 4g 花生，咀嚼 20 秒。

3. 将咀嚼后的花生吐入直径为 2.0mm 的筛子。充分漱口，将口中的食物残渣全部吐于筛中。

4. 用清水将食团充分打散、过筛，最后将不能过筛的剩余残渣置于瓷碟中。

5. 放入恒温烤箱中烘干。

6. 将干燥后的残渣在天平上称重并记录，此为试物余量。

7. 根据公式计算咀嚼效率，并结合受试者口腔情况进行分析。

咀嚼效率的计算公式为：咀嚼效率 =（试物总量 – 试物余量）／试物总量 ×100%

（二）吸光度测定法

722 型光栅分光光度计测定原理为：由光源射出一定波长的单色光，通过被测样品后，照射到光电管上，其光的能量变化情况通过数字显示出来，可直接读出吸光度 A。受试者咀嚼能力不同，杏仁嚼碎程度不同，所形成的悬浮液浓度也就不同。根据朗伯 – 比尔定律，在一定波长条件下，吸光度与被测物质浓度成正比，即 A=Kp。因此试物咀嚼越细，吸光度值越大。由于烤熟的花生碎后黏度大、成团，在水中不易完全打散影响测试结果，用烤熟的杏仁较好，具体方法如下。

1. 口腔充分漱干净。

2. 取 2g 杏仁，咀嚼 30 秒。

3. 将咀嚼后的杏仁吐在烧杯内，漱净口内食物残渣一并吐入烧杯内。

4. 用蒸馏水将吐出的咀嚼物稀释至 1000ml，用玻璃棒充分搅拌 1 分钟，静置 2 分钟。

5. 用吸管吸取烧杯内中上 1/3 处悬液 5ml 至比色皿中，待测定。

6. 调节分光光度计，在光谱波长 590nm 时测定样品吸光度值。

【反馈及测评】

评定学生对咀嚼效率的测定情况（表 15）。

表 15　咀嚼效率测定评分

内容	分值	得分
称重法		
实验操作准确	3	
口腔记录准确	3	
吸光度测定法		
实验操作准确	2	
口腔记录准确	2	

评分：

教师签名：

日期：

实训十一　口腔局部解剖结构观察

【目的要求】

1. 能够认识舌下区的境界、内容及交通。

2. 能够认识舌的结构特点。

3. 能够认识腭部结构特点。

【实训内容】

（一）解剖操作

1. 解剖舌下区，观察其内容，注意舌神经、舌下神经与下颌下腺导管的关系。

2. 解剖腭部，观察切牙孔、腭大孔的位置及通过的神经、血管，观察翼突钩的位置、绕过肌肉及临床意义。

（二）标本及图片观察

1. 观察软腭肌肉标本。

2. 观察舌的剖面标本。

3. 观察舌下腺、下颌下腺位置，观察口底肌肉的组成。

【实训器材】

1. 头颈部尸体及解剖器械。

2. 有关内容的标本及图片。

【方法与步骤】

（一）解剖操作步骤

1. 解剖舌下区　自下唇中部行全层切开，直达下颌骨下缘。将下颌骨下缘的软组织切断直至骨缘，用骨膜剥离器分离骨膜，切断颏神经，切开下颌骨舌侧黏膜，拔除左下尖牙或右下尖牙，自下颌骨中间用线锯锯断，将其掀起，用骨膜剥离器游离翼内肌附丽与下颌角的部分，去除骨膜，观察舌下区的位置及解剖结构。注意舌下腺的位置、形态和大小及舌下腺导管的特点。注意观察舌下腺与舌体之间的重要结构，如下颌下腺导管、舌神经、导管与舌神经的交叉、舌下动脉、舌深静脉、舌下静脉、舌下神经等的位置、走行及与舌下腺的关系。切开舌骨舌肌可见舌动脉，观察其走行。临床手术时须保护这些结构。

2. 腭部解剖　在腭部一侧黏膜上，距龈缘 1~2 mm 处，从侧切牙向后至上颌结节后方切开，达骨面。剥离骨黏膜瓣。在侧切口的后端、上颌结节的内后方，可扪及翼钩的位置。联系腭裂手术推断翼钩的作用。掀起腭部黏骨膜瓣，找到腭大孔及由孔走出的神经血管束，避免损伤。认识此孔的位置及神经血管束的名称和功能，联系临床意义。此侧切口的前端、左上尖牙与右上尖牙之间的切牙乳头处的骨面为切牙孔及由孔走出的鼻腭神经血管束。认识其位置、功能及临床意义。结合标本观察软腭肌肉。

（二）标本观察

1. 观察软腭肌肉标本，了解肌纤维方向及作用。

2. 观察舌的剖面标本，了解舌内肌、舌外肌的走行，明确其在舌体运动中的作用。

3. 观察舌下腺、下颌下腺位置，了解其与下颌舌骨肌的关系。

【反馈及测评】

评定学生对口腔局部解剖结构的认识情况（表 16）。

表 16　对口腔局部解剖结构的认识情况评分

内容	分值	得分
认识软腭肌肉标本	2	
认识舌的剖面标本	3	
认识舌下腺、下颌下腺位置	2	
准确描述舌神经与下颌下腺导管的关系	3	

评分：

教师签名：

日期：

实训十二　颌面部浅层解剖结构观察

【目的要求】

1. 能够认识面部主要表情肌的位置、分布特点，了解其附着部位及临床意义。

2. 能够认识面部动脉及静脉的走行，了解其分布范围。

3. 能够认识眶下孔及颏孔的位置、内容及临床意义。

4. 能够认识腮腺的境界、解剖层次、内容、导管等特点及临床意义。

5. 能够认识面神经的走行及分布，以及其与腮腺的关系。联系临床，熟悉暴露面神经主干或周缘支的方法。了解面神经与面后静脉的关系。

【实训内容】

（一）解剖操作

1. 解剖面部浅层部位，观察部分表情肌的附着部位及方向。

2. 解剖面动脉、面前静脉，观察其走行及分布范围。

3. 解剖面神经总干及分支，观察其与腮腺的关系。

4. 解剖腮腺，观察腮腺筋膜的解剖结构特点。

（二）标本观察

1. 观察面部主要表情肌的位置及附着特点。

2. 观察面部面动脉、面前静脉的走行。

3. 观察眶下孔及颏孔位置、形态及内容。

4. 观察腮腺位置、外形及腮腺筋膜。

5. 观察面神经主干、分支及出腮腺时的位置。

6. 观察面后静脉与面神经、腮腺的关系。

【实训器材】

1. 头颈部尸体及解剖器械一套。

2. 标本及图谱，包括面部表情肌、面动脉及面前静脉、眶下及颏下血管、腮腺及腮腺导管、面神经、面后静脉。

【方法与步骤】

（一）解剖操作步骤

1. **做皮肤切口**　自鼻根向下沿鼻面沟绕鼻孔和口唇边缘向下至颏部中点，再沿下颌下缘向后至下颌后方，上至耳根部做切口。之后自鼻根向后绕下睑下缘做切口，经颧弓上方至颞部。切口的深度在面部时到皮下，在下颌下区时切开颈阔肌。在上述组织层次进行面部皮瓣的翻瓣。面部的皮瓣应尽量薄剥离，在下颌下区应在颈阔肌与颈深筋膜之间分离。教师介绍翻瓣技巧。

2. 翻面瓣时观察　在下颌下缘切开颈阔肌，翻瓣时注意观察面神经下颌缘支，勿予切断。结合标本，观察其走行、位置，联系手术时的重要性。在口角周围注意口轮匝肌纤维的走行方向。观察三角肌、上唇方肌、下唇方肌等表情肌的位置（结合标本和图片）。

3. 显露面动脉及面前静脉　在咬肌前下角，自后向前分离出面前静脉和面动脉。注意面神经下颌缘支在其浅面越过。结合标本观察血管走行。分离到口角水平时，注意面动脉在口角上方和平口角处分别发出上、下唇动脉。结合标本观察血管吻合和走行于唇黏膜下组织时的位置。联系口唇血管丰富在伤口愈合、手术和侧支循环方面的意义。结合观察标本，注意面前静脉有一支穿颊脂体与翼静脉丛相通。联系面部感染的蔓延。教师介绍显露及追踪血管的技巧。

4. 显露眶下孔及颏孔　在眶下缘中点下 0.5~0.8cm，或在鼻端和眼外角连线的中点处切开肌肉，分离出自眶下孔走出的眶下神经和血管，结合标本和图片观察眶下神经血管的走行，联系眶下神经阻滞麻醉和针刺穴位。讨论眶下间隙的位置。

在距中线 2.5~3cm 处，相当于下颌第一、第二磨牙下方，切开肌肉，分离出自颏孔的血管神经。结合标本和图片观察血管神经的走行，联系颏神经阻滞麻醉。

5. 显露腮腺与面神经　将耳前的脂肪去除，露出腮腺鞘和咬肌膜，注意筋膜和腮腺紧贴并深入腮腺内，将腮腺分成多数小叶。显露腮腺和咬肌，并注意有无腮腺淋巴结。注意咬肌的起止点。在腮腺前缘相当于耳垂（或耳屏）至口角与鼻翼中点的连线的中 1/3 段上寻找出腮腺导管，注意导管穿入颊肌的角度，联系临床意义。沿腮腺前缘相当于腮腺导管的平面向上、下分离筋膜寻找面神经分支。在导管上、下方咬肌表面寻找上、下颊支。在腮腺前上极，沿颧弓下缘找面神经颧支。在腮腺上缘和耳屏前 1.5cm 处寻找面神经颞支。在下颌骨下缘的咬肌前下角处找到面神经下颌缘支。自腮腺下端分出颈支。结扎切断腮腺导管，并沿各面神经分支的平面翻开腮腺浅叶。由前向后分离出颞面干、颈面干和面神经主干。

观察面神经主干出茎乳孔时的毗邻解剖关系。注意主干与面后静脉、颈外动脉在腮腺内的排列关系。结合标本注意面神经平面的浅、深面的腮腺大小，观察腮腺深面的重要血管和神经。观察腮腺与外耳道、颞下颌关节、乳突和咽旁间隙的毗邻关系。注意面神经颞支、颞面干和颞下颌关节的毗邻关系，联系其临床意义。观察在耳根后方皮下组织中行走的耳大神经。教师介绍分离面神经及腮腺浅叶翻开的技巧。

（二）标本观察

1. 观察面部表情肌的分布与肌纤维方向，联系其各自的功能。

2. 观察颈外动脉在面部的主要分支，结合其走向了解其分布范围。

3. 观察腮腺与面神经的关系，观察腮腺表面的神经、血管关系。

【反馈及测评】

评定学生对颌面部浅层解剖结构的认识情况（表17）。

表 17　颌面部浅层解剖结构的认识情况评分

内容	分值	得分
认识面部表情肌的分布与肌纤维方向	4	
认识颈外动脉在面部的主要分支	3	
观察腮腺表面的神经、血管关系	3	

评分：

教师签名：

日期：

实训十三　颌面部深层解剖结构及颌面部诸间隙观察

【目的要求】

1. 能够认识颌面诸间隙的解剖范围、层次内容，了解其交通及临床意义。

2. 能够认识面侧深区的境界和内容。

3. 能够认识翼静脉丛、颌内动脉、静脉的走行及临床意义。

4. 能够认识三叉神经上颌支及下颌支的走行、分布及其临床意义。

【实训内容】

（一）解剖操作

1. 解剖颞间隙、咬肌间隙、颞下间隙、翼下颌间隙，观察其内容物及相互间的连通。

2. 解剖面侧深区，观察翼静脉丛、上颌动脉、静脉、翼外肌及三叉神经第三支的位置及分布走行。

（二）标本及图片观察

1. 观察咀嚼肌的位置及肌纤维方向。

2. 观察上颌动脉、静脉，翼静脉丛、脑膜中动脉的位置及分布。

3. 观察下牙槽动脉及三叉神经下颌支：颊长神经、耳颞神经、舌神经、下牙槽神经；三叉神经上颌支：眶下神经、前中后上牙槽神经、蝶腭神经结、腭神经等。

4. 观察咽旁间隙，了解其内容及交通。

【实训器材】

1. 头颈部尸体及解剖器械。

2. 有关内容的标本及图片。

【方法与步骤】

（一）解剖操作步骤

1. **解剖颞间隙**　自颧弓上缘找颞浅筋膜和颞深筋膜。注意两筋膜间、筋膜与颞肌间有较多的脂肪组织，即颞浅间隙。用长弯止血钳自颞浅间隙经颧弓深面向下前方深入，可达颊脂体附近的颊部间隙，联系临床感染蔓延的途径。

2.解剖咬肌间隙　在颧弓下缘切断咬肌，讨论咬肌的附着及咬肌间隙。在下颌乙状切迹处分离并切断咬肌的血管、神经。在颧弓上将骨膜行"H"形切开，用骨膜剥离器剥离骨膜，用线锯或骨剪剪断一段颧弓（即咬肌附着部分）。观察颞肌在下颌骨喙突、下颌升支及磨牙后区的止点。

3.解剖面侧深区　自下颌支1/2的下颌孔上方穿过一根线锯，锯断下颌支，锯时要用骨膜剥离器深入下颌支的内面以保护其深面的组织。然后掀起下颌支上部断端，切除骨膜，暴露面侧深区。讨论颞下间隙及翼下颌间隙的境界、主要内容结构，联系感染的来源、蔓延的途径。结合标本，观察翼内、外肌的起止点。

去除骨膜，结合标本，观察翼静脉丛的交通，思考颅内、外静脉的连通与上牙槽后神经阻滞麻醉时常出现血肿的联系。

去除翼静脉丛，在下颌髁状突颈部的深面、翼外肌的浅面解剖上颌动脉、静脉。联系颞颌关节手术或上颌骨手术时的临床意义。在上颌动脉根部的上、下缘分别剥离出脑膜中动脉和下牙槽动脉。在翼内肌的表面分离出下牙槽神经和舌神经直至下颌孔水平，注意它们的走行，联系下牙槽神经、舌神经的阻滞麻醉。舌神经相当于下颌第三磨牙的位置，联系临床下颌第三磨牙手术时易伤舌神经。

（二）标本观察

1.观察三叉神经上颌支及下颌支的走行及分布。

2.观察上颌动脉、上颌静脉的分支及分布，注意上颌动脉与髁状突的关系。

3.观察翼外肌与三叉神经的关系。

4.观察咽旁间隙的位置、毗邻和内容及交通。

【反馈及测评】

评定学生对颌面深层组织的认识情况（表18）。

表18　颌面深层组织认识评分

内容	分值	得分
认识三叉神经上颌支及下颌支	3	
分辨上颌动脉、上颌静脉	3	
分辨翼外肌与三叉神经的关系	2	
分辨翼下颌间隙的位置、毗邻和内容及交通	2	

评分：

教师签名：

日期：

实训十四　颈部解剖结构观察

【目的要求】

1. 掌握下颌下三角的解剖特点。

2. 能够认识颈动脉三角区与颈外动脉结扎有关的解剖内容。

3. 能够认识颈清扫有关的解剖内容。

【实训内容】

（一）解剖操作

1. 解剖下颌下区，观察下颌下三角的内容，注意各神经、血管与导管间的关系。

2. 解剖颈前区，观察部分舌骨下肌群的起止点及部分神经。

3. 解剖胸锁乳突肌区，观察颈鞘结构。

4. 解剖颈动脉三角区，观察其内容物。

（二）标本及图片观察

1. 观察颈筋膜分层模型及标本。

2. 观察颈部肌肉的分层。

3. 观察颈部有关的脑神经、颈淋巴结、胸导管、颈交感干、颈鞘、膈神经、臂丛。

【实训器材】

1. 头颈部尸体及解剖器械。

2. 有关内容的标本及图片。

【方法与步骤】

（一）解剖操作步骤

1. 解剖下颌下三角区。沿已切开的下颌骨下缘下方的皮肤及颈阔肌切口，切开颈深筋膜浅层。于下颌骨下缘与下颌下腺之间寻找下颌下淋巴结，观察其位置，联系其接受淋巴的范围。剥离下颌下腺腺鞘，显露下颌下腺。对比剥离腮腺鞘膜与下颌下腺鞘有何不同。在咬肌前下角的下颌骨下缘处，找出面动脉及面前静脉，观察它们的位置关系，与下颌下淋巴结、面神经下颌缘支及下颌下腺的关系。继而分离下颌下腺下方，将下颌下腺从二腹肌、中间腱、舌骨舌肌、下颌舌骨肌等表面分离出来。应注意下颌下腺深方的舌下神经及其伴行静脉。然后将下颌下腺牵向前上，在下颌下腺的后上方、二腹肌后腹及茎突舌骨肌的上缘处找到面动脉的近心端。再进一步向前上方分离下颌下腺上部分的深面，将下颌舌骨肌拉向前，显露由上而下排列的舌神经、下颌下腺导管，下颌下腺深部与舌下腺相接触。注意舌神经与下颌下腺的关系，其间有下颌下神经节相连。在下颌舌骨肌与舌骨舌肌之间，由上往下观察舌神经、下颌下腺导管、舌下神经及其伴行静脉的毗邻关系，舌神经与下颌下腺导管的鉴别及交叉的形态与位置。

2. 在颈正中切开皮肤直达胸骨颈静脉切迹，再沿锁骨向后切开皮肤、颈阔肌直达胸锁乳突肌后缘，翻起皮肤颈阔肌瓣，观察颈外静脉走行并观察胸锁乳突肌、肩胛舌骨肌、胸骨舌骨肌、胸骨甲状肌、斜方肌等的位置、起止点、外形。了解颈部分区。寻找颈神经丛浅支、枕小神经、锁骨上神经、耳大神经。

3. 切开锁骨上区的颈深筋膜浅层，于锁骨上缘上 1~1.5 cm 处，分别切断胸锁乳突肌的胸、锁骨头，将胸锁乳突肌翻起，再于锁骨上 1.5 cm 处切开颈血管鞘。显露颈内静脉、颈总动脉及迷走神经。观察它们的排列关系。在分离颈内静脉下端时，注意邻近的左胸导管或右淋巴导管以及胸膜顶。结合临床讨论其意义。

4. 继续沿锁骨平面向后剥离。于椎前筋膜浅面，在肩胛舌骨肌与斜方肌前缘相交处，将肩胛舌骨肌后下腹切断。在锁骨上三角可观察肩胛上、颈横动脉、静脉，以及汇入锁骨下静脉的颈外静脉下端，并可观察椎前筋膜深面、前斜角肌前缘下行的膈神经和位于前中斜角肌之间的臂丛神经。在颈后三角区，于斜方肌前缘距锁骨上约 5 cm 处，可观察副神经的走行。继续沿其向上剥离于副神经穿出胸锁乳突肌后缘。在分离颈后三角底面时，应识别颈丛神经、膈神经及臂丛。结合标本观察颈丛皮支的分布。联系颈丛皮支阻滞麻醉。观察颈交感干的位置。

5. 解剖颈动脉三角区，观察颈动脉窦和颈动脉体的位置。观察舌下神经呈弓形跨过颈内、外动脉的表面，有舌下神经发出降支，在颈鞘前面下行，与第三颈神经分支构成舌下神经襻。分离出颈外动脉在颈部的分支：甲状腺上动脉、舌动脉、面动脉、枕动脉和咽升动脉。仔细鉴别颈内、外动脉。联系颈外动脉结扎的注意点。

（二）标本观察

1. 观察颈筋膜分层模型及标本，了解各层颈筋膜所覆盖的内容。

2. 观察颈部肌肉的分层，了解颈部分区的依据。

3. 观察胸锁乳突肌区标本，了解颈淋巴结的排列分布。

4. 观察颈部深层标本，了解有关的脑神经、胸导管、颈交感干、颈鞘、膈神经、臂丛等结构的位置。

【反馈及测评】

评定学生对颈部诸结构的认识情况（表 19）。

表 19　颈部结构认识评分

内容	分值	得分
认识下颌下区的解剖结构与毗邻关系	2	
认识颈筋膜分层模型及标本	2	
认识颈部肌肉的分层	2	
认识胸锁乳突肌区标本	2	
认识颈部深层标本	2	

评分：

教师签名：

日期：

（杨中锐　吴章阳　孔丽娟）

参考答案

第二章

1. C   2. B   3. B   4. C   5. E   6. D   7. C   8. C   9. D   10. D
11. B   12. D   13. B   14. B

第三章

1. A   2. B   3. E   4. B   5. C   6. A   7. E

第四章

1. C   2. D   3. A   4. B   5. C   6. A   7. A   8. C   9. C   10. A
11. B   12. B   13. B   14. C   15. E

第五章

1. D   2. B   3. A   4. B   5. D   6. C   7. C   8. D   9. B   10. D

第六章

1. E   2. B   3. E   4. B   5. A   6. C   7. E   8. B   9. E   10. E
11. B   12. B   13. C   14. E   15. C   16. E   17. E   18. C   19. A   20. A

参考文献

[1] 皮昕. 口腔解剖生理学[M]. 7版. 北京：人民卫生出版社，2012年.

[2] 马莉，原双斌. 口腔解剖生理学[M]. 3版. 北京：人民卫生出版社，2015年.

[3] 付升旗，柳军，胡征. 口腔解剖生理学[M]. 北京：中国医药科技出版社，2015年.

[4] 王美青. 口腔解剖生理学[M]. 7版. 北京：人民卫生出版社，2014.

[5] 陶娴，姚江武. 数字化口腔修复(11) ——虚拟拾架[J]. 临床口腔医学杂志，2016，32
    （06）：370-373.

[6] 连绮思，吴红崑. 唾液在老年人群疾病诊疗中的研究进展[J]. 口腔医学研究，2019，35
    （03）：224-226.